T. Sambale

Arbeitsbuch Notfallsanitäter Heute

Tobias Sambale

Arbeitsbuch Notfallsanitäter Heute

3. Auflage

ELSEVIER

Elsevier GmbH, Bernhard-Wicki-Str. 5, 80636 München, Deutschland
Wir freuen uns über Ihr Feedback und Ihre Anregungen an books.cs.muc@elsevier.com

ISBN 978-3-437-48207-6

3. Auflage 2024

Wichtiger Hinweis für den Benutzer
Die medizinischen Wissenschaften unterliegen einem sehr schnellen Wissenszuwachs. Der stetige Wandel von Methoden, Wirkstoffen und Erkenntnissen ist allen an diesem Werk Beteiligten bewusst. Sowohl der Verlag als auch die Autorinnen und Autoren und alle, die an der Entstehung dieses Werkes beteiligt waren, haben große Sorgfalt darauf verwandt, dass die Angaben zu Methoden, Anweisungen, Produkten, Anwendungen oder Konzepten dem aktuellen Wissensstand zum Zeitpunkt der Fertigstellung des Werkes entsprechen. Der Verlag kann jedoch keine Gewähr für Angaben zu Dosierung und Applikationsformen übernehmen. Es sollte stets eine unabhängige und sorgfältige Überprüfung von Diagnosen und Arzneimitteldosierungen sowie möglicher Kontraindikationen erfolgen. Jede Dosierung oder Applikation liegt in der Verantwortung der Anwenderin oder des Anwenders. Die Elsevier GmbH, die Autorinnen und Autoren und alle, die an der Entstehung des Werkes mitgewirkt haben, können keinerlei Haftung in Bezug auf jegliche Verletzung und/oder Schäden an Personen oder Eigentum, im Rahmen von Produkthaftung, Fahrlässigkeit oder anderweitig übernehmen.

Für die Vollständigkeit und Auswahl der aufgeführten Medikamente übernimmt der Verlag keine Gewähr.
Geschützte Warennamen (Warenzeichen) werden in der Regel besonders kenntlich gemacht (®). Aus dem Fehlen eines solchen Hinweises kann jedoch nicht automatisch geschlossen werden, dass es sich um einen freien Warennamen handelt.

Bibliografische Information der Deutschen Nationalbibliothek
Die Deutsche Nationalbibliothek verzeichnet diese Publikation in der Deutschen Nationalbibliografie; detaillierte bibliografische Daten sind im Internet über http://www.dnb.de abrufbar.

24 25 26 27 28 5 4 3 2 1

In ihren Veröffentlichungen verfolgt die Elsevier GmbH das Ziel, genderneutrale Formulierungen für Personengruppen zu verwenden. Um jedoch den Textfluss nicht zu stören sowie die gestalterische Freiheit nicht einzuschränken, wurden bisweilen Kompromisse eingegangen. Selbstverständlich sind **immer alle Geschlechter** gemeint.

Planung: Anna-Marie Salaja, Katharina Frank, München
Projektmanagement: Christine Kosel, München
Redaktion und Herstellung: Hildegard Graf, Germering
Bildrechteklärung: Katja Sieger-Schauer, München
Satz: Straive, Puducherry, India
Druck und Bindung: Drukarnia Dimograf Sp. z o. o., Bielsko-Biała/Polen
Umschlaggestaltung: SpießDesign, Neu-Ulm
Umschlagabbildungen: Vorderseite links © Carsten Dammann, Hamburg, www.carstendammann.com, rechts © iStock.com/Tashi-Delek; Rückseite Rettungswagen © Tobias Seeliger – stock.adobe.com, Hubschrauber © DRF Stiftung Luftrettung gemeinnützige AG, Filderstadt

Aktuelle Informationen finden Sie im Internet unter **www.elsevier.de**

Vorwort zur 3. Auflage

Liebe Leserinnen und Leser,
dieses Werk erscheint inzwischen in der 3. Auflage. Die erste Auflage haben wir im Jahr 2017 veröffentlicht. Die Ideen für die Arbeitsblätter, aus denen im Verlauf dieses Buch wurde, stammen sogar aus den Jahren davor. Ich blicke nun also auf beinahe 10 Jahre zurück, in denen ich mich mit den Lerninhalten der Notfallsanitäterausbildung beschäftigte. Auch unser Berufsbild wird in diesem Jahr 10 Jahre alt. Es waren und sind schöne, aber anstrengende Zeiten im Rettungsdienst. Die Einsatzauslastung steigt anhaltend und die Reformprozesse sind langwierig. Ich möchte aber in diesem Vorwort den Fokus gerne auf die Dinge lenken, die sich seit den ersten Arbeitsblättern zu Notfallsanitäter Heute verändert haben. Vielerorts führen Notfallsanitäterinnen und Notfallsanitäter selbstständig und eigenverantwortlich die Diagnostik und Behandlung von Notfallpatientinnen und Notfallpatienten durch. Sie schätzen die sozialen, psychischen und medizinischen Bedürfnisse ihrer Patientinnen und Patienten ein und wählen Maßnahmen aus, die bis vor 10 Jahren zumeist nur Notärztinnen und Notärzten vorbehalten waren. Unterstützt wurden sie dabei von weiteren gesetzgeberischen Neuerungen. Das Betäubungsmittelgesetz wurde geändert und mit der Einführung des §2a NotSanG wurde das Kompetenzfeld von Notfallsanitätern definiert und juristisch abgesichert. Das Ergreifen heilkundlicher Maßnahmen wurde allerdings an eine wichtige Bedingung geknüpft. Notfallsanitäterinnen und Notfallsanitäter müssen die Maßnahmen erlernt haben und sie beherrschen. An diesem Punkt tragen wir alle eine gemeinsame Verantwortung. Lehrende, Praxisanleitende, Forschende, Autorinnen und Autoren müssen Lerninhalte und Lernformen entwickeln, die es Ihnen als Auszubildenden ermöglichen, die notwendigen Fertigkeiten zu erwerben. Sie als angehende Notfallsanitäterinnen und Notfallsantitäter tragen die Verantwortung, sich stetig mit Ihrem Fach auseinanderzusetzen und auch über den Unterricht hinaus zu lernen und zu wiederholen.

Mit diesem Arbeitsbuch hoffe ich sehr, Sie darin zu unterstützen. Das Arbeitsbuch basiert vollständig auf dem Lehrwerk „Notfallsanitäter Heute“. Dies ermöglicht es Ihnen, jedes Buchkapitel begleitend oder wiederholend aufzuarbeiten. Für ein gelingendes Lernen der Inhalte empfiehlt es sich, bei der Bearbeitung der Aufgaben zunächst ohne Zuhilfenahme des Lehrbuchs vorzugehen und erst dann einen Abgleich durchzuführen, wenn Sie bei einer Aufgabe nicht mehr weiterkommen sollten. Lösungen für die Aufgaben sind selbstverständlich im Arbeitsbuch enthalten. Nutzen Sie sie zum Abgleich Ihrer Ergebnisse. Sie sollten allerdings bedenken, dass die angegebenen Musterlösungen vielfach nicht die einzigen möglichen Lösungen sind. Bekanntlich führen viele Wege nach Rom, so auch im Rahmen Ihrer zukünftigen Tätigkeit als Notfallsanitäterin oder Notfallsanitäter.

Ich hoffe, Sie haben Freude an dieser neuen und überarbeiteten Version des Arbeitsbuches. In jedem Falle wünsche ich Ihnen viel Erfolg beim Lernen und alles erdenklich Gute für Ihre beruflichen und persönlichen Ziele!

Zu guter Letzt möchte ich gerne noch ein paar persönliche Worte in dieses Vorwort mit aufnehmen: Ich bedanke mich beim gesamten Team des Elsevier Verlags, mit dem ich in den vergangenen Jahren zahlreiche sehr spannende Projekte realisieren durfte. Mein besonderer Dank gilt Anna-Marie Salaja und Christine Kosel, die dieses Buch in allen drei Auflagen ermöglicht haben.

Hamburg, Frühjahr 2024
Tobias Sambale

Inhaltsverzeichnis

Aufgaben

Lösungen

Aufgaben

Ausbildung und Beruf des Notfallsanitäters

1. Beschreiben Sie das Berufsbild des Notfallsanitäters.

2. Erläutern Sie, inwiefern „schuldhaftes Verhalten" der Berufsausübung nach §2 Abs. 1 NotSanG entgegenstehen könnte.

3. Richtig oder falsch?

	Richtig	Falsch
1. Der Notfallsanitäter ist die höchste ausbildungsbasierte Qualifikation im deutschen Rettungsdienst.	☐	☐
2. Aus diesem Grunde erfüllt er seine Aufgaben stets alleine. Andere Kollegen und Fachdienste arbeiten ihm zu.	☐	☐
3. Die Herstellung der Einsatzbereitschaft des Rettungsmittels liegt im Verantwortungsbereich des Fahrzeugführers.	☐	☐
4. Wenn ein Notarzt an die Einsatzstelle beordert ist, trägt der Notfallsanitäter keine Verantwortung mehr für den Einsatzverlauf.	☐	☐
5. Die Begriffe „Tätigkeitsbereiche" und „Aufgabenbereiche" meinen beide den Bereich, in dem der Notfallsanitäter arbeitet bzw. tätig ist.	☐	☐
6. Dienstbeginn und Schichtübernahme sind für Notfallsanitäter eine der wenigen verlässlich vorhersagbaren Aufgaben.	☐	☐

4. Nennen Sie 6 mögliche Einsatzbereiche für Notfallsanitäter.

1.	4.
2.	5.
3.	6

5. Welche Person gehört nicht zum Prüfungsausschuss bei Notfallsanitäterprüfungen?

☐ Behördenvertreter
☐ Schulleiter
☐ Pädagogischer Leiter
☐ Lehrkraft
☐ Praxisanleiter

6. Planen Sie den Einsatzablauf in Stichworten. Konzentrieren Sie sich dabei nicht auf das Krankheitsbild, sondern auf den gesamten Einsatzablauf.

Sie werden kurz nach dem Fahrzeugcheck zu einem Notfalleinsatz mit der Einsatzmeldung „Atemnot“ gerufen.

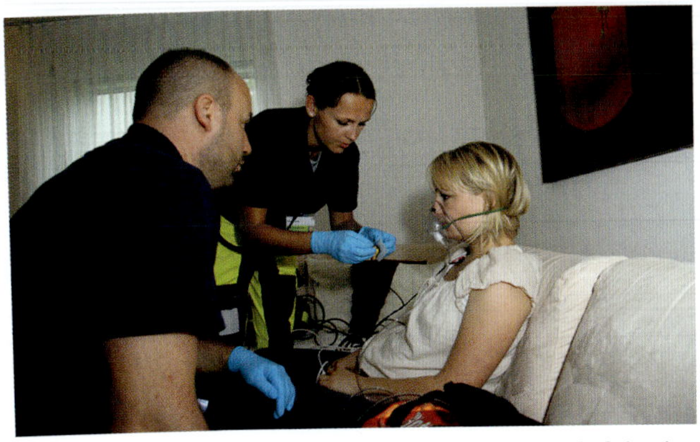

© Rettung St. Gallen, Gossau SG, Schweiz

7. Erläutern Sie, inwieweit einige der Arbeitsbedingungen von Notfallsanitätern in anderen Berufen nur wenig verbreitet sind.

8. Finden Sie die 7 gesuchten Begriffe.

Tipp: Sie alle gehören zu den möglichen beruflichen Risiken im Arbeitsumfeld des Notfallsanitäters.

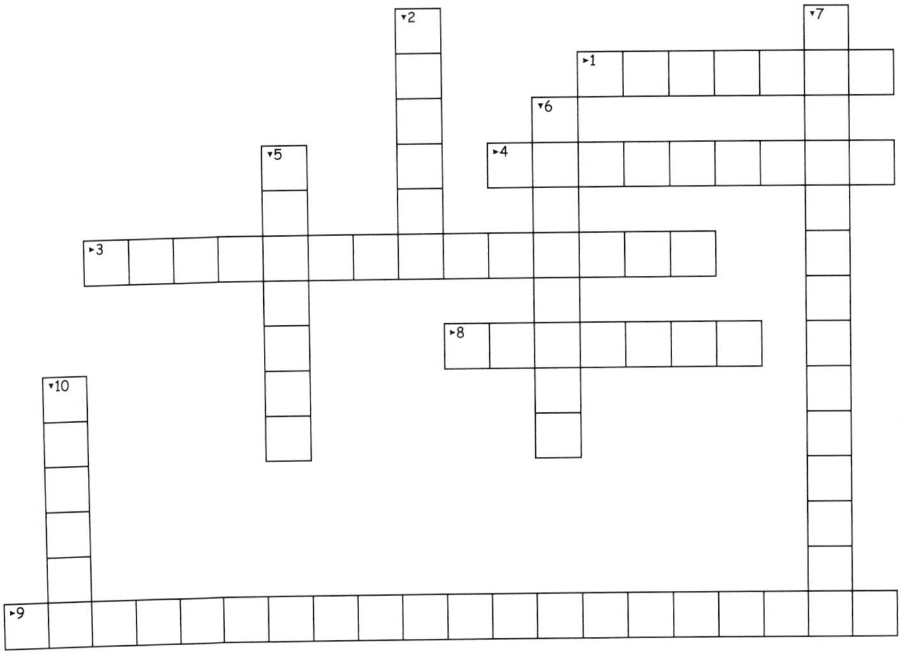

1. Systematische und wiederholte (seelische) Schikanen und Verletzungen in Schule oder Arbeitswelt.
2. Physikalischer Zustand der Erdatmosphäre zu einem bestimmten Zeitpunkt
3. Missverhältnis zwischen Anforderungen und Kompetenzen einer Person.
4. Übertragung von Krankheitserregern mit nachfolgender Krankheit.
5. Unter anderem Autos, Fahrräder und Fußgänger bilden den ...
6. Anderes Wort für „Tätlichkeiten“.
7. Fachbegriff für „Vergiftungen“.
8. Mögliche juristische Konsequenzen im Zivilrecht.
9. Nach diesem Vorfall muss unter Umständen eine Postexpositionsprophylaxe erfolgen.
10. Starke psychische Erschütterung, die langfristig wirksam ist und mit einer (potenziellen) Lebensbedrohung einhergeht.

Berufsbildung

1. Nennen Sie die 4 Aspekte der Berufsbildung.

1.	3.
2.	4.

2. Nennen sie 5 Beispiele für Gesundheitsfachberufe.

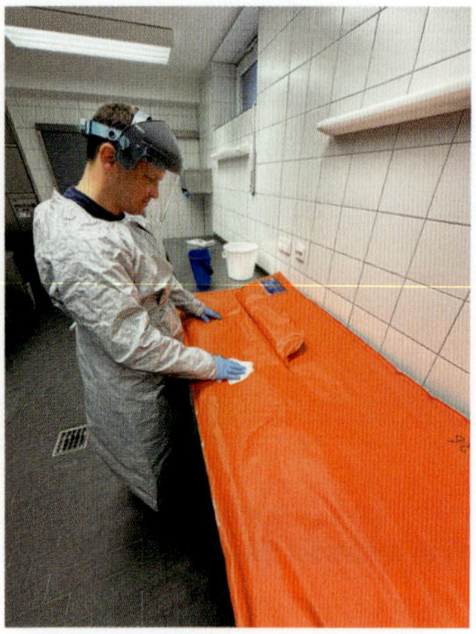

© Berufsfeuerwehr Mülheim an der Ruhr

3. Erläutern Sie den Begriff der „beruflichen Mobilität".

4. Sie möchten als Notfallsanitäter nach einigen Jahren Tätigkeit im Rettungsdienst gerne in einem regionalen Krankenhaus auf der Intensivstation eingesetzt werden. Diskutieren Sie, welche Schwierigkeiten sich hierbei in Bezug auf Ihre Ausbildungsinhalte ergeben könnten.

5. Nennen Sie die 4 derzeit im Rettungsdienst anzutreffenden Qualifikationsstufen.

1.	3.
2.	4.

6. Erläutern Sie die Besonderheiten von Rettungshelfer- und Rettungssanitäterausbildung in Bezug auf höhere Qualifikationen in Rettungsdienst und Krankentransport.

7. Vervollständigen Sie die Tabelle.

Qualifikation	Schulische Ausbildung	Rettungswachenausbildung	Klinikausbildung
		1600 Stunden (+ Einführungspraktikum)	
			80 Stunden
		160 Stunden	
Notfallsanitäter			

8. Nennen und begründen Sie die Kriterien, die eine Fachkraft erfüllen muss, um eine Praxisanleitung von Notfallsanitätern durchzuführen.

9. Erläutern Sie die Qualifikation „Technischer Rettungssanitäter".

3 Kompetenzentwicklung, Professionalisierung und Akademisierung

1. Definieren Sie den Begriff Kompetenz.

____

____

____

____

2. Beschriften Sie die Abbildung.

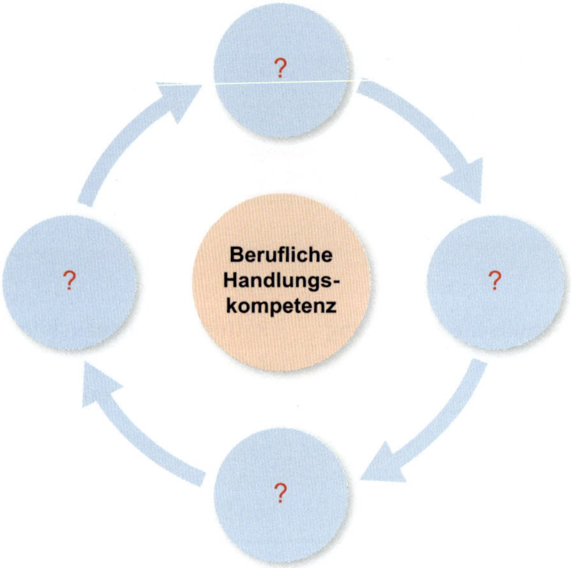

3. Richtig oder falsch?

Kompetenzen	Richtig	Falsch
1. Ein Beispiel für fachliche Kompetenz ist die Fähigkeit, eine konstruktive Teamarbeit in fachlich anspruchsvollen Situationen gewährleisten zu können.	☐	☐
2. Ein Beispiel für personale Kompetenz ist die Fähigkeit zur kritischen Selbstreflexion.	☐	☐
3. Ein Beispiel für Methodenkompetenz ist die Fähigkeit, Arbeitstechniken und -abläufe richtig durchführen zu können.	☐	☐

4. Nennen Sie 6 persönliche Eigenschaften, die Sie in Ihren Augen für den Beruf des Notfallsanitäters qualifizieren und begründen Sie Ihre Entscheidung.

1. ____
2. ____
3. ____
4. ____
5. ____
6. ____

5. Definieren Sie den Begriff „Professionalisierung“.

6. Tragen Sie die 4 Säulen des „Lebenslangen Lernens“ in die Abbildung ein.

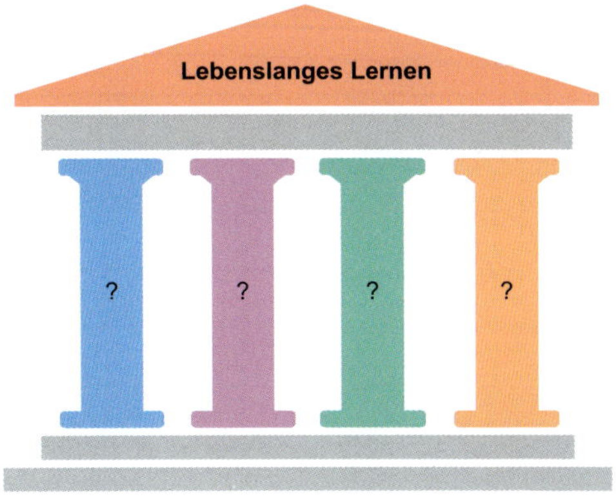

7. Richtig oder falsch?

Fortbildung, Kurskonzepte, Akademisierung

	Richtig	Falsch
1. Das Personal im Rettungsdienst ist verpflichtet, sich regelmäßig fortzubilden.	☐	☐
2. Der Umfang der Fortbildungspflicht ist im Notfallsanitätergesetz festgelegt und somit bundeseinheitlich.	☐	☐
3. AMLS steht für "Acute Myocardial Life Support". Es stellt ein Kurskonzept zur Behandlung von Herz-Kreislauferkrankungen dar.	☐	☐
4. PALS setzt sich unter anderem mit der kardiopulmonalen Reanimation im Kindesalter auseinander.	☐	☐
5. Die Notfallsanitäterausbildung kann auch als Bachelorstudiengang an den meisten staatlichen Hochschulen mit humanmedizinischer Fakultät absolviert werden.	☐	☐
6. Daneben existieren diverse Studiengänge in Deutschland, mit denen Notfallsanitäter sich weiterqualifizieren können.	☐	☐

8. Erläutern Sie den Begriff „interprofessionell“.

4 Wissenschaft und Berufspolitik

1. Nennen und erläutern Sie die 3 wissenschaftlichen Hauptgütekriterien (in der quantitativen Forschung).

1. ______________________________

____

2. ______________________________

____

3. ______________________________

____

2. Beschreiben Sie die Tätigkeit der medizinischen Fachgesellschaften und ihre Bedeutung für den Rettungsdienst.

____

____

____

____

____

____

____

____

____

____

____

____

3. Nennen Sie 4 Forschungsprobleme in der Notfallmedizin.

1.	3.
2.	4.

4. Wieso könnte die Etablierung einer „Rettungswissenschaft" sinnvoll für die Patientenversorgung sein?

____

____

____

____

____

____

____

5. Erläutern Sie die Arbeit eines Berufsverbandes.

6. Ergänzen Sie den Text.

Arbeiterbewegung – Lohnerhöhungen – wirtschaftlichen – Tarifverträge – Arbeitskampfes – Grundgesetz

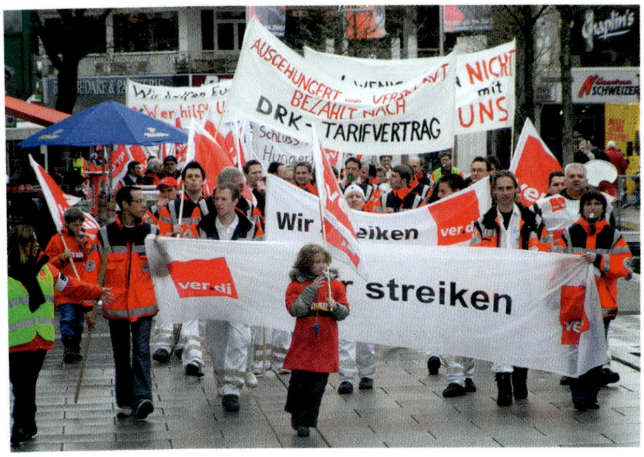

© W. Prinz, St. Johann

Eine Gewerkschaft vertritt, als eine Vereinigung von zumeist abhängig Beschäftigten, die ____________________, sozialen und kulturellen Interessen ihrer Mitglieder. Gewerkschaften gehen auf die Zeiten der ____________________ zurück. Typische Ziele von Gewerkschaften sind Veränderungen von Arbeitsbedingungen, mehr betriebliche Mitbestimmungsrechte und ____________________. Das Recht, sich in Gewerkschaften zu organisieren, ist im ____________________ festgelegt. Gewerkschaften sind die Verhandlungspartner von Arbeitgebern und Arbeitgeberverbänden bei der Aushandlung (überbetrieblicher) ____________________. Neben der Möglichkeit zu Verhandlungen verfügen sie über weitere Mittel des ____________________, wie etwa den Streik.

7. Wie viele Landesärztekammern gibt es?

- ☐ 1
- ☐ 12
- ☐ 16
- ☐ 17
- ☐ 21

8. Erläutern Sie die Aufgaben des BV ÄLRD.

Positionierung des Notfallsanitäterberufs

1. Richtig oder falsch?

Beruf und Berufung

	Richtig	Falsch
1. Bestandteile des Berufsbegriffes sind „Arbeitskraft", „Fähigkeiten" und „Qualifikationen".	☐	☐
2. Erste strukturierte Anweisungen zur Menschenrettung wurden 1820 in Malta erlassen.	☐	☐
3. 1881 schulte der Mediziner Esmarch einzelne freiwillige Ersthelfer in der Versorgung und Betreuung von Menschen in Notlagen.	☐	☐
4. Der Heidelberger Chirurg Kirschner stellte 1938 die These auf, *„dass der Patient zum Arzt komme und nicht umgekehrt"*.	☐	☐
5. Mitte 1975 wurde das Gesetz über den Beruf der Rettungsassistentin und des Rettungsassistenten (RettAssG) ausgefertigt. Ende desselben Jahres trat es in Kraft.	☐	☐
6. Das Notfallsanitätergesetz wurde 2013 im Bundesgesetzblatt veröffentlicht und ist zum 1. Januar 2014 in Kraft getreten.	☐	☐

2. Erläutern Sie, inwieweit das Tragen von angemessener Dienstkleidung von entscheidender Bedeutung für die Berufsausübung ist.

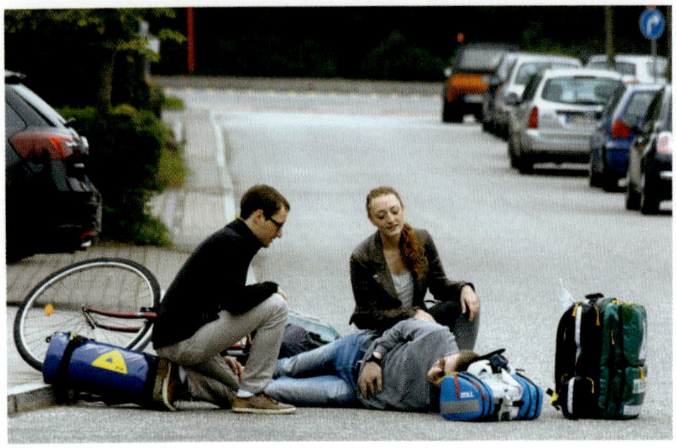

© T. Gruber, Hamburg

3. Nennen Sie mindestens 6 Erwartungen, die die Bevölkerung an das Rettungsfachpersonal hat.

1.	4.
2.	5.
3.	6.

4. Inwieweit könnten durch die Einführung des Berufsbildes Notfallsanitäter Konflikte im Gesundheitswesen entstehen.

5. Nennen Sie 4 mögliche Gründe für Berufszufriedenheit im Rettungsdienst.

1.
2.
3.
4.

6. Definieren Sie den Begriff der „beruflichen Gratifikationskrise".

7. Erläutern Sie das Anforderungs-Kontroll-Modell nach Karasek.

8. Planen Sie Ihr Vorgehen in Bezug auf die Organisation einer Einsatznachbesprechung.

Zwischen Ihnen und einem Notarzt ist es während eines Einsatzes zu Konflikten gekommen. Sie haben sich entschieden, dass sie diese selbstverständlich nicht vor dem Patienten austragen wollen und sich eine Nachbesprechung der Ereignisse wünschen.

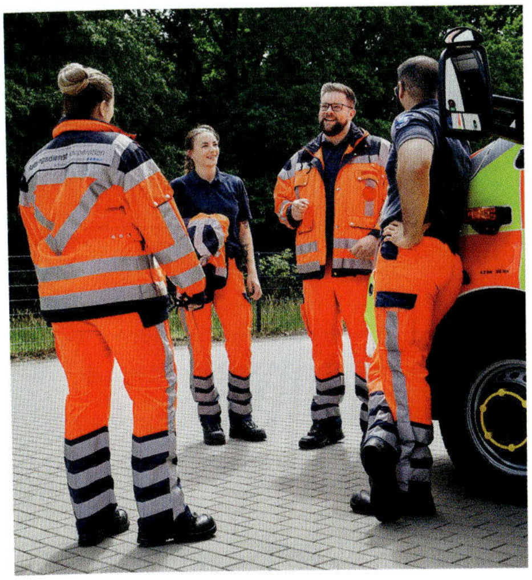

© Carsten Dammann Fotografie, Hamburg

Berufliche Ethik

1. Definieren Sie die Begriffe.

Moral

____

____

Ethik

____

____

2. Ergänzen Sie den Text.

Tugendethik – Handlung – Kant – Tugenden – Imperativs – Motivation – deontologische – Mittel – konsequentialistische – Handlung – Utilitarismus

Die ______________ Ethik richtet ihren Fokus auf die Folgen einer ______________ und sieht in diesen das entscheidende ethische Bewertungskriterium. Als Leitspruch kann „Der Zweck heiligt die ______________" betrachtet werden. Der Hauptvertreter dieser Denkrichtung ist der ______________. Ihm folgend ist das Ziel, die Optimierung des Nutzens einer ______________ für eine größtmögliche Anzahl von Menschen. Dem entgegen steht die ______________ Ethik. Sie bewertet die Handlung selbst und nicht ihr Ergebnis. Sehr bekannt ist dabei die sogenannte Pflichtethik. Ihre Basis wurde von Immanuel ______________ mit der Formulierung des kategorischen ______________ begründet. Daneben existiert mit der ______________ noch eine weitere wichtige ethische Betrachtungslehre. Ihr Zentrum bilden weder Inhalte noch Auswirkungen von Handlungen, sondern der Handelnde selbst bzw. dessen Tugenden, aus denen die ______________ für die Handlung selbst abgeleitet werden kann. Beispiele für ______________ wären etwa Wohlwollen, Mut oder Gelassenheit.

3. Vervollständigen Sie die Tabelle.

Gerechtigkeit aus unterschiedlichen Blickrichtungen

Gerechtigkeit als Gleichheit	
	Die Wahlfreiheit der Patienten bestimmt die Behandlung. Wahlfreiheit bezieht sich dabei auf ausreichende und eigenverantwortliche private Vorsorge.
Gerechtigkeit als Effizienz	
	Der Patient mit der größten Bedürftigkeit erhält die Behandlung.

4. Diskutieren Sie den Leitsatz „im Zweifel für das Leben" vor dem Hintergrund Ihres Wissens über medizinische Ethik.

____

____

____

____

____

____

____

____

____

5. Erläutern Sie die Arbeit von klinischen Ethikkommissionen.

6. Nennen Sie die 5 zu berücksichtigenden Bereiche bei der ethischen Entscheidungsfindung nach Solomon.

1.
2.
3.
4.
5.

7. Erläutern Sie Sinn und Zweck von Patientenverfügungen.

8. Planen Sie Ihr Vorgehen in Bezug auf die beratende Unterstützung eines Notarztes bei der Entscheidungsfindung.

Sie werden zu einem reanimationspflichtigen Patienten gerufen. Gemeinsam mit dem Notarzt und dem Rest Ihres Teams beginnen Sie die notwenigen Maßnahmen. Nur wenige Minuten später reicht Ihnen die Ehefrau des Patienten eine Patientenverfügung und ein Telefon. Am Telefon erklärt der Hausarzt dem Team, dass der Patient einen langen Leidensweg durch eine Krebserkrankung hinter sich habe und in der palliativen Versorgung sei. Die Ehefrau gibt an, dass sie angerufen habe, weil sie sich so erschreckt hat, als sie ihren Mann leblos vorgefunden hat. Ehefrau und Hausarzt bitten den Notarzt, die Wiederbelebungsversuche abzubrechen.

7 Psychohygiene, Gesundheitsförderung und Krankheitsprävention

1. Nennen Sie je 3 Beispiele.

Stressoren im Rettungsdienst

Einsatzbedingte Stressoren	
Berufs- und standespolitische Stressoren	
Innerbetriebliche Organisationsabläufe als Stressoren	

2. Planen Sie Ihr Vorgehen.

Sie sind seit einiger Zeit an einer kleinen Rettungswache am Rande einer Großstadt beschäftigt. Einer Ihrer Kollegen hat sich über Jahre stark für das Unternehmen engagiert. Im Zuge eines Betriebsübergangs kam es jedoch zu einschneidenden Veränderungen im Wachalltag, die mit einem erhöhten Krankenstand und viel Unzufriedenheit im Unternehmen einhergingen. Besagter Kollege hat, anhaltend motiviert, versucht, dieser Unzufriedenheit mit zusätzlichem betrieblichen Engagement zu begegnen. Sie merken deutlich, dass er an seiner Belastungsgrenze arbeitet. Als Sie wieder einmal Dienst mit ihm haben, fällt Ihnen auf, dass er nach Alkohol riecht.

3. Unterscheiden Sie zwischen Eustress und Disstress.

4. Nennen Sie die 7 Phasen des Burn-Outs.

1.
2.
3.
4.
5.
6.
7.

5. Nennen Sie jeweils 5 psychosoziale und 5 körperliche Reaktionen auf Stress. Überlegen und notieren Sie auch, wie Sie selbst typischerweise auf Stress reagieren.

Psychosoziale Reaktionen	Körperliche Reaktionen
1.	1.
2.	2.
3.	3.
4.	4.
5.	5.

Ich reagiere typischerweise so auf Stress:

6. Unterscheiden Sie „Verhaltensfaktoren", „Verhältnisfaktoren" und „personale Faktoren" in Bezug auf Gesundheitsförderung und Krankheitsprävention.

7. Worum handelt es sich in diesem Beispiel?

Eine ältere Kollegin von Ihnen hat einen leichten Herzinfarkt erlitten. Zum Glück sind die Auswirkungen weniger schlimm als zunächst erwartet. Dennoch wird ihr eine Heilanschlussbehandlung („Reha") verordnet. Sie möchte mittelfristig gerne wieder zur Arbeit kommen.

☐ Primärprävention
☐ Sekundärprävention
☐ Tertiärprävention

8. Planen Sie Ihr Vorgehen.

Ihre Kollegen und Sie bemerken nach einigen stressigen Monaten an Ihrer Rettungswache, dass Sie alle sich weniger wohl als früher fühlen. Sie setzen sich im Rahmen einer Teambesprechung mit diesen Beobachtungen auseinander. Selbstverständlich ist auch Ihr Wachleiter vor Ort. Gemeinsam wollen Sie nach Lösungen suchen.

Psychologische, soziologische und pädagogische Grundlagen

1. Tragen Sie die „Big Five" der Persönlichkeit in die Abbildung ein.

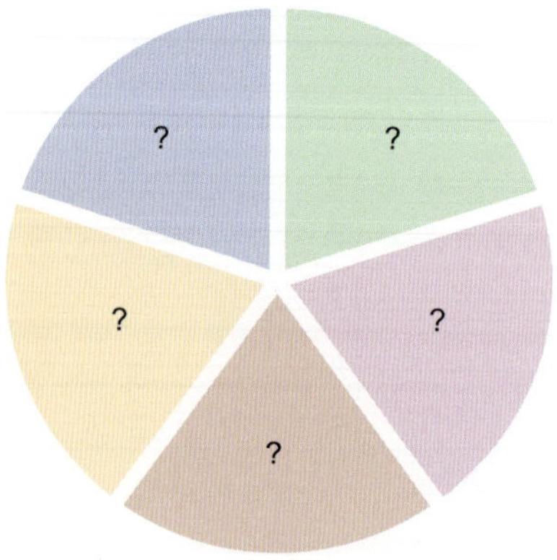

© H. Karutz, Mülheim/S. Dangl, München

2. Ergänzen Sie die Tabelle.

Wissenschaft	Erläuterung
Psychologie	
	Wissenschaft vom gesellschaftlichen (Zusammen-)Leben, von sozialem Handeln und von sozialen Strukturen.
Pädagogik	

3. Analysieren Sie die Situation.

Sie befinden sich in Ihrer praktischen Abschlussprüfung zum Notfallsanitäter. Ihr Prüfungspatient ist schwerstverletzt und wird von Ihnen in kürzester Zeit transportfertig gemacht. Sie sind zufrieden mit Ihrer persönlichen Leistung, werden aber von einem der Prüfer darauf hingewiesen, dass Sie zu wenig Zeit auf die psychische Betreuung verwendet haben. Wo liegt hier die Besonderheit in Bezug auf Ihre Rolle bzw. Ihre Rollen?

4. Ergänzen Sie die Tabelle.

Entwicklungsmodell nach Erikson

Phase	Entwicklungsaufgaben
Vertrauen vs. Misstrauen *(1. Lebensjahr)*	
Autonomie vs. Scham/Zweifel *(2. und 3. Lebensjahr)*	
Initiative vs. Schuldgefühle *(4. und 5. Lebensjahr)*	
Leistung vs. Minderwertigkeit *(mittlere Kindheit)*	
Identität vs. Rollendiffusion *(Jugendalter)*	
Intimität vs. Isolation *(frühes Erwachsenenalter)*	
Generativität vs. Stagnation *(mittleres Erwachsenenalter)*	
Ichintegrität vs. Verzweiflung *(spätes Erwachsenenalter)*	

5. Unterscheiden Sie „Befund" und „Befinden".

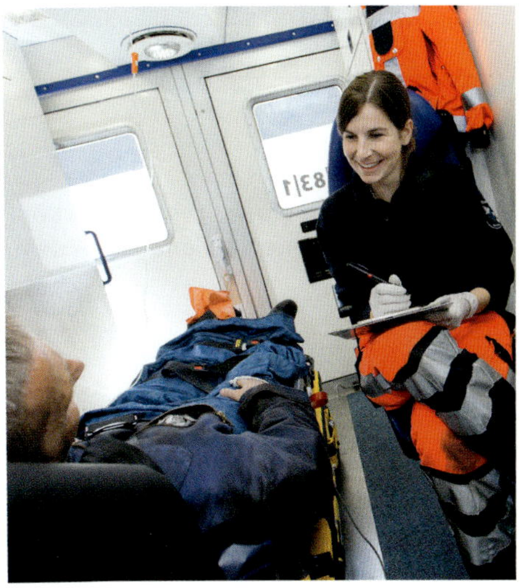

Kommunikation und Interaktion

1. Erläutern Sie das Sender-Empfänger-Modell.

2. Deuten Sie die Aussage anhand der „Vier Seiten einer Nachricht".

Sie behandeln einen kritisch kranken Patienten in Ihrem Rettungswagen. Die Situation ist etwas hektisch, aber für das gesamte Team überschaubar. Die Notärztin blickt in die Runde und sagt: *„Es nützt alles nicht. Wir müssen intubieren."*

3. Planen Sie Ihr Vorgehen.

Sie werden in eine Grundschule gerufen. Eine Lehrerin berichtet Ihnen, dass eine Schülerin einen Stein an den Kopf geworfen bekommen habe und jetzt stark blute. Die Eltern seien nicht zu erreichen. Wie ist hier im Kontakt mit dem Kind zu verfahren?

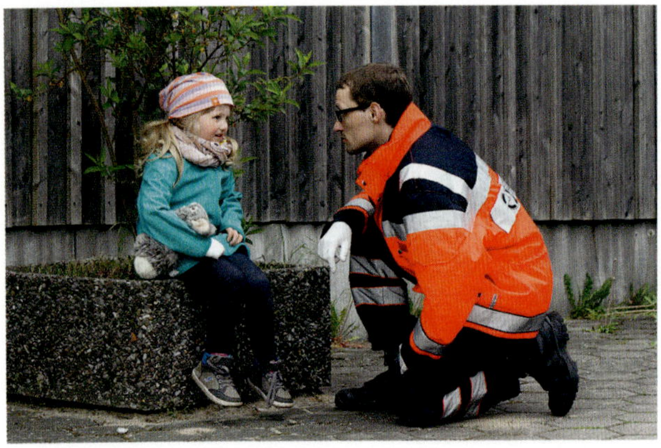

© T. Gruber, Hamburg

4. Beschreiben Sie, wie „lautes Denken" im Rettungseinsatz hilfreich sein könnte.

____

____

____

____

____

____

5. Zählen Sie die 4 Basisregeln der psychischen Ersten-Hilfe (PEH) auf.

1. ____
2. ____
3. ____
4. ____

6. Richtig oder falsch?

Kommunikationsgrundlagen

	Richtig	Falsch
1. Verbale Kommunikation umfasst alle Mitteilungen, die gesprochene oder geschriebene Worte verwenden.	☐	☐
2. Die nonverbale Kommunikation umfasst zum Beispiel Mimik, Gestik, Wortwahl und Körperhaltung.	☐	☐
3. Kongruenz ist die Übereinstimmung zwischen verbalem und nonverbalem Ausdruck.	☐	☐
4. Bei Patienten, mit denen man nicht in einer gemeinsamen Sprache kommunizieren kann, sollte die Kommunikation erst im Krankenhaus durch einen qualifizierten Dolmetscher eingeleitet werden.	☐	☐
5. Alleinstehende Menschen, die wenig Gelegenheit zu Gesprächen haben, fühlen sich bei zu vielen neuen Kontakten oft überfordert.	☐	☐

7. Planen Sie Ihr Vorgehen.

Ein Patient, der sich in einer krisenhaften Lebenssituation befindet, wird Ihnen gegenüber ausfallend. Er tritt einen Schritt auf Sie zu und hebt bedrohlich seine Faust.

____

____

____

____

____

____

____

Beratung

1. Nennen Sie 4 mögliche Ziele von rettungsdienstlichen Beratungen.

1.	3.
2.	4.

2. Nennen Sie 4 mögliche Beratungsanlässe im Berufsalltag eines Notfallsanitäters.

1.	3.
2.	4.

3. Ergänzen Sie den Text.

Informationen – Kommunikationsstil – organisieren – Aufnahmefähigkeit – Personen – Beratungsverlauf – Ressourcen – Fragen

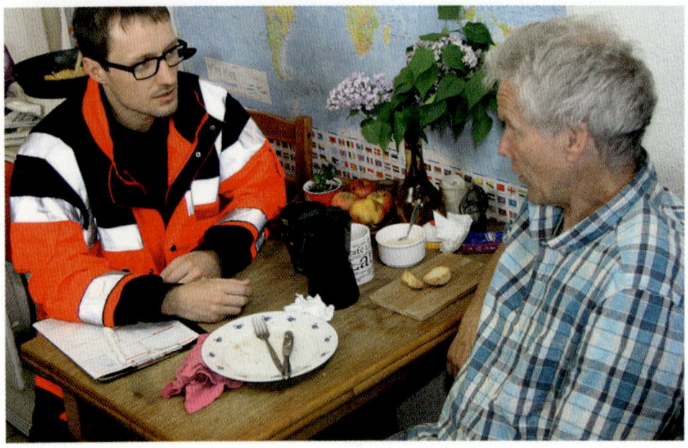

© T. Gruber, Hamburg

Führen Sie zu Beginn eines Beratungsgesprächs eine Analyse der aktuellen ____________ des Ratsuchenden durch. Je nachdem, wie ausgeprägt diese ist, müssen Sie Ihren ____________ anpassen. Benennen Sie die Ihnen geschilderte Problemlage klar und zeigen Sie so, dass Sie verstanden haben, worüber beraten werden soll. Ergründen Sie im weiteren ____________ die Sichtweisen des Klienten und beziehen gegebenenfalls weitere involvierte ____________ mit ein. Entwickeln Sie gemeinsam Möglichkeiten zur Problemlösung bzw. Unterstützung. Achten Sie dabei jedoch unbedingt auf die verfügbaren ____________ Ihres Gegenübers. Schließen Sie das Gespräch nicht ab, ohne offen gebliebene ____________ zu klären und eine eventuell notwenige Weiterleitung an Unterstützungsinstanzen zu ____________. Angehörige wären hierbei eine einfache und effektive Möglichkeit. Wenn möglich und nötig, sollten Sie schriftliche Unterlagen mit den notwendigen ____________ vor Ort belassen.

4. Nennen und erläutern Sie mögliche Grenzen von Beratungen im Rettungseinsatz.

5. Erläutern Sie den Begriff „Ressourcenorientierung“.

6. Erläutern Sie den Begriff „Edukation".

7. Planen Sie Ihr Vorgehen auf mögliche Beratungs- und Interventionsanlässe.

Sie werden von Nachbarn zu einem offenbar betrunkenen und leidlich gepflegt aussehenden Mann mittleren Alters gerufen. Sie hätten ihn vor seiner Wohnungstür gefunden. Der Mann bittet Sie jedoch lediglich, ihm beim Aufschließen seiner Wohnung zu helfen. Er fühle sich nicht krank und wolle auch nicht ins Krankenhaus. Als Sie die Tür öffnen, bietet sich Ihnen der nachstehend abgebildete Anblick.

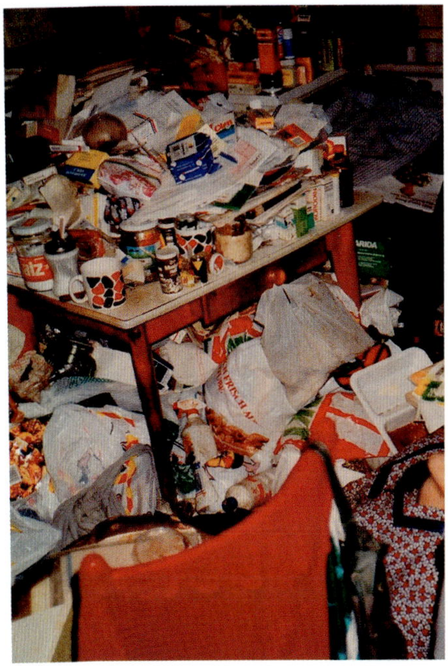

© J. Luxem, Aschaffenburg

8. Erläutern Sie den Begriff „Notfallvorsorgeberatung".

11 Teamarbeit und Interdisziplinarität

1. Nennen Sie 6 Merkmale von Teamarbeit.

1.	4.
2.	5.
3.	6.

2. Nennen Sie 4 Gründe für gestörte Teamarbeit.

1.	3.
2.	4.

3. Richtig oder falsch?

Phasen der Teamentwicklung

	Richtig	Falsch
1. Die erste Phase der Teamentwicklung wird als „Forming“ bezeichnet. Erste Kontakte werden aufgebaut.	☐	☐
2. Die zweite Phase der Teamentwicklung wird als „Dorming“ bezeichnet. Es besteht Unsicherheit über die Rollenverteilung.	☐	☐
3. Die dritte Phase der Teamentwicklung wird als „Norming“ bezeichnet. Gemeinsame Regeln in Bezug auf Rollen und Handlungen existieren.	☐	☐
4. Die vierte Phase der Teamentwicklung wird als „Warming“ bezeichnet. Das Team beginnt sich auf der Beziehungsebene zu arrangieren.	☐	☐
5. Die fünfte Phase der Teamentwicklung wird als „Swarming“ bezeichnet. Das Team löst sich wieder auf.	☐	☐

4. Erläutern Sie die Besonderheiten der dargestellten Situation in Bezug auf Teamarbeit.

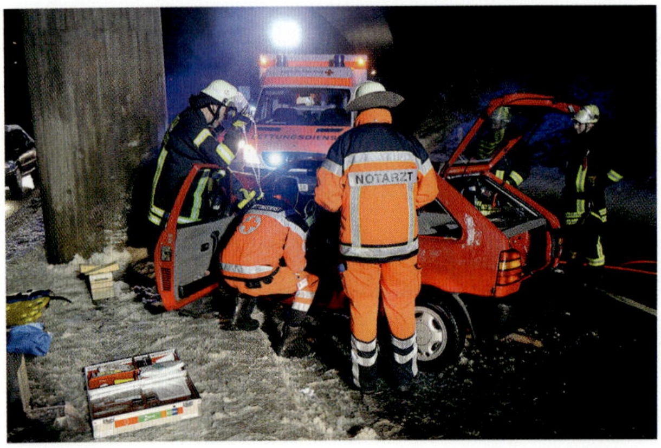

5. Erläutern Sie die Abbildung.

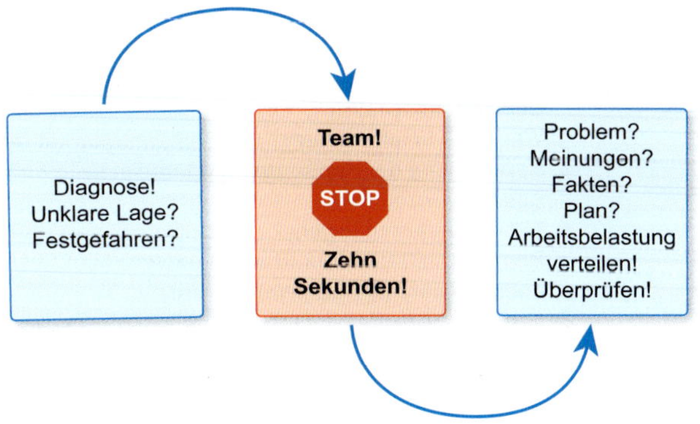

© Rall, M., Glavin, R.J., Flin, R. (September 2008). The '10-seconds-for-10-minutes principle'. Why things go wrong and stopping them getting worse. Bulletin of The Royal College of Anaesthetists, 51, 2614-2616, Mit freundlicher Genehmigung des The Royal College of Anaesthetists

6. Ergänzen Sie die Tabelle.

Abkürzung	Begriff	Bedeutung
		Sammlung der vorliegenden Fakten zur Problemstellung
O		
		Vor- und Nachteile der jeweiligen Handlungsoptionen
D		
		Durchführung der Handlungsoption zur Problembewältigung
C		

7. Erläutern sie die fünf Komponenten einer Sicherheitskultur.

Informierte Kultur	
Berichtende Kultur	
Gerechte Kultur	
Flexible Kultur	
Lernende Kultur	

12 Zusammenarbeit mit anderen Berufsgruppen, Behörden und Organisationen

1. Finden Sie die 10 gesuchten Berufsgruppen, mit denen Rettungskräfte regelmäßig zusammenarbeiten.

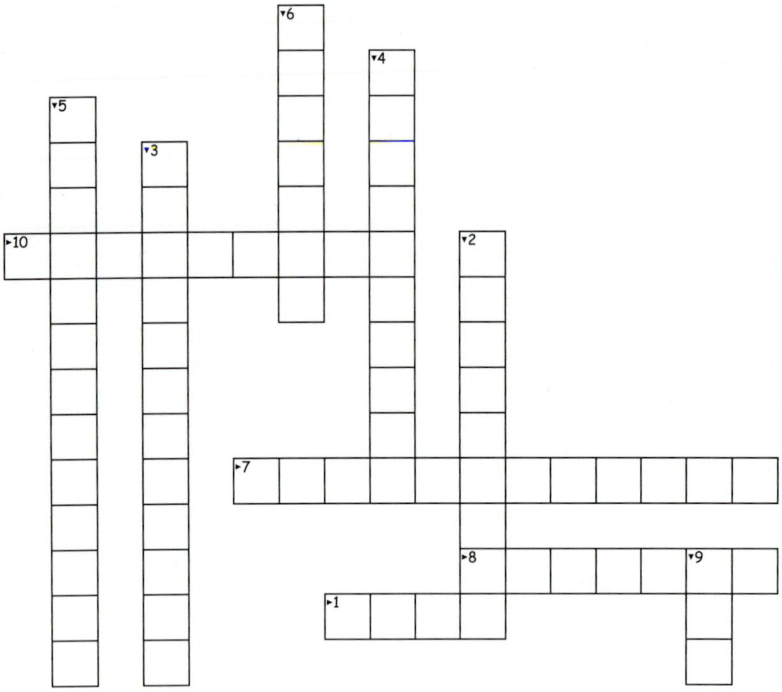

1. Am längsten verkammerter Heilberuf
2. Gezielte (medizinische) Hilfe in Gebirgslandschaften
3. Wer rettet Schiffbrüchige?
4. Bezeichnung der Hunde zur Personensuche
5. Das ICN vertritt ...
6. Teil der Gefahrenabwehr
7. Berichterstatter, deren Tätigkeit unter anderem durch §5 GG geregelt wird.
8. Englisch: Midwife
9. Früher: Arzthelfer/in (Abk.)
10. Retten, Löschen, Bergen, Schützen

2. Sortieren Sie die Begriffe. Beginnen Sie mit dem höchsten Rang.

Gruppenführer – Truppführer – Verbandsführer – Zugführer

Einsatzkräftehierarchie

1. ______
2. ______
3. ______
4. ______

3. Nennen Sie 4 Aufgaben des Kriseninterventionsteams.

1.	3.
2.	4.

4. Richtig oder falsch?

	Richtig	Falsch
1. Die ärztliche Berufsordnung verbietet unsachliche Kritik eines Arztes am beruflichen Wissen eines anderen Arztes.	☐	☐
2. Die primäre Aufgabe von Pflegekräften ist die Verrichtung der Grundpflege.	☐	☐
3. Das Motto der Feuerwehr lautet „Retten, Löschen, Bergen, Schützen“.	☐	☐
4. Die originäre Aufgabe des THW ist die technische Hilfeleistung im Zivilschutz, also im Verteidigungsfall.	☐	☐

5. Planen Sie Ihr Vorgehen bei der dargestellten Einsatzsituation.

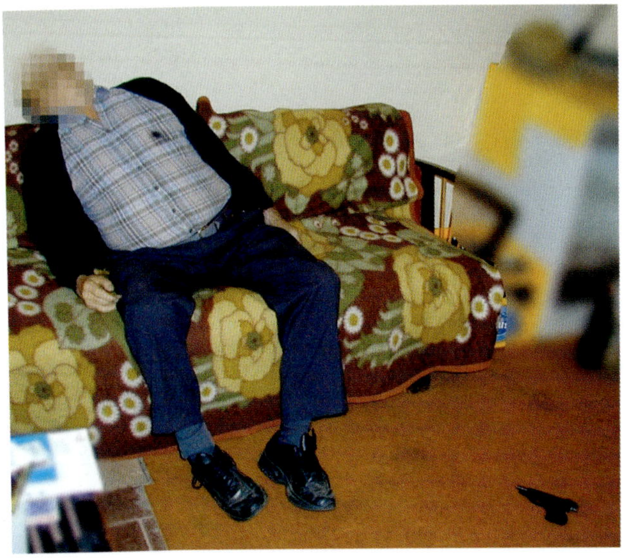

© J. Luxem, Aschaffenburg

6. Erläutern Sie die Aufgaben von „Notfallmanagern“ bei der deutschen Bahn.

13

Führung im Rettungsdienst

Aufgaben

1. Beschreiben Sie die angegebenen Führungsstile und geben Sie Beispiele.

Führungsstil	Beschreibung	Beispiel
Patriarchalischer Führungsstil		
Partizipativer Führungsstil		
Demokratischer Führungsstil		
„Laissez-faire“		

2. Erläutern Sie den Begriff des „situativen Führens“.

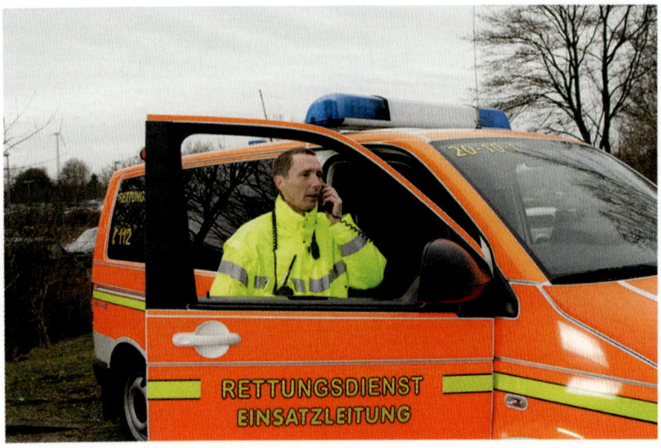

3. Nennen Sie 6 Charaktereigenschaften, die Sie persönlich von einer Führungskraft erwarten.

1.	4.
2.	5.
3.	6.

4. **Geben Sie ein Beispiel für einen „detaillierten Befehl".**

5. **Erläutern Sie den „Führungsvorgang" anhand des abgebildeten Führungskreises.**

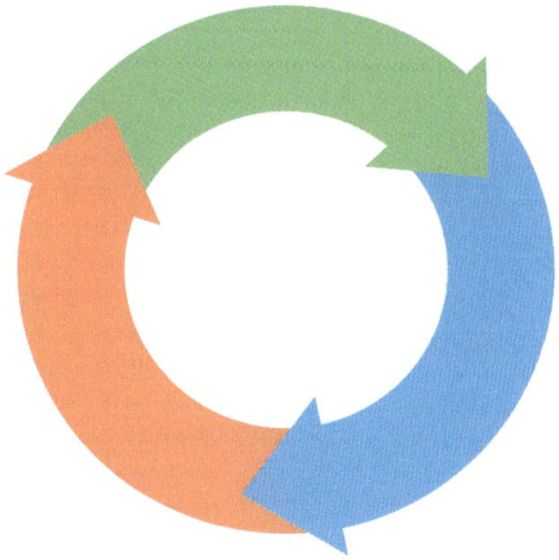

© S. Dangl, München

6. **Beschreiben Sie, welche Unterschiede zwischen den Führungsaufgaben in einem einfachen und in einem komplexen Einsatzgeschehen (MANV) liegen.**

7. **Erläutern Sie folgende Begriffe.**

Führungsspanne	
Vorplanung	
Ablaufverantwortung	
Ergebnisverantwortung	

14 Übergabe und Übernahme von Patienten

1. Nennen Sie 4 Beispiele für Übergabesituationen im Rettungswesen und beschreiben Sie die generellen Besonderheiten bei diesen Übergaben.

1.	3.
2.	4.

2. Beschreiben Sie den grundsätzlich notwendigen Aufbau von Übergabegesprächen.

3. Richtig oder falsch?

Eine gute Übergabe ...

	Richtig	Falsch
1. ... ist sehr umfangreich.	☐	☐
2. ... umfasst alle relevanten Informationen.	☐	☐
3. ... enthält möglichst viele eigene Interpretationen.	☐	☐
4. ... ist logisch aufgebaut.	☐	☐

4. Ihr Team möchte einen schwerverletzen Patienten im Schockraum der Notaufnahme übergeben. Welche Informationen sollten unbedingt übergeben werden?

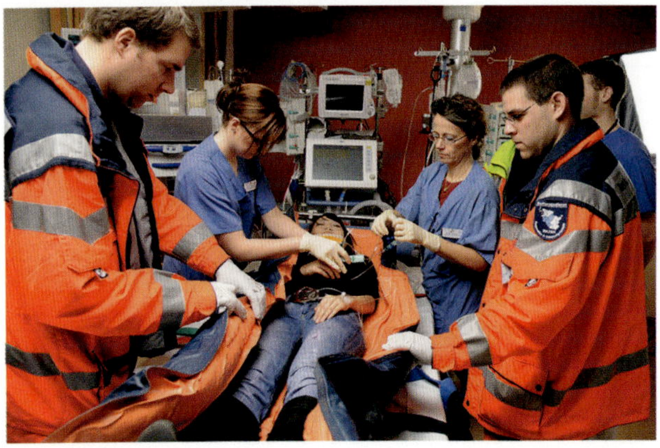

© Rettungsdienst-Kooperation in Schleswig-Holstein (RKiSH) gGmbH, Heide/fotografirma

5. Nennen Sie 6 Fehlerquellen, die Übergabesituationen erschweren können.

1.	4.
2.	5.
3.	6.

6. Ergänzen Sie den Text.

Klinikeinweisung – Krankheitsbildes – Transports – Übergabe – Informationen – Patientendaten

Ein Ziel einer adäquaten ______________ ist es, wesentliche ______________ über den Patienten an die nächste Versorgungsebene zu übermitteln. Bei der Übergabe erhält das Klinikpersonal erste wichtige ______________ und medizinische Informationen über den Patienten. Dabei stehen insbesondere Informationen über den Grund der ______________, die Genese und Ätiologie des aufgetretenen ______________ und zum Verlauf des Patientenzustands während des ______________ im Mittelpunkt.

7. Wie würden Sie handeln?

Sie wollen Frau Niebert, eine Patientin mit unklarem Oberbauchschmerz, an den aufnehmenden Arzt übergeben. Diese fällt Ihnen bei der Übergabe jedoch mehrfach ins Wort.

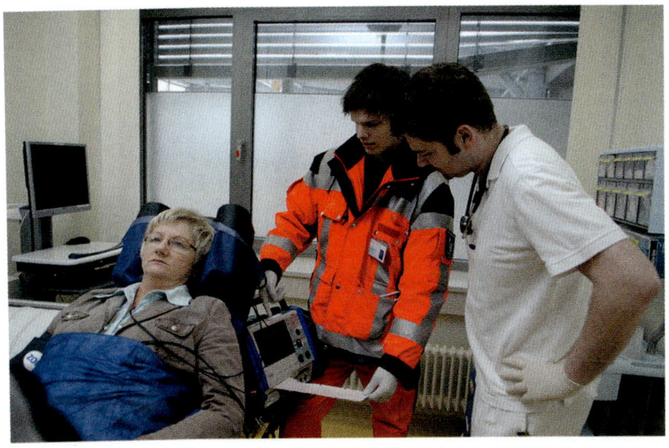

© Rettungsdienst-Kooperation in Schleswig-Holstein (RKiSH) gGmbH, Heide/fotografirma

8. Richtig oder falsch?

	Richtig	Falsch
1. Alles was schriftlich dokumentiert wurde, muss nicht Bestandteil der Übergabe sein.	☐	☐
2. Insbesondere die Übergabe von Wertsachen muss ausdrücklich dokumentiert und vom Übernehmenden gegengezeichnet werden.	☐	☐
3. Juristisch gilt, dass alles was nicht dokumentiert wurde, auch nicht durchgeführt wurde.	☐	☐
4. Auch anonymisierte Übergabeprotokolle dürfen nicht zu Qualitätssicherungszwecken verwendet werden.	☐	☐

1. Nennen Sie 2 Merkmale eines Notfalls.

1.

2.

2. Lösen Sie das Rätsel.

Tipp: Es geht um Gefahren im Einsatz.

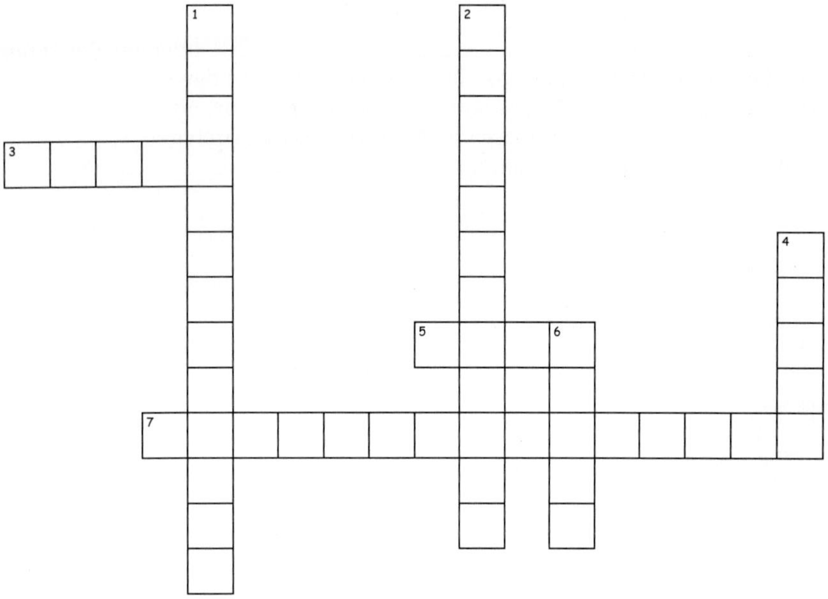

1. Anderes Wort für Verbrechen
2. Strecke eines Zuges
3. Übertragung von Elektronen
4. Oxidationsreaktion, bei der Hitze entsteht
5. Grund für Romeos Tod
6. Gibt es häufig in Haushalten
7. Umfasst Autos, Radfahrer und Fußgänger

3. Erläutern Sie, wieso selbst sehr friedliche Hunde im Notfallereignis eine potenzielle Gefahr für Rettungsdienstmitarbeiter darstellen können.

4. Nennen Sie die Formeln für „Geschwindigkeit“ und „Beschleunigung“.

Geschwindigkeit

Beschleunigung

5. Beschriften Sie die Abbildung

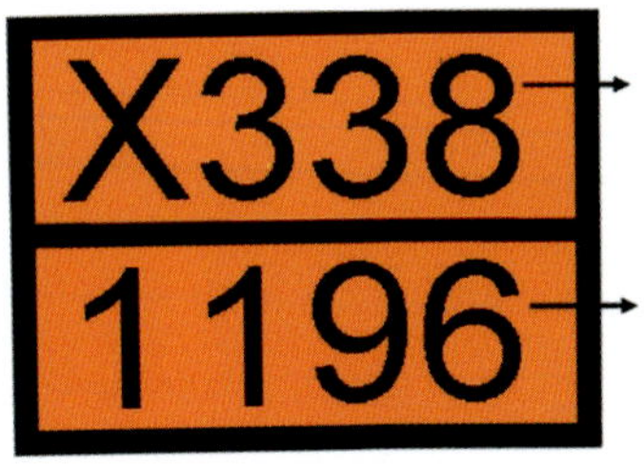

6. Erläutern Sie das „Prinzip der drei Kollisionen“ bei einem Pkw-Unfall.

7. Welche besonderen Erwägungen sind bei Schussverletzungen durch Sie zu tätigen?

Gefahrenabwehr

1. Unterscheiden Sie zwischen „Kontamination“ und „Infektion“.

2. Nennen Sie 6 nach dem Infektionsschutzgesetz meldepflichtige Infektionserkrankungen.

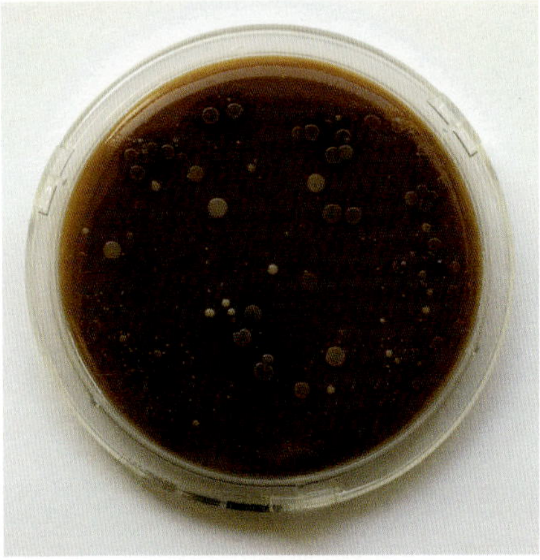

© A. Walle, Hamburg

1.
2.
3.
4.
5.
6.

3. Richtig oder falsch?

Desinfektion und Sterilisation.

	Richtig	Falsch
1. Bei der Desinfektionsmittelauswahl ist in jedem Fall auch das Gesundheitsrisiko für Anwender und Patienten einzubeziehen.	☐	☐
2. Zu den thermischen Desinfektionsverfahren zählen Kochen, Dampfdesinfektionsverfahren und Verbrennen.	☐	☐
3. Die am häufigsten eingesetzten chemischen Desinfektionsmittel sind Alkohole und Steroide.	☐	☐
4. Es gilt stets, dass zunächst desinfiziert und im Anschluss daran gereinigt wird.	☐	☐

4. Beschreiben Sie den Ablauf einer hygienischen Händedesinfektion.

5. Ergänzen Sie die Tabelle.

Gefahrenschema (AAAABCEEEE)

Abkürzung	Begriff	Abkürzung	Begriff
A		C	
A		E	
A		E	
A		E	
B		E	

6. Nennen Sie mindestens 8 mögliche Hilfsmittel bzw. Werkzeuge zur technischen Rettung.

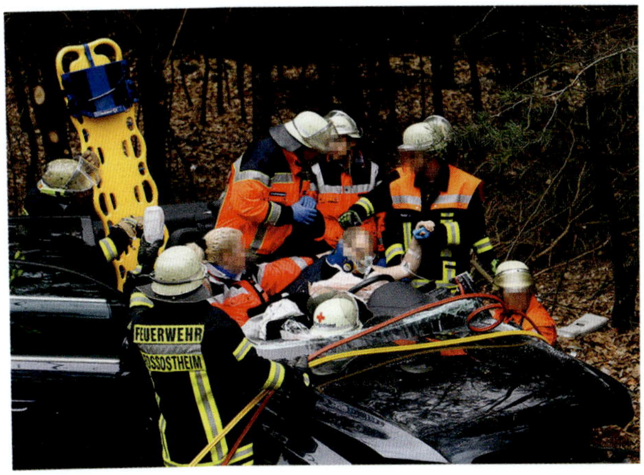

© R. Hettler, Aschaffenburg

1. ______
2. ______
3. ______
4. ______
5. ______
6. ______
7. ______
8. ______

7. Ergänzen Sie die Tabelle.

Öffnungsform	Erläuterung
Zugangsöffnung	
	Diese Öffnung dient der erweiterten Patientenbehandlung. Sie sollte ausreichend groß sein, um benötigte Personen und Material in das Fahrzeug aufnehmen zu können.
Befreiungsöffnung	

8. Planen Sie Ihr Vorgehen.

Sie werden zu einem Notfall in einem Dachgeschoss gerufen. Sie werden von einem Angehörigen eine schmale Wendeltreppe zum obersten Zimmer hinaufgeführt. Der Patient ist nicht gehfähig, muss aber in jedem Fall transportiert werden.

Diagnostik

1. Ergänzen Sie die Tabelle.

Abkürzung	Begriff	Bezieht sich auf die Beurteilung der ...
S		
	Safety	
		konkreten Situation

2. Ordnen Sie die Maßnahmen links den einzelnen Schritten des Primary Assessments auf der rechten Seite zu.

- Manuelle Stabilisierung der Halswirbelsäule
- Auskultation
- Messung der Sauerstoffsättigung
- Temperaturmanagement
- Stillen einer bedrohlichen Blutung
- Entkleidung
- Pulskontrolle
- Erheben der GCS
- Prüfung der Rekapillarisierungszeit
- Einlegen eines Wendl-Tubus
- Einsatz des FAST-Schemas

Exsanguinating Hemorrhage (X)	
Airway (A)	
Breathing (B)	
Circulation (C)	
Disability (D)	
Exposure/ Environment (E)	

3. Erläutern Sie, welche Beurteilung Sie durch die gezeigte Untersuchung vornehmen können.

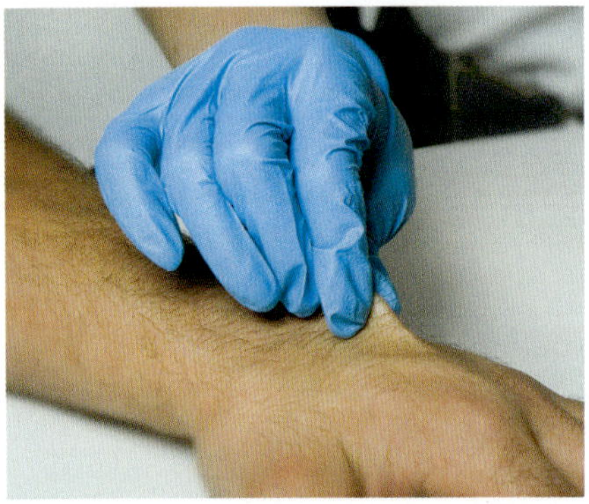

© GraphikBureau, Kronsgaard

4. Richtig oder falsch?

Blutzuckermessung

	Richtig	Falsch
1. Durch Auspressen der Punktionsstelle bei einer Blutzuckerbestimmung steigt die Wahrscheinlichkeit eines falsch-erhöht angezeigten Blutzuckerspiegels.	☐	☐
2. Noch vorhandenes Desinfektionsmittel hat keinen Einfluss auf die Messung des Blutzuckerspiegels.	☐	☐
3. Der erste Tropfen sollte bei der Messung abgewischt werden, um das Messergebnis zu verbessern.	☐	☐

5. Beschreiben Sie die Durchführung einer auskultatorischen Blutdruckmessung.

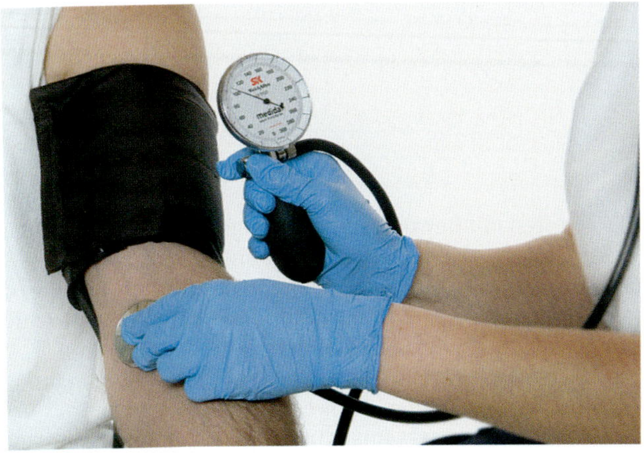

© GraphikBureau, Kronsgaard

6. Ihr Patient verfügt über einen Blutdruck von 90/40 mmHg. Ermitteln Sie den mittleren arteriellen Druck (MAP/MAD) und geben Sie Ihren Rechenweg an.

7. Diskutieren Sie, inwieweit es sinnvoll ist, bei einem Patienten mit einem stumpfen Bauchtrauma noch am Einsatzort ein EKG abzuleiten.

18

Atemwegsmanagement

1. Nennen Sie 6 Hinweise auf ein A-Problem.

1.	4.
2.	5.
3.	6.

2. Welche Maßnahme ist während eines Bolusgeschehens mit ineffektivem Husten und noch ansprechbarem Patienten zunächst indiziert?

- ☐ Rückenschläge
- ☐ Oberbauchkompressionen
- ☐ Koniotomie
- ☐ Aufforderung zum verstärkten Husten
- ☐ Beginn einer CPR

3. Korrigieren Sie die 5 Fehler im Text

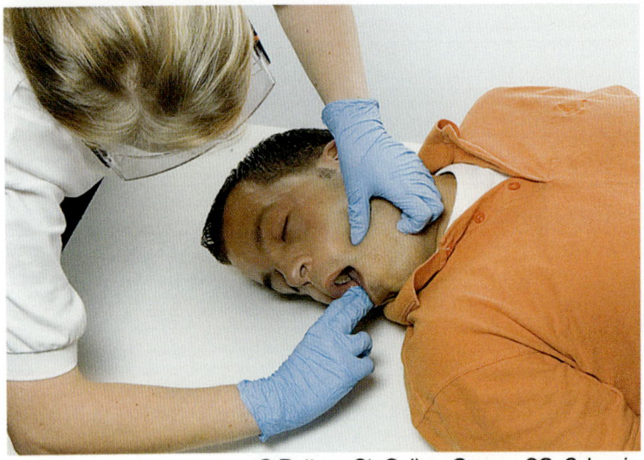

© Rettung St. Gallen, Gossau SG, Schweiz

Bei Patienten mit Bewusstseinsstörungen stellt der Ausfall der Beißreflexe eine besondere Bedrohung dar. So sorgt zum Beispiel der Schluckreflex regelhaft dafür, dass keine Fremdkörper in die Atemwege eindringen können, während der Lidschlussreflex dazu beitragen kann, dass bereits eingedrungene Fremdkörper wieder aus den Gehörgängen befördert werden können. Grundsätzlich gilt, dass mit zunehmender Bewusstseinsstörung mit einer Zunahme der Schutzreflexe zu rechnen ist. Mögliche Konsequenzen hieraus können Exazerbationen mit nachfolgenden Entzündungen der Atemwege sein.

4. Ergänzen Sie die Tabelle.

Hinweis: Es genügen orientierende Angaben.

System zur Sauerstoffapplikation	Max. FiO_2 in %
Beatmungsmaske mit Demand-Ventil	
Sauerstoffmaske mit Reservoirbeutel	
Einfache Sauerstoffmaske	
Nasenbrille	
Raumluft	

5. Beschriften Sie die Abbildung.

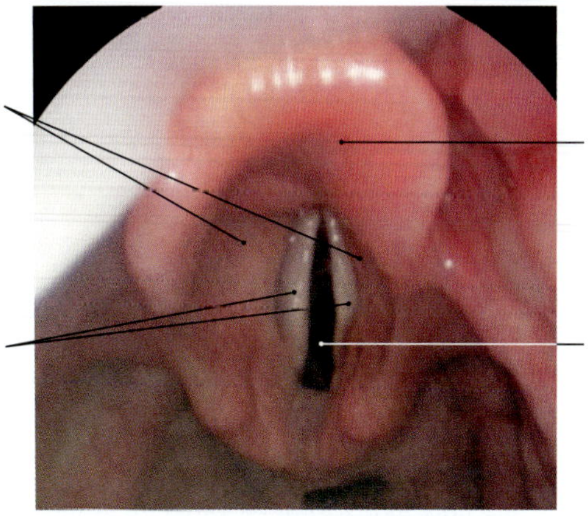

© R. Larsen, Homburg in: Larsen: Anästhesie

6. Nennen Sie 10 Materialien, die vor einer Intubation gerichtet werden müssen.

1.	6.
2.	7.
3.	8.
4.	9.
5.	10.

7. Planen Sie Ihr Vorgehen.

Sie entschließen sich, nachdem eine Beutel-Masken-Beatmung nicht möglich ist und ein Larynxtubus nicht etabliert werden kann, bei einer jungen reanimationspflichtigen Patientin zur endotrachealen Intubation. Sie können die Stimmritze gut einstellen und wollen gerade den Tubus platzieren, als sie sehen, dass sich Erbrochenes im Rachen sammelt.

8. Erläutern Sie die Vor- und Nachteile der Videolaryngoskopie.

Aufgaben

19

Maschinelle Beatmung

1. Erläutern Sie den Begriff „Compliance" in Bezug auf die menschliche Atmung.

2. Nennen Sie 6 grundsätzliche Mechanismen, die eine akute oder chronische Ateminsuffizienz bedingen können.

1.	4.
2.	5.
3.	6.

3. Richtig oder falsch.

	Richtig	Falsch
1. Bei der Volumendehnbarkeit handelt es sich um eine statische Größe, die lediglich pathologisch verändert ist.	☐	☐
2. Umso größer die Compliance der Lunge ist, desto leichter lässt sie sich beatmen.	☐	☐
3. Die Resistance beschreibt den Strömungswiderstand, der bei der Atmung bzw. Beatmung überwunden werden muss.	☐	☐
4. Bei einer Halbierung des Durchmessers einer Röhre, nimmt der Widerstand auf das 24-Fache zu.	☐	☐
5. In den Atemwegen des Menschen treten sowohl laminare als auch turbulente Strömungen auf.	☐	☐

4. Beschriften Sie die Abbildung.

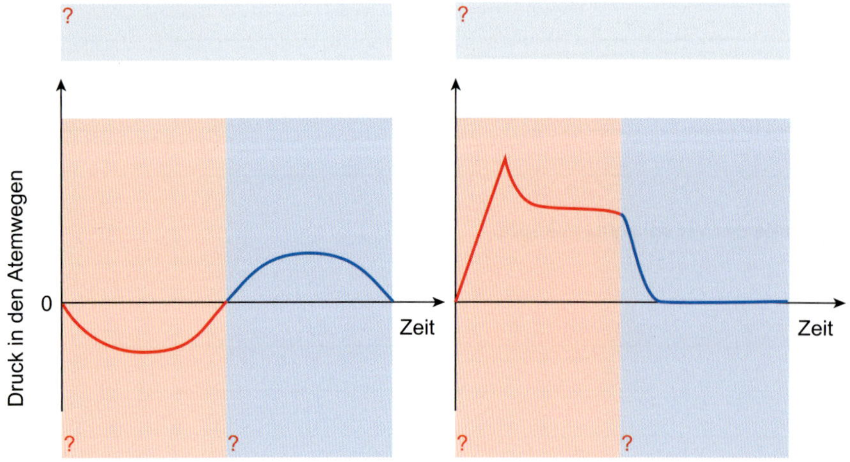

5. Erläutern Sie die nachstehenden Begriffe.

NIV

Invasive Beatmung

6. Wie lang wäre die Inspirationsphase, wenn Sie einen Patienten mit einer Beatmungsfrequenz von 14/min und einem Atemzeitverhältnis von 1:3 (I:E) beatmen wollen? Geben Sie auch Ihren Rechenweg an.

7. Beschriften Sie die Abbildung.

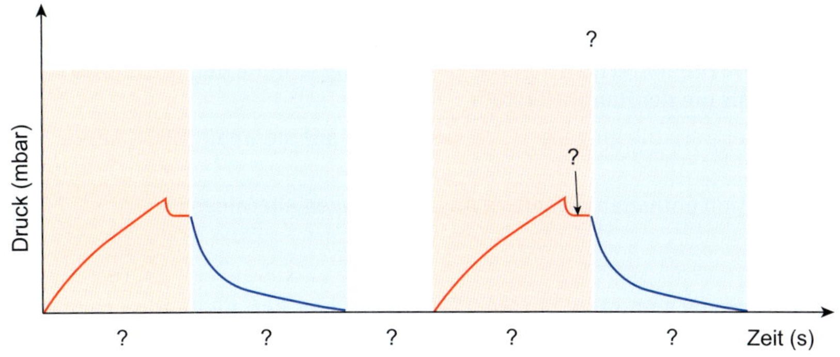

© Drägerwerk AG & Co. KGaA, Lübeck/H. Hübner, Berlin

8. Entscheiden Sie anhand relevanter Indikationen und Kontraindikationen, ob eine NIV-Therapie für den Patienten geeignet sein könnte.

Sie treffen in einem Einfamilienhaus auf einen Patienten mit Atemnot. Auf Nachfrage gibt er an, dass er unter einer „chronischen Bronchitis" leide. Es ist eine deutlich verstärkte Atemarbeit zu erkennen. Die Sauerstoffsättigung beträgt unter hochdosierter Sauerstoffgabe lediglich 80 %.

20 Medikamentöse Therapie

1. Nennen Sie die 8 Bestandteile der sogenannten „8-R-Regel".

1.	5.
2.	6.
3.	7.
4.	8.

2. Nennen und erläutern Sie 3 verschiedene Wirkweisen von Pharmaka (Pharmakodynamik).

1.

2.

3.

3. Richtig oder falsch?

	Richtig	Falsch
1. In der Pharmakologie versteht man unter dem Begriff Indikation den Grund für den Einsatz eines Arzneimittels.	☐	☐
2. Als Nebenwirkungen bezeichnet man Wirkungen, die aus der Kombination mehrerer Arzneimittel resultieren.	☐	☐
3. Man unterscheidet absolute und relative Kontraindikationen, welche auch als Gegenanzeigen bezeichnet werden.	☐	☐
4. Hilfsstoffe steuern dem jeweiligen Arzneimittel manchmal eigene Wirkungsanteile bei. Diese sind jedoch von geringerer Bedeutung als die der Hauptwirkstoffe.	☐	☐
5. Generika werden vornehmlich in der Geriatrie eingesetzt, da sie speziell auf die Bedürfnisse älterer Patienten angepasst sind.	☐	☐
6. Packungsbeilage und Fachinformation enthalten dieselben Angaben, liegen allerdings in verschiedenen Formaten vor.	☐	☐

4. Beurteilen Sie, inwieweit es angemessen sein kann, ein Medikament in einer Notfallsituation trotz vorliegender relativer Kontraindikation zu verabreichen.

5. **Beschreiben Sie die korrekte Applikation eines Medikamentes über einen MAD.**

6. **Welche im Rettungsdienst verfügbaren Medikamente dürfen über einen intraossären Zugang verabreicht werden?**

- ☐ G40 %
- ☐ Amiodaron
- ☐ Adrenalin
- ☐ Metoprolol
- ☐ Urapidil
- ☐ Dimenhydrinat

7. **Nennen Sie 8 Nebenwirkungen, die bei einer Hemmung der Cyclooxygenase zu erwarten sind.**

1.	5.
2.	6.
3.	7.
4.	8.

8. **Erläutern Sie, warum Benzodiazepine zu den im Rettungsdienst eher häufig genutzten Substanzen zählen.**

9. **Mit welchen Nebenwirkungen sollten Sie bei der Gabe eines Parasympatholytikums rechnen? Nennen Sie 6 Beispiele.**

1.	4.
2.	5.
3.	6.

Analgesie im Rettungsdienst

1. Beschriften Sie die Abbildung.

Tipp: Es werden sowohl anatomische als auch funktionelle Begriffe gesucht.

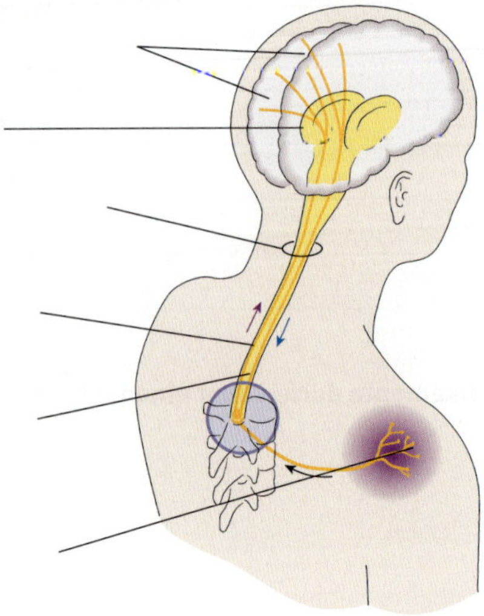

© Gerda Raichle, Ulm

2. Ergänzen Sie den Text.

viszeral – Tiefenschmerz – zwei – mechanische – Schutzfunktion – Gewebeschädigung – Oberflächenschmerz

In akuter Form übt der Schmerz eine sehr nützliche Warn- und ______________________ aus. Schmerz entsteht, wenn ______________________, thermische, chemische oder elektrische Reize eine gewisse Schwelle überschreiten und dadurch eine ______________________ hervorrufen. Schmerz lässt sich nach seinem Entstehungsort in somatisch und ______________________ unterscheiden. Der viszerale Schmerz geht von den Eingeweiden der großen Körperhöhlen aus. Ein Beispiel für viszerale Schmerzen wären Koliken. Beim somatischen Schmerz lassen sich ______________________ Qualitäten unterscheiden. Im Falle des sogenannten ______________________ wird die Schmerzempfindung in der Haut wahrgenommen, während beim ______________________ die Empfindung von Muskeln, Gelenken, Bindegewebe oder Knochen ausgeht.

3. Planen Sie Ihr Vorgehen?

Sie werden zu einem häuslichen Unfall gerufen. Der zweijährige Lukas ist über eine Türschwelle gestolpert und hat sich eine Verletzung des Arms zugezogen. Erläutern Sie, welche Maßnahmen Sie ergreifen können, um ihm die Schmerzen zu nehmen bzw. erträglicher zu machen.

4. Nachstehend ist die „Numerische Rating Skala (NRS)“ bzw. die „Numerische Analog Skala (NAS)“ abgebildet. Welcher Bereich der Skala hat dabei welche Bedeutung in Bezug auf die Therapie?

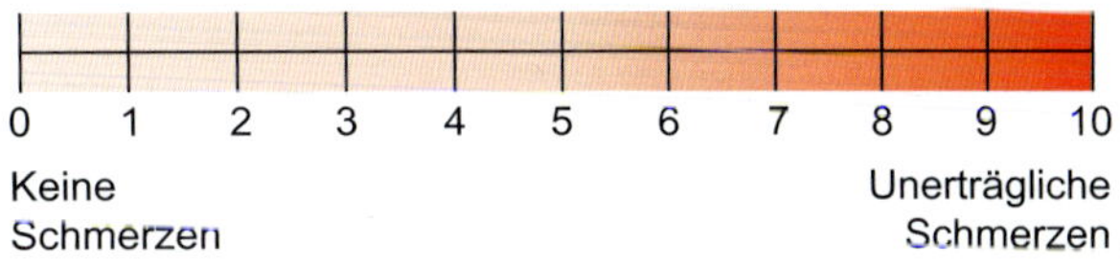

© H. Hübner, Berlin

5. Nennen Sie 4 weitere Beispiele für Schmerzskalen.

1.	3.
2.	4.

6. Ergänzen Sie die Tabelle.

Organsystem/Funktionsbereich	Auswirkungen von Schmerz
Herz-Kreislauf-System	
Atmungssystem	
Stoffwechsel	

7. Erläutern Sie, inwieweit Ketamin in das WHO-Stufenschema eingeordnet werden kann.

8. Entscheiden Sie, welches Analgetikum hier eingesetzt werden könnte.

Herr Müller, ein 45-jähriger Notfallpatient, klagt über stärkste Nierenkoliken. Er hat keine Vorerkrankungen, nimmt außer Vitaminpräparaten für Raucher keine Medikamente und leidet nicht unter Allergien. Die Symptome kennt er bereits aus der Vergangenheit.

Anästhesie im Rettungsdienst

1. Unterscheiden Sie die Begriffe.

Regionalanästhesie

Allgemeinanästhesie

---

2. Beschriften Sie die Abbildung.

Hinweis: Es werden die Komponenten einer Narkose gesucht.

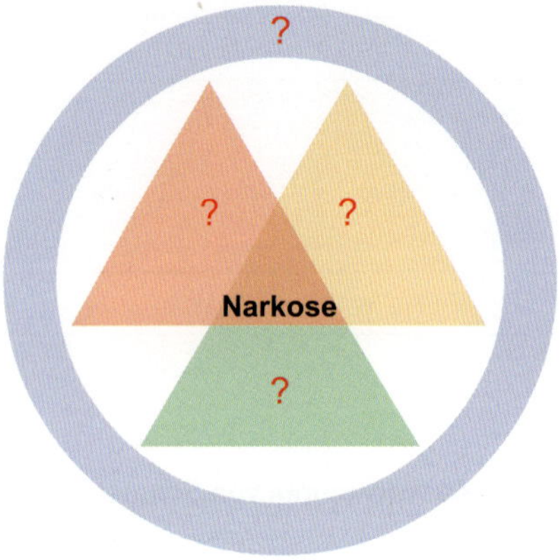

© H. A. Adams, A. Flemming: Analgesie, Sedierung und Anästhesie in der Notfallmedizin, Anästhesiologie & Intensivmedizin 2015; 56: 75–90/
Deutsche Gesellschaft für Anästhesiologie und Intensivmedizin (DGAI), Nürnberg

3. Nennen Sie 6 Elemente der Narkoseüberwachung.

1.	4.
2.	5.
3.	6.

4. Begründen Sie die Entscheidung.

Sie werden zu einem Verkehrsunfall gerufen. Frau Aydin, eine 47-jährige Radfahrerin, wurde seitlich von einem PKW erfasst. Bei Eintreffen ist sie somnolent und hypoton. Die Untersuchungen legen den Verdacht auf ein vorliegendes Thoraxtrauma in Kombination mit einem Beckentrauma nahe. Die Notärztin entscheidet sich vor Ort zur Narkoseeinleitung. Dabei wählt sie eine Kombination aus Rocuronium, Midazolam und Esketamin.

5. Definieren Sie den Begriff „RSI" in Bezug auf die Notfallnarkose.

6. Nennen Sie 6 Indikationen für eine Notfallnarkose im Rettungsdienst.

1.	4.
2.	5.
3.	6.

7. Beschreiben Sie die Vorbereitung einer Notfallnarkose.

8. Beschriften Sie die Abbildung und zeichnen Sie ein, in welche Richtungen Sie die Struktur bewegen würden, wenn der Notarzt Sie im Rahmen eines Intubationsversuches zu einem BURP-Manöver auffordert. Unterscheiden Sie zudem BURP-Manöver und Sellick-Handgriff.

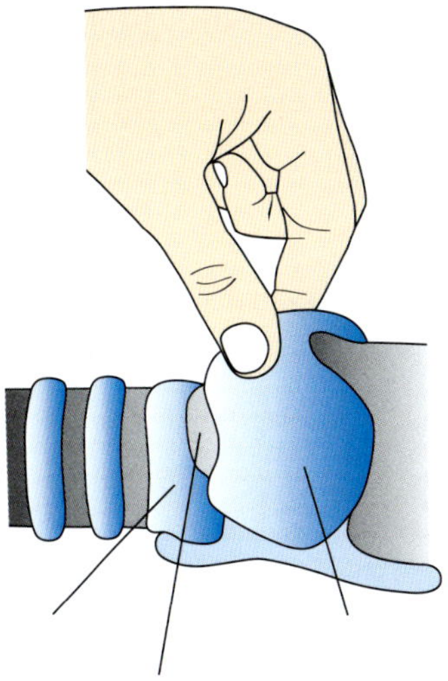

© H. Hübner, Berlin

1. Gesucht werden 10 mögliche Ursachen für einen Herz-Kreislaufstillstand.

K	F	U	E	J	J	N	E	L	E	K	T	R	I	Z	I	T	A	E	T
F	K	G	R	Y	G	F	Y	S	Y	K	L	L	Z	F	R	P	V	X	U
A	C	W	F	V	N	W	N	J	R	B	A	I	V	H	L	Y	H	F	V
T	S	G	R	U	E	A	B	G	K	V	E	N	H	T	S	I	J	J	W
E	C	Q	I	K	J	O	W	H	N	E	W	H	I	G	J	M	C	R	F
M	H	C	E	M	L	D	X	P	T	R	P	A	R	T	Q	H	U	D	T
W	O	T	R	N	T	U	E	I	N	G	E	L	N	T	Y	M	T	C	A
E	C	W	U	Q	M	J	V	Y	Q	I	B	A	S	I	J	A	B	L	E
G	K	B	N	J	K	A	Z	L	X	F	G	T	T	I	E	D	M	F	E
S	L	K	G	N	Y	H	Q	Q	U	T	I	I	A	J	R	J	P	K	W
V	S	T	E	R	F	I	L	V	V	U	O	O	M	S	E	U	Q	R	U
E	Q	X	N	M	F	L	Q	U	S	N	B	N	M	A	U	U	G	V	G
R	N	W	S	X	V	H	M	U	Z	G	S	S	S	Z	X	Q	G	Y	S
L	L	Y	M	O	U	G	D	T	M	E	W	T	C	P	W	N	J	K	G
E	S	H	V	T	P	D	X	Q	H	N	G	R	H	R	L	Z	V	T	K
G	V	K	S	T	D	C	X	K	K	G	F	A	A	T	P	B	Y	B	D
U	X	J	K	B	W	L	C	R	Q	I	B	U	E	U	A	Q	U	D	B
N	M	A	A	T	R	A	U	M	A	W	T	M	D	B	C	R	U	C	N
G	M	M	R	B	T	K	R	N	N	O	V	A	E	E	S	F	U	W	B
G	I	H	H	M	J	L	B	V	D	R	U	G	N	H	Y	N	C	P	A

2. Planen Sie Ihr Vorgehen.

Sie werden Zeuge einer Notfallsituation auf einem Bahnsteig. Ein älterer Mann scheint unter Brustschmerz zu leiden. Als Sie ihn ansprechen, sinkt er plötzlich in sich zusammen. Eine unmittelbar durchgeführte Atemkontrolle deutet auf das Bestehen einer Schnappatmung hin.

3. Was muss auch beim ALS durchgängig gewährleistet werden?

4. Benennen Sie die EKG-Bilder und entscheiden Sie, welche Rhythmen einer Defibrillation bedürfen.

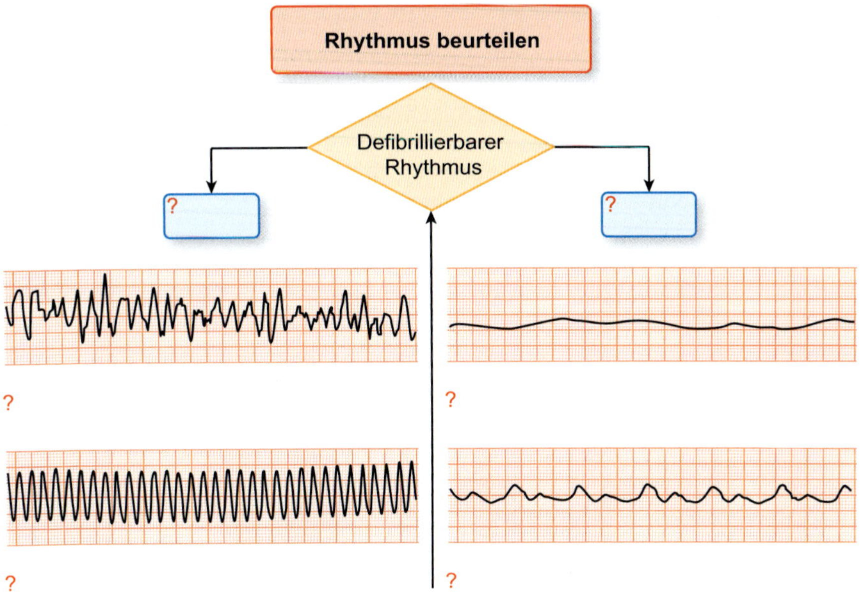

5. Erläutern Sie, welche Medikamente regelhaft bei einer Reanimation nach ERC eingesetzt werden. Geben Sie auch den angedachten Zeitpunkt der Medikamentengabe an.

6. Richtig oder falsch?

	Richtig	Falsch
1. Ergänzend zur Beutel-Masken-Ventilation kann in verschiedenen Notfallsituationen die Intubation mit einem endotrachealen Tubus erwogen werden.	☐	☐
2. Sobald eine Atemwegshilfe eingelegt ist, sollten die Kompressionen durchgängig erfolgen.	☐	☐
3. Die supraglottischen Atemwegshilfen stellen den Goldstandard der erweiterten Atemwegssicherung dar.	☐	☐
4. Die endotracheale Intubation bietet als einziges Verfahren einen kompletten Aspirationsschutz.	☐	☐
5. Die einschlägigen Fachgesellschaften empfehlen die Anwendung der endotrachealen Intubation nicht für den geübten Anwender.	☐	☐
6. Ein Abfallen des $etCO_2$ kann als Zeichen eines ROSC gedeutet werden, da nun weniger CO_2 im Organismus gebildet wird.	☐	☐

7. Nennen Sie 4 Instabilitätskriterien

1.	3.
2.	4.

8. Ergänzen Sie den Text.

Konsequenzen – Asystolie – Analgosedierung – Schrittmacherpads – Adrenalin – kardiologische – bradykarden – Atropin

Bei den ____________________ Arrhythmien ist besonderes Augenmerk auf die AV-Blockierungen zu legen. Diese können ohne pathologische Auswirkungen auftreten, aber auch mit schwersten ____________________, wie einer massiven Herzinsuffizienz oder einem Herz-Kreislaufstillstand einhergehen. Stabile Patienten sollten zügig in eine ____________________ Abteilung transportiert werden. Bei drohender ____________________ kann eine medikamentöse Therapie angedacht werden. Gängige Medikamente wären ____________________ und ____________________ in einer starken Verdünnung. Ratsam ist es in diesem Fall auch, die ____________________ auf die Patientenbrust zu kleben und eine ____________________ bereit zu halten.

9. Planen Sie Ihr Vorgehen.

Sie werden zu einem Patienten mit Brustschmerzen gerufen. Bei Ihrem Eintreffen ist der Patient bedingt ansprechbar. Atmung und Puls sind vorhanden. Das EKG zeigt Ihnen folgendes Bild:

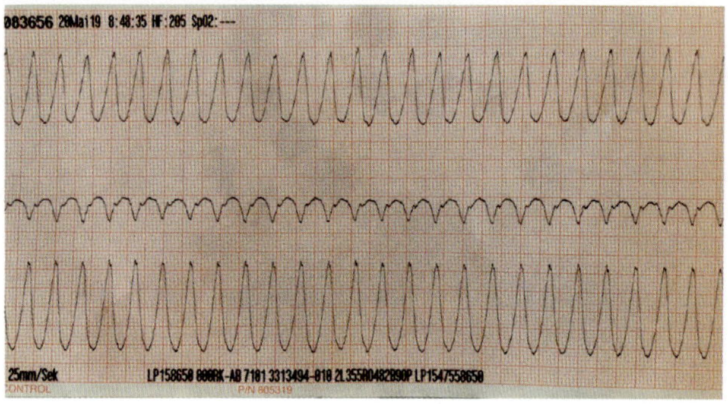

10. Wofür steht der Begriff „ROSC“?

11. Nennen Sie mindestens 6 Anzeichen dafür, dass ein ROSC eingetreten ist.

1.	4.
2.	5.
3.	6.

12. Richtig oder falsch?

	Richtig	Falsch
1. Nach dem Feststellen eines ROSC sollte umgehend eine Untersuchung nach dem ABCDE-Schema durchgeführt werden.	☐	☐
2. Bei „A“ wird die eingelegte Atemwegshilfe nochmals auf ihre Lage überprüft und ggf. fixiert.	☐	☐
3. Bei „B“ wird der Kapnografiewert erfasst. Dieser sollte bei 45–50 mmHg liegen, um oxidativen Stress zu vermeiden.	☐	☐
4. Bei „C“ erfolgen die Messung des Blutdrucks, die Ableitung eines 12-Kanal-EKG und die Durchführung eines Schellong-Tests.	☐	☐
5. Bei „D“ sollte der Bewusstseinszustand erfasst und nötigenfalls eine Sedierung durchgeführt werden.	☐	☐
6. „E“ umfasst das Temperaturmanagement. Die Körpertemperatur sollte zwischen 35 und 37 °C eingestellt werden.	☐	☐

13. Nennen Sie 2 Störungsbilder, bei denen eine Hypothermie hochproblematisch ist und erläutern Sie Ihre Angaben.

14. Bewerten Sie die Situation.

Sie haben einen Patienten nach einem Verkehrsunfall erfolgreich reanimiert. Allerdings ist der Kreislauf anhaltend instabil, sodass der Patient mehrfach wieder mit den Blutdruckwerten einbricht. Welche möglichen Störungen können hier zu Grunde liegen? Wie gehen Sie weiter vor?

24 Wundbeurteilung und Wundversorgung

1. Geben Sie in der Tabelle an, um welche Wundart es sich jeweils handelt.

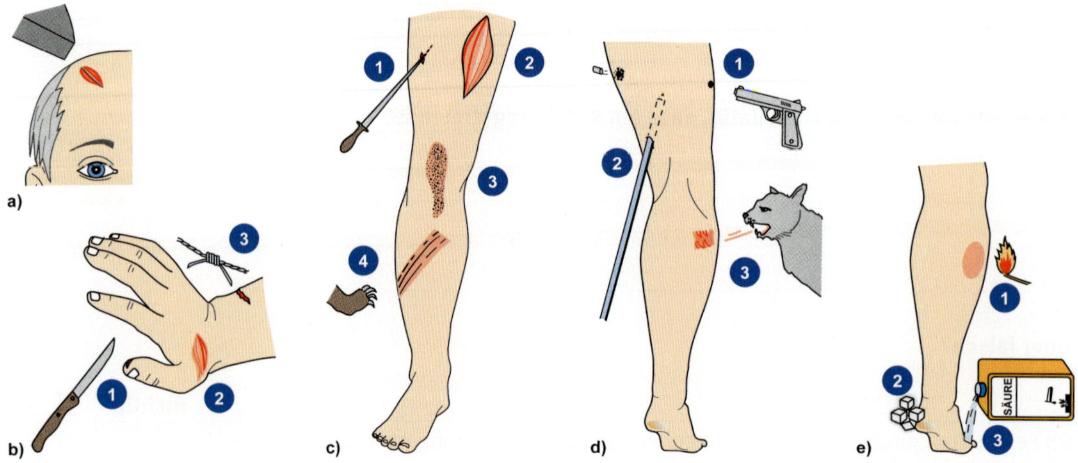

© H. Hübner, Berlin

a)		**c.4)**	
b.1)		**d.1)**	
b.3)		**d.2)**	
c.1)		**e.2)**	
c.2)		**e.3)**	

2. Nennen Sie 6 Kriterien, die bei der Beurteilung von Wunden zu beachten sind.

1.	4.
2.	5.
3.	6.

3. Planen Sie Ihr weiteres Vorgehen in Bezug auf die Wundversorgung.

Frau Simmental hat sich bei einem Grillunfall zweit- und drittgradige Verbrennungen zugezogen, welche den gesamten rechten Unterarm umfassen. Ihre Atmung ist beschleunigt, aber suffizient. Es bestehen keine Hinweise auf eine drohende Kreislaufbeeinträchtigung. Die Schmerzen (NRS 9) belasten sie sehr.

4. Beschriften Sie die Abbildung (Heilungsstadien und Hautschichten) und ordnen Sie zu, bei welcher Heilungsform es sich um eine „primäre" und bei welcher es sich um eine „sekundäre Wundheilung" handelt.

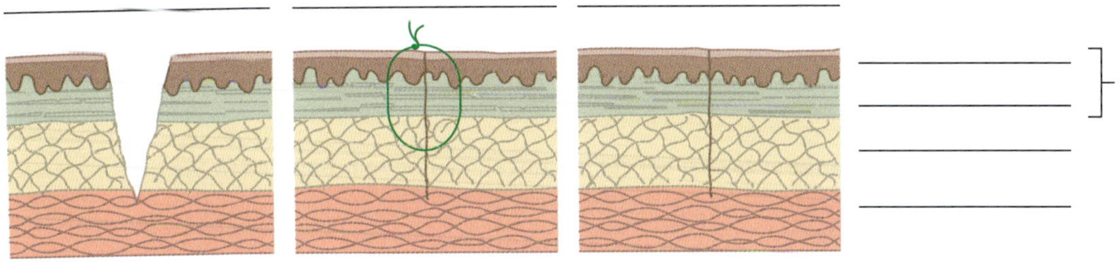

a Wundheilungsform: ____________________

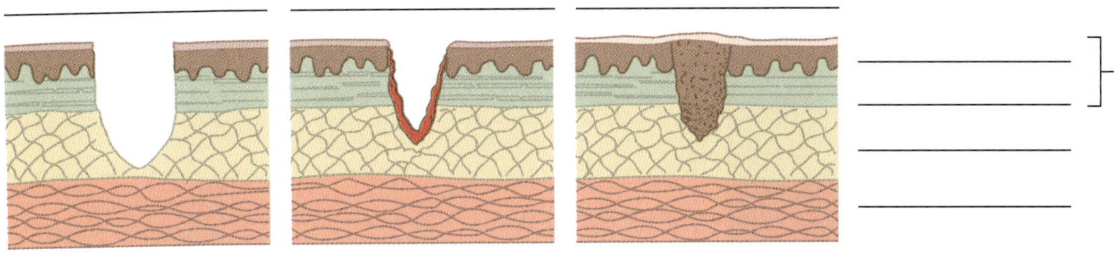

b Wundheilungsform: ____________________

5. Nennen Sie die 3 Elemente eines Wundverbandes.

1. ____________________
2. ____________________
3. ____________________

6. Nennen Sie 5 Aspekte der Wundversorgung, die nicht an der Einsatzstelle erfolgen dürfen.

1.	4.
2.	5.
3.	

7. Schildern Sie die Möglichkeiten, die Ihnen zur Versorgung der Wunde zur Verfügung stehen.

Herr Lauenberger ist in einer Tagespflegeeinrichtung gestürzt und hat sich eine Kopfplatzwunde zugezogen. Sie können daneben keine weiteren Verletzungen feststellen. Auch sind Bewusstsein, Atmung und Kreislauf nicht beeinträchtigt.

Lagerung und Transport

1. Wie erfolgt die Lagerung einer schwangeren Patientin zur Vorbeugung eines Vena-cava-Kompressionssyndroms?

- ☐ Rechtseitenlage
- ☐ Rückenlage
- ☐ Bauchlage
- ☐ Linksseitenlage
- ☐ Trendelenburglagerung
- ☐ Umgekehrte Trendelenburglagerung

2. Entscheiden Sie, um welche spezielle Lagerungsform es sich bei der dargestellten handelt. Begründen Sie Ihre Entscheidung.

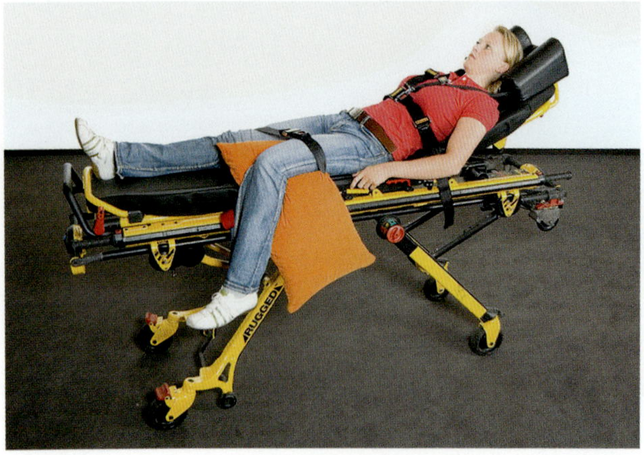

© GraphikBureau, Kronsgaard

3. Beschreiben Sie die Durchführung der Recovery-Position.

4. Planen Sie Ihr weiteres Vorgehen in Bezug auf Lagerung und Immobilisation des Patienten.

Sie erreichen einen Unfallort, bei dem ein 21-jähriger Motorradfahrer auf ein Stauende aufgefahren ist. Er liegt seitlich auf der mittleren Fahrbahn. Unfallzeugen kümmern sich um den bewusstlosen Patienten, der über Atmung und Puls verfügt. Bewegt wurde der Patient noch nicht. Der Verkehr ist zum Erliegen gekommen.

5. Unterscheiden Sie die Begriffe.

Primäreinsatz

____

____

Sekundäreinsatz

____

____

6. Korrigieren Sie die Fehler im Text.

Unter einer Entlassungsfahrt versteht man den Transport eines Patienten zu einer klinischen Weiterbehandlung, die von einem Heilpraktiker verordnet wurde, der zuvor mit der Behandlung des Patienten betraut war. Entsprechend sind für den Notfalltransport und die aufnehmende Klinik meist schon Unterlagen vorbereitet, die dem Personal des Krankentransports übergeben werden. Dazu gehören der Personenbeförderungsschein, mit dem die Transportleistung später abgerechnet werden kann, sowie die Klinikeinweisung und weitere Befunde, wie EKG, Labor oder aktuelle Arztbriefe. Bis zum Eintreffen des NEF ist der einweisende Arzt meist nicht mehr vor Ort. Erfolgt die Einweisung aus der Praxis heraus, kann noch eine kurze Übergabe des Patienten durchgeführt werden. Je nach Krankheitsbild wird der Patient stehend oder sitzend im Tragestuhl transportiert.

7. Richtig oder falsch?

	Richtig	Falsch
1. Load and Go zielt darauf ab, den Patienten bei mangelnder Versorgungsmöglichkeit vor Ort und dringender Interventionsnotwendigkeit schnell zu transportieren.	☐	☐
2. Load, Go and Treat zielt darauf ab, erst mit dem Transport zu beginnen, wenn alle Interventionen, die vor Ort getätigt werden können, durchgeführt worden sind.	☐	☐
3. Stay and Play bedeutet, dass lediglich eine ambulante Behandlung, z.B. die Senkung eines erhöhten Blutdrucks, erfolgt.	☐	☐
4. Beim Notfallpatienten erfolgt vorab, wenn möglich, eine telefonische Voranmeldung in der Klinik, um eine reibungslose Weiterbehandlung zu ermöglichen.	☐	☐

8. Sie transportieren einen Patienten aus einer Arztpraxis wegen starkem Nasenbluten in ein Krankenhaus. Diskutieren Sie, inwieweit die gezeigte Lagerung Ihnen angemessen für den Transport erscheint.

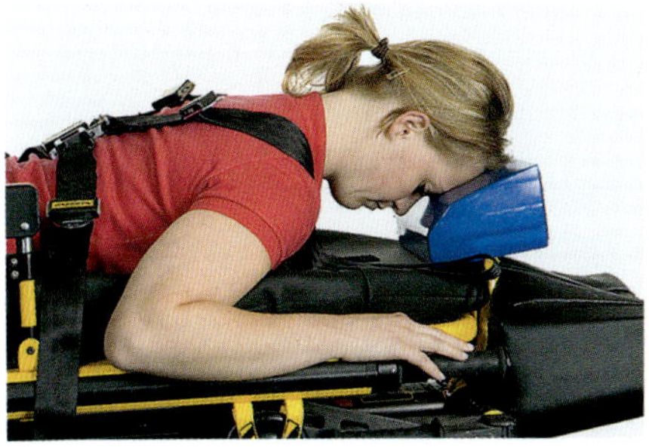

© GraphikBureau, Kronsgaard

____

____

____

____

____

____

____

____

____

Medizinische Grundlagen

1. Nennen und beschreiben Sie die 4 Schnittebenen, in denen der menschliche Körper betrachtet werden kann.

1. __________
2. __________
3. __________
4. __________

2. Definieren Sie den Begriff „Syndrom".

____

3. Ordnen Sie die Begriffe zu.

Multiple Sklerose	Ileus
Intrazerebrale Blutung	Lungenembolie
Leberzirrhose	Lungenfibrose
Essentielle Hypertonie	Uterusatonie

Akut	Chronisch

4. Erklären Sie den Begriff Ätiologie und schlussfolgern Sie, welche Ätiologie in diesem Falle vorliegen könnte.

Ätiologie:

____

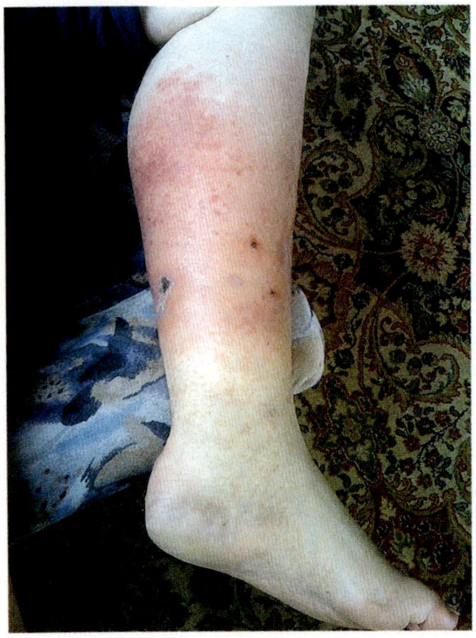

© J. Luxem, Aschaffenburg

5. Fill in the missing words.

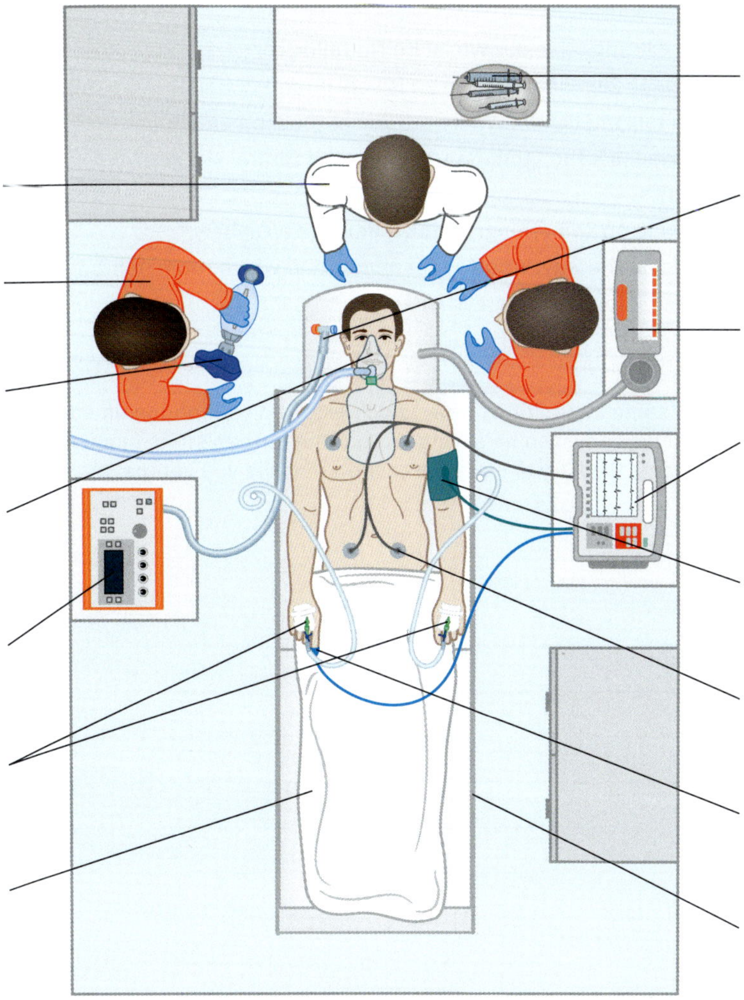

6. What is the team doing?

7. Read the dialogue.

The emergency call	
Leitstellendisponent	„Feuerwehr und Rettungsdienst – Wo ist Ihr Notfallort?“
Anrufer	„Hello, do you speak English? My German is very poor.“
Leitstellendisponent	„Yes, Sir. We can talk in English. Where are you at the moment?“
Anrufer	„We are in our Hotel. It's the 'Ambassador' near the central station.“
Leitstellendisponent	„What happened?“
Anrufer	„My child is choking on something. I think it must be a cashew.“
Leitstellendisponent	„An ambulance is on the way. What's your name? And which room number do you have?
Anrufer	„My name is Peter Salomon. We are in room 515.“
Leitstellendisponent	„How old is your son?“
Anrufer	„He is 16 months old.“
Leitstellendisponent	„Ok, I'll give you some instructions what to do next. Turn your phone on speaker. Pick up your son and turn him face down so he's lying on your thigh. Then strike him five times between the shoulder blades. We'll try to force the cashew out. Did you get that?“

8. Summarize the dialogue's content in German.

9. Solve the crossword puzzle.

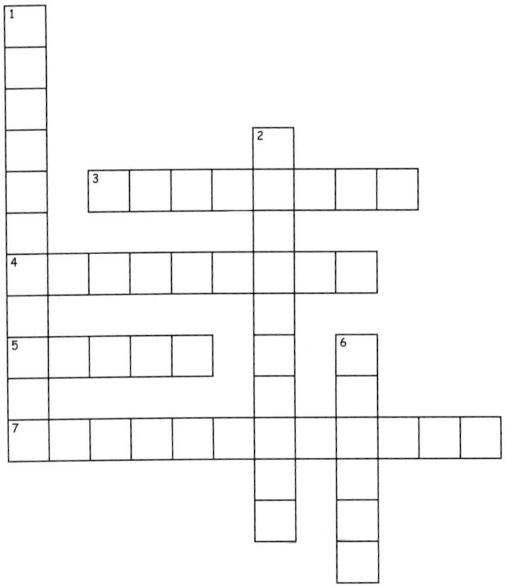

Across:
3. Feeling inclined to vomit
4. A damaging immune response by the body to which it has become hypersensitive
5. Having a sensation of spinning around and losing one's balance ("Feeling ...")
7. A condition of severely deficient supply of oxygen to the body

Down:
1. A high heart rate
2. Do you take any ...?
6. A bronchial disease

10. Translate the words.

Emergency bag checklist	
occlusive dressings	
sterile 10 x 10's	
adhesive tape	
sterile eye pads	
triangular bandages	
sterile burn sheets	
sterile gauze rolls	
abdominal pads	
diagnostic pen light	
gloves	

11. Describe what the paramedic is doing in English.

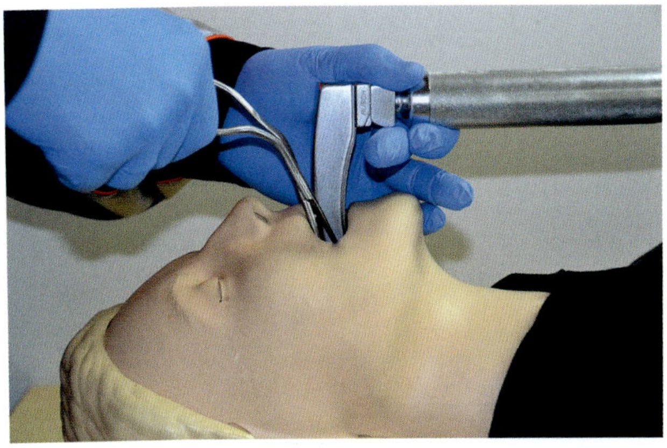

© H. Kampen-Wilczek

12. True or false?

Mixed claims	True	False
1. Pulse pressure is the difference between the systolic and the diastolic pressures. It is normally approximately 75 mmHg.	☐	☐
2. The respiratory drive is controlled by the autonomic nervous system, which is in charge of involuntary actions of the body.	☐	☐
3. Every patient that presents with an acute neurologic deficit could suffer from a stroke.	☐	☐
4. Metabolic encephalopathy is a brain pathology with associated neuron damage caused by infections.	☐	☐

Kardiozirkulatorische Notfälle

1. Nennen Sie 6 mögliche Störungen des Herz-Kreislaufsystems.

1.	4.
2.	5.
3.	6.

2. Beschriften Sie die Abbildung und tragen Sie ein, um welches Krankheitsbild es sich handelt.

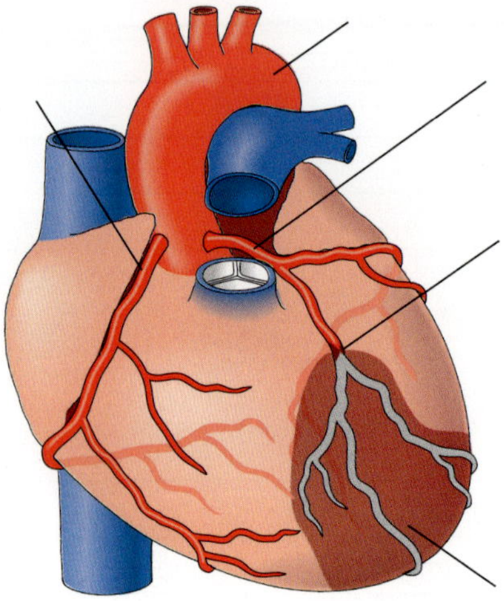

Krankheitsbild: ______________________

3. Unterscheiden Sie die Begriffe.

STEMI

____

____

NSTEMI

____

____

Instabile AP

____

____

4. Sie werden zu Frau Seybert, einer 76-jährigen Patientin mit Brustschmerz gerufen. Sie hat offensichtliche Symptome eines ACS. Nennen Sie die maximale Zeit, die Sie nun für die leitliniengerechte Stellung der Diagnose zur Verfügung haben.

____

____

____

____

5. Nennen Sie die 2 möglichen letalen Folgen eines Myokardinfarktes und erläutern Sie diese.

1. ______________________________

____

____

2. ______________________________

____

____

6. Ergänzen Sie den Text.

Erkennen – zentral – Subjektive – bedrohlich – Palpitationen – peripher – Puls – 12

Das ______________ bestimmter Herzrhythmusstörungen ist in der Notfalldiagnostik von herausragender Bedeutung. Hierzu ist immer die Auswertung eines EKGs mit mindestens ______________ Ableitungen notwendig. Weder das Pulsoxymeter noch das EKG können für sich alleine eine sichere Aussage zum ______________ machen. Dieser sollte immer zunächst ______________ und, wenn dort nicht tastbar, auch ______________ getastet werden, wobei hierbei bei bewusstseinsklaren Patienten grundsätzlich das Einverständnis einzuholen ist. Bei allen Herzrhythmusstörungen ist abzuklären, ob die Rhythmusstörung symptomatisch bzw. vital ______________ ist, da dies das weitere Vorgehen wesentlich beeinflusst. ______________ Wahrnehmungen von „Herzstolpern“ oder „Herzklopfen“ werden als ______________ bezeichnet. Ihre Ursachen können harmlos (z. B. SVES), aber auch gefährlich sein (z. B. VT).

7. Ergänzen Sie die Tabelle.

Herzinsuffizienzstadien

Stufe	Beschreibung
NYHA I	
NYHA II	
NYHA III	
NYHA IV	

8. Benennen und erläutern Sie die abgebildete Lagerung.

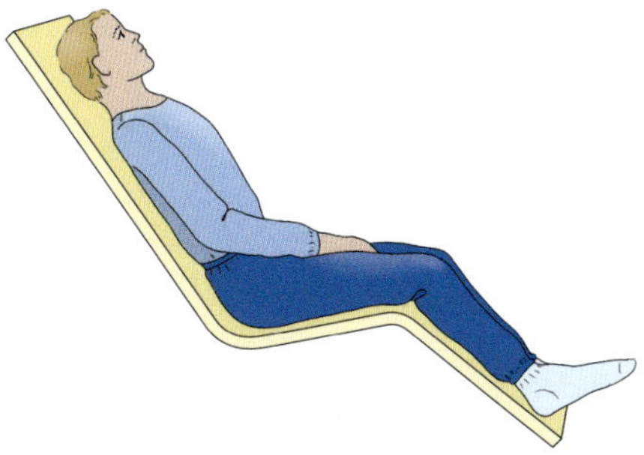

____

____

____

____

____

____

____

____

28 Respiratorische Notfälle

1. Ergänzen Sie den Text.

Partialinsuffizienz – Ausatemluft – Sauerstoff – Kohlendioxidabgabe – Insuffizienz – Ventilationsstörungen

Durch die Atmung wird ______________________ aus der Einatemluft ins Blut aufgenommen und Kohlendioxid an die ______________________ abgegeben. Bei einer signifikanten Störung dieses Prozesses spricht man von einer respiratorischen ______________________. Ist nur die Sauerstoffaufnahme gestört, so spricht man von einer respiratorischen ______________________. Sind sowohl Sauerstoffaufnahme als auch ______________________ behindert, nennt man dies eine respiratorische Globalinsuffizienz. Die Ursachen können Regulationsstörungen, Diffusionsstörungen, ______________________ oder Perfusionsstörungen sein.

2. Nennen Sie zu jeder Ursache je ein Beispiel.

Ursachen von respiratorischen Störungen	
Regulationsstörungen	
Diffusionsstörung	
Ventilationsstörung	
Perfusionsstörung	

3. Unterscheiden Sie die Begriffe.

Zentrale Zyanose

____

____

Periphere Zyanose

____

____

4. Ordnen Sie das richtige Atemmuster zu.

Bezeichnung	Atemmuster
	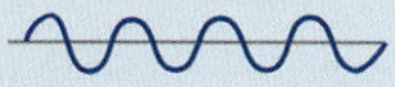
	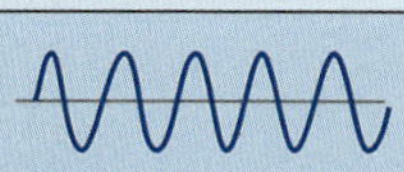
	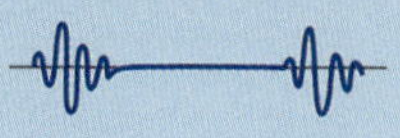
	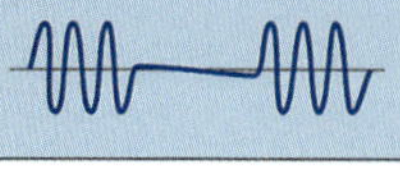

5. Ergänzen Sie die Tabelle.

Unterschiede zwischen COPD (links) und Asthma bronchiale (rechts)

	meist > 40 J.	meist Kindheit/Jugend
Rauchen als Risikofaktor		untergeordnete Rolle
Auftreten der Dyspnoe	belastungsabhängig	
Allergie	selten	
	nicht vollständig reversibel	vollständig reversibel

6. Erläutern Sie die Entstehung eines Lungenemphysems.

7. Ergänzen Sie den Text.

Sauerstoffangebot – Nasenbrille – Reservoir – Bewusstseinsstörungen – Medikamente – Sauerstoffgabe – Hyperkapnie – exazerbierten – höhergradigen

Die Therapie der akut ______________ COPD ist vielschichtig. Zunächst sollte versucht werden, das ______________ an den Organismus zu erhöhen. Dies geschieht mit der Gabe von Sauerstoff über eine ______________, eine Inhalationsmaske oder eine Sauerstoffmaske mit ______________.

Die ______________ sollte so hoch wie nötig, aber so zurückhaltend, wie möglich erfolgen. Bei Patienten mit ______________ COPD-Formen, sollte der SpO_2-Wert in einem Bereich zwischen 88 % und 92 % eingestellt werden, um eine ______________ zu vermeiden. Sollte dies nicht ausreichen, muss der Flow allerdings höher eingestellt werden. Nun ist dringend auf etwaige ______________ zu achten. Neben der Sauerstofftherapie kommen noch verschiedene ______________ zum Einsatz.

8. Sie wollen eine High-Flow-CPAP-Behandlung durchführen. Beschreiben Sie Ihr Vorgehen.

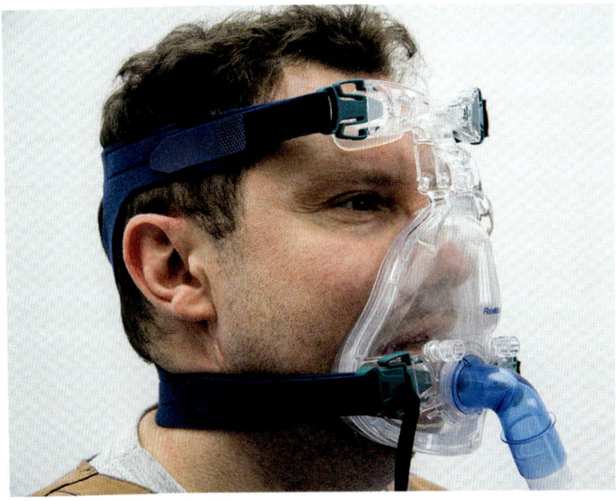

Akutes Abdomen und gastrointestinale Notfälle

1. Nennen Sie 6 mögliche Ursachen eines akuten Abdomens.

1.	4.
2.	5.
3.	6.

2. Beschriften Sie die Abbildung.

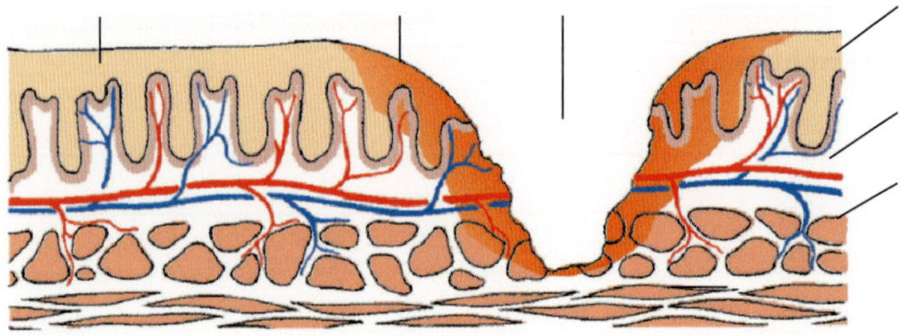

3. Richtig oder falsch?

	Richtig	Falsch
1. Patienten mit akutem Abdomen sollten flach gelagert werden, um den Schmerzen entgegenzuwirken.	☐	☐
2. Die Anlage einer Magensonde sollte präklinisch insbesondere bei oberen GI-Blutungen erfolgen, um einen Überblick über die verlorene Blutmenge zu erhalten.	☐	☐
3. Bei Vorliegen gastrointestinaler Blutungen ist eine permissive Hypertension anzustreben.	☐	☐
4. MCP ist beim mechanischen Ileus kontraindiziert. Es sollte daher ein anderes Antiemetikum verwendet werden	☐	☐
5. Pethidin kann bei Koliken eingesetzt werden, wenn die Schmerzen durch Metamizol nicht beherrschbar sind.	☐	☐

4. Planen Sie Ihr Vorgehen.

Sie werden zu einem Notfalleinsatz gerufen. Frau Aisem erwartet Sie bereits an der Tür. Ihr Mann leide seit Jahren an Alkoholismus und blute nun aus dem Mund. Sie stellen bei Herrn Aisem eine milde Blutung bei der Inspektion des Mund-Rachenraumes fest, deren Ursprung Sie nicht genau ergründen können.

5. Ergänzen Sie den Text.

Bauchschmerzen – Erkrankungsdauer – Perforation – gynäkologischen – Krankenhaus – symptomatisch – Peritonitis – häufigsten

Die Appendizitis ist einer der ______________________ Gründe für ein akutes Abdomen. Typisch für sie sind ______________________ mit dem Fokus auf den rechten Unterbauch. Dabei kann der Schmerz jedoch auch an anderer Stelle beginnen und mit zunehmender ______________________ in den rechten Unterbauch wandern. Die größte Gefahr der Appendizitis ist die ______________________ aus der sich eine ______________________ entwickeln kann. Die Therapie erfolgt ______________________. Ziel ist eine schnelle chirurgische Versorgung in einem geeigneten ______________________. Daneben ist die Abgrenzung zu anderen Erkrankungen, insbesondere ______________________ Störungsbildern, von großer Bedeutung.

6. Beschriften Sie die Abbildung.

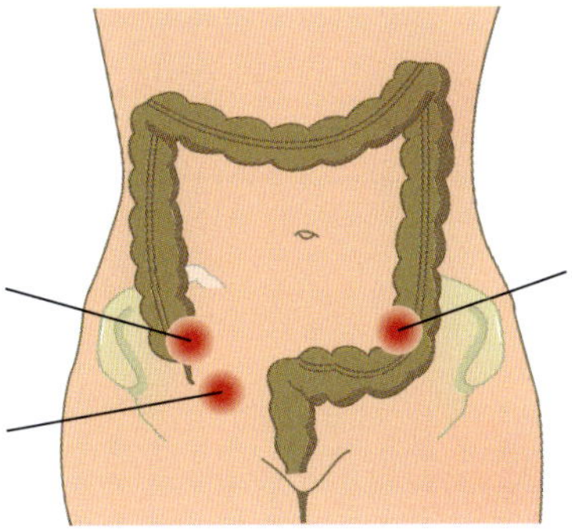

© M. Kosthorst, Borken

7. Planen Sie Ihr Vorgehen.

Frau Arnold klagt über reißende Schmerzen, die sich diffus über den Bauch ausbreiten und in den Rücken ziehen. Ihre Atmung ist beschleunigt, aber suffizient. Sie ist tachykard und hypoton. Die Schmerzen hätten plötzlich eingesetzt. Vorerkrankungen habe sie, bis auf gelegentliche Rückenschmerzen, keine. Auch Allergien lägen nicht vor. Sie stellen bei der Untersuchung stark abgeschwächte Leistenpulse fest.

____

____

____

____

____

____

8. Erläutern Sie das Krankheitsbild der Divertikulitis.

____

____

____

____

____

Endokrinologische Notfälle

1. Beschriften Sie die Abbildung

Hinweis: Gesucht werden die Spätkomplikationen eines Diabetes mellitus.

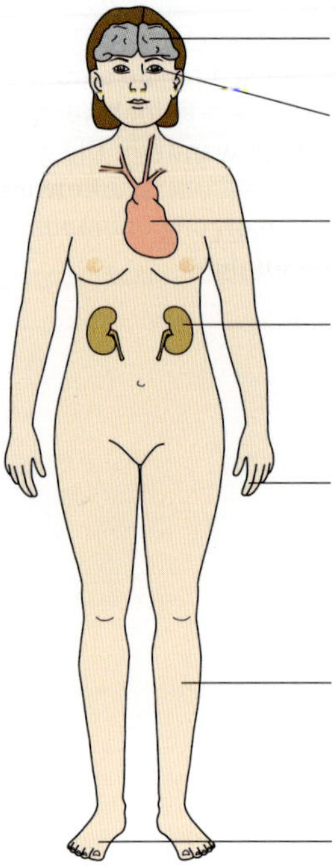

© H. Hübner, Berlin; G. Raichle, Ulm

2. Richtig oder falsch?

	Richtig	Falsch
1. Typisch für Typ-1-Diabetiker ist das hyperosmolare Koma, welches insbesondere durch eine vermehrte Harnausscheidung auffällt.	☐	☐
2. Beim ketoazidotischen Koma liegt der BZ häufig etwa zwischen 250 und 500 mg/dl.	☐	☐
3. Zudem entwickelt es sich über Stunden bis Tage und weist als typisches Merkmal eine sogenannte Kußmaul-Atmung auf.	☐	☐
4. Das hyperosmolare Koma wird auch als hyperkapnisches Koma bezeichnet.	☐	☐
5. Als gemeinsame Symptome weisen die beiden Komaformen unter anderem trockene Schleimhäute und Tachykardien auf.	☐	☐
6. Bei beiden Komaformen sollte präklinisch Altinsulin verabreicht werden.	☐	☐
7. Die aufnehmende Klinik sollte über ein Intensivbett verfügen.	☐	☐

3. Nennen Sie 8 mögliche Symptome einer Hypoglykämie.

1.	5.
2.	6.
3.	7.
4.	8.

4. Korrigieren Sie die Fehler im Text.

Insulin reguliert die Konzentration von Natrium und Kalium im Blut. Es wird bei Glukose- oder Volumenmangel im Körper vermehrt ausgeschüttet und führt zu einem Austausch von K^+- und H^+-Ionen gegen Wasserstoffionen am Glomerulum der Niere mit einer Rückresorption von Natrium und Chlorid. Den Ionen Na^+ und Cl^- fließt Wasser in den Körper nach und führt zu einer Normalisierung des Flüssigkeitshaushalts im Körper. Der Mangel an Mineralokortikoiden (Aldosteron) bewirkt eine Hypokaliämie, Hypernatriämie und einen erhöhten Reninspiegel als Folge der Hypervolämie. Der Patient gerät in eine Dehydratation.

5. Gesucht werden 8 Symptome einer thyreotoxischen Krise.

J	Y	H	D	P	F	A	N	Y	M	P	S	S	S	H	P
Y	T	J	O	F	Y	Q	N	N	K	O	M	A	M	W	T
T	I	Y	S	N	L	B	Q	F	P	M	C	A	H	U	N
B	D	T	A	C	H	Y	K	A	R	D	I	E	K	C	L
Y	Y	Y	E	D	E	L	I	R	I	U	M	J	F	Q	I
Z	N	P	M	L	K	P	G	E	Q	K	B	B	I	B	H
C	T	C	C	R	O	I	R	I	G	P	V	D	E	E	G
A	U	N	R	U	H	E	N	Z	D	X	D	I	B	X	J
Y	X	Q	E	F	F	A	F	F	J	B	Q	A	E	D	Z
H	D	B	X	T	D	W	W	N	M	T	B	R	R	B	Q
L	X	U	N	Y	Z	W	J	Q	I	H	P	R	K	P	F
S	U	E	B	E	L	K	E	I	T	M	F	H	O	I	J
P	K	W	M	H	G	T	R	Y	S	Z	R	O	N	Q	P
M	K	B	N	B	X	H	U	X	Y	Q	U	E	J	W	O
H	E	R	Z	I	N	S	U	F	F	I	Z	I	E	N	Z
B	M	D	E	E	F	J	S	W	B	Y	N	B	Q	X	U

6. Erläutern Sie das Krankheitsbild des „Morbus Addison".

7. Nennen Sie mindestens 4 mögliche Symptome einer Addisonkrise.

1.	3.
2.	4.

Traumatologische Notfälle

1. Geben Sie an, um welche Struktur es sich handelt und mit welchem Blutverlust gerechnet werden muss.

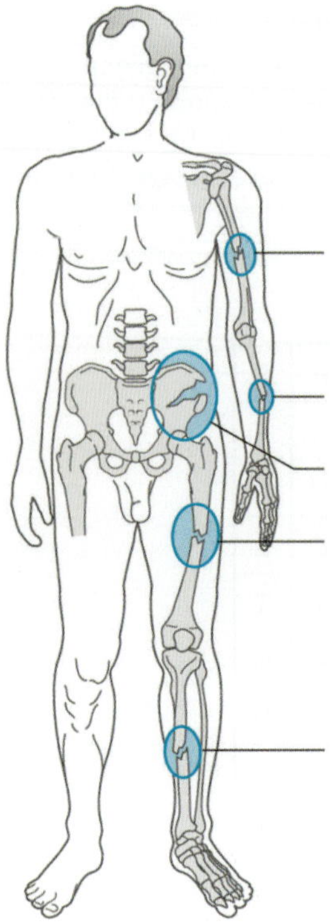

2. Nennen Sie 4 sichere Frakturzeichen.

1.	3.
2.	4.

3. Planen Sie Ihr Vorgehen.

Frau Seidel ist über eine Türschwelle gestürzt und hat nun Schmerzen im rechten Arm. Ihr Primary Assessment ergibt keine Lebensbedrohung. Sie stellen eine offene Fraktur des rechten Handgelenks fest. Frau Seidel hat eine Allergie gegen Soja, leidet unter Diabetes mellitus, der mit Insulin eingestellt ist und hat vor ungefähr einer Stunde die letzte Mahlzeit zu sich genommen.

4. Nennen Sie 4 mögliche Hirndruckzeichen.

1.	3.
2.	4.

5. Ergänzen Sie die Tabelle.

Das Schädel-Hirn-Trauma

	SHT Grad 1	SHT Grad 2	SHT Grad 3
Dauer der Bewusstlosigkeit			
GCS			

6. Unterscheiden Sie die Begriffe.

Epiduralhämatom

Subduralhämatom

Intrazerebrale Blutung

7. Überlegen Sie, ob eine Hyperventilation erfolgen sollte und wenn ja, wie diese ausgeführt werden muss.

Herr Kauzmann ist beim Segeln am Kopf verletzt worden. Er wird nach ca. 40 Minuten Bewusstlosigkeit von seiner Mannschaft an Land an Sie übergeben. Es imponieren deutliche Strecksynergismen. Unmittelbar nach dem Transfer in den RTW wird durch den Notarzt eine Narkose eingeleitet und ein Endotrachealtubus platziert.

Schock und Störungen des Flüssigkeitshaushaltes

1. Ergänzen Sie die Tabelle.

Oberbegriff	Schockform	Ursache	Möglicher Auslöser
Hypovolämisch			
	kardiogener Schock		
		myokardiales Pumpversagen extrakardialer Ursache	
			allergische Reaktion auf i.v.-Medikamente
		Mikrozirkulationsstörung durch Eröffnung arteriovenöser Shunts, gestörte Zellfunktion	
	neurogener Schock		

2. Ergänzen Sie den Text.

Verminderung – Förderleistung – Gesamtorganismus – intrakardial – kardiogenen – Sympathikus – Katecholaminausschüttung – kompensatorisch – Widerstand – extrakardial – Rhythmusstörungen – obstruktiver

Die Ursachen für einen ________________ Schock liegen intra- oder extrakardial. So kann er etwa durch ________________ (________________) oder eine Herzbeuteltamponade (________________) entstehen. In beiden Fällen ist die ________________ des Herzens so stark herabgesetzt, dass eine angemessene Durchblutung des ________________ nicht mehr gewährleistet werden kann. Durch diese ________________ des Herzzeitvolumens kommt es ________________ zu einer Aktivierung des ________________ mit ________________. Dies führt jedoch zu einer Verschlechterung der Situation, da sich damit der ________________, gegen den das Herz an arbeiten muss, erhöht. Liegt eine extrakardiale Ursache vor, wird dies heute eher als ________________ Schock bezeichnet.

3. Erläutern Sie den Begriff „Schockspirale".

____

____

____

____

____

4. Planen Sie ihr Vorgehen.

Sie erreichen als RTW eine Einsatzstelle, an die Sie von der Polizei nachgefordert wurden. Ihr Patient sitzt auf einer Bordsteinkante und gibt an, mehrfach mit einem Messer in den Bauch gestochen worden zu sein. Eine größere Wunde am rechten Unterarm wurde bereits durch die Polizei durch Abbinden versorgt. Ihr Patient ist tachypnoeisch und kaltschweißig.

____

____

____

____

____

____

____

____

5. Nennen Sie je 3 Ursachen für eine Dehydratation bzw. Hyperhydratation.

Störungen des Wasser-Elektrolyt-Haushaltes

Dehydratation	Hyperhydratation

6. Beschriften Sie die Abbildung.

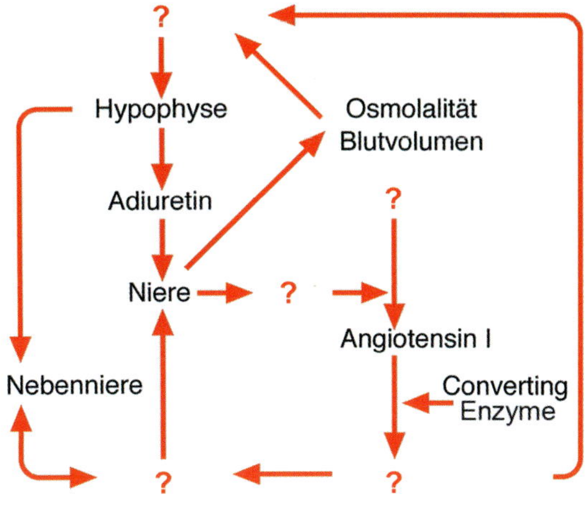

© R. Himmelhan, Heidelberg

7. Der regelhafte Blut-pH-Wert beträgt ...

☐ 7,12–7,35
☐ 7,35–7,45
☐ 7,45–7,55
☐ 7,49–7,56

8. Richtig oder falsch?

	Richtig	Falsch
1. Der septische Schock wird in zwei Phasen unterteilt.	☐	☐
2. Sie werden als hypertherme und als hypotherme Phase bezeichnet.	☐	☐
3. In der ersten Phase ist die Schocksymptomatik durch die klassischen Sepsis-Zeichen überdeckt.	☐	☐
4. In dieser Phase ist die Haut dementsprechend rosig, warm und feucht.	☐	☐
5. In der zweiten Phase steht die schwerwiegende Hypertonie durch eine Verminderung des Herzzeitvolumens im Vordergrund.	☐	☐
6. Die Prognose des septischen Schocks ist ausnehmend schlecht. Lediglich 20 % der Patienten überleben.	☐	☐

Neurologische Notfälle

1. Nennen Sie 6 mögliche Ursachen für Bewusstseinsstörungen.

1.	4.
2.	5.
3.	6.

2. Beschriften Sie die Abbildung.

Hinweis: Gesucht wird die Einteilung der Lähmungen.

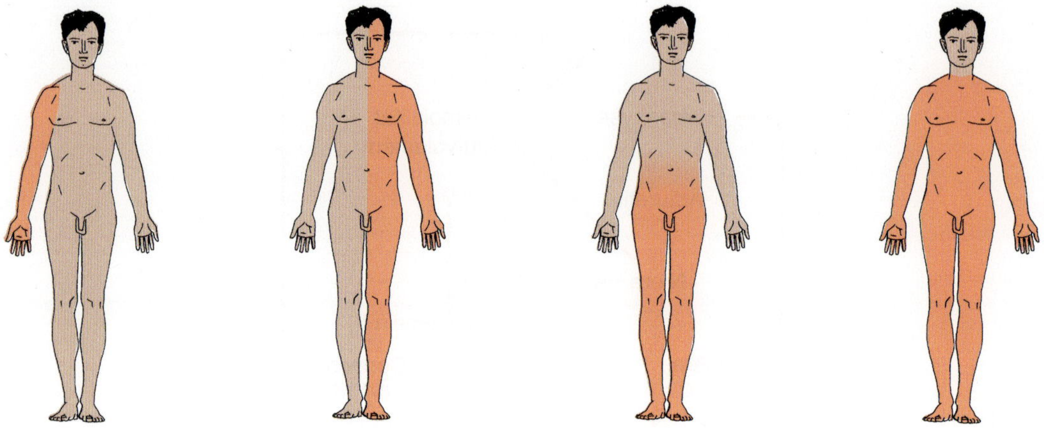

3. Ermitteln Sie den zerebralen Perfusionsdruck. Geben Sie auch Ihren Rechenweg an.

Ihr Team übergibt eine Patientin mit dem Verdacht auf eine intrazerebrale Blutung mit einem arteriellen Blutdruck von 90/60 mmHg im Schockraum. Die Bemühungen, den Blutdruck präklinisch anzuheben, waren – durch einen begleitenden Blutverlust – nicht erfolgreich. Sie erfahren später, dass die Patientin einen ICP von 25 mmHg aufwies.

4. Nennen Sie 6 mögliche Symptome einer Subarachniodalblutung.

1.	4.
2.	5.
3.	6.

5. Nennen und erläutern Sie die 3 häufigsten Mechanismen bei der Entstehung von Schlaganfällen.

1. ______________________

2. ______________________

3. ______________________

6. Beschriften Sie die Abbildung und erläutern Sie die Durchführung der dargestellten Untersuchungen.

Meningismuszeichen

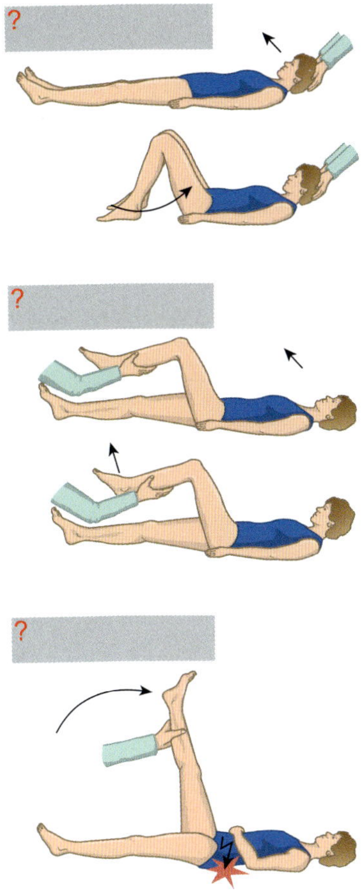

© S. Adler, Lübeck

Gynäkologische Notfälle und Geburtshilfe

1. Beschriften Sie die Abbildung.

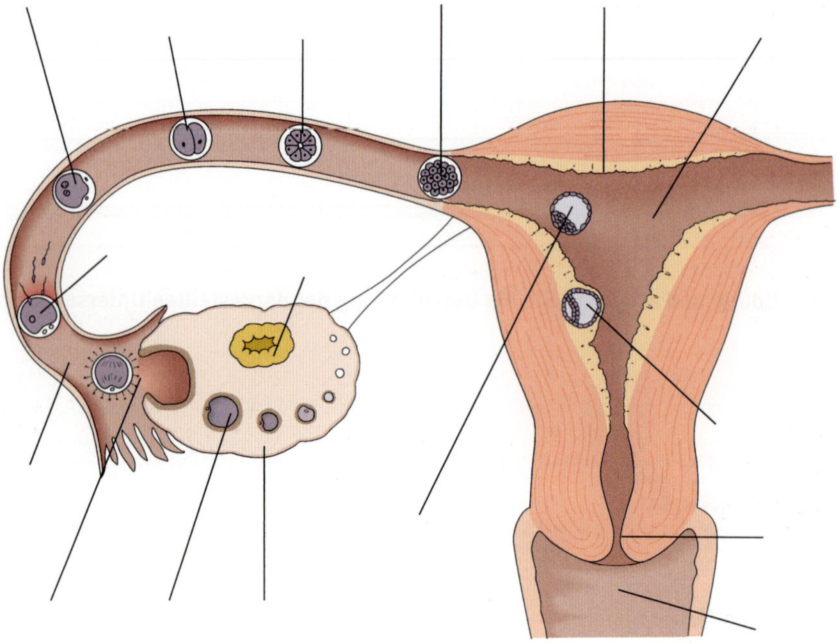

© G. Raichle, Ulm

2. Unterscheiden Sie die Begriffe „Totgeburt“ und „Fehlgeburt“.

____

____

____

____

____

3. Planen Sie Ihr Vorgehen.

Sie werden als RTW und NEF zu einer Hausgeburt gerufen. Frau Hassling hat mit Unterstützung ihrer Hebamme und ihres Mannes einen Jungen entbunden. Dieser ist regelhaft entwickelt und gesund. Bei Frau Hassling ist es jedoch zu verstärkten Nachblutungen gekommen. Durch die Hebamme wurde Oxytocin verabreicht. Zudem führt sie bereits den Handgriff nach Credé aus.

____

____

____

____

____

____

4. Erläutern Sie die „Endometriose".

____

____

____

____

____

____

5. Ergänzen Sie den Text.

Schmierblutungen – Bauchfellentzündung – Endometriums – Tage – Seitenlokalisation – Appendizitis

Die Salpingitis entwickelt sich innerhalb weniger ____________ und geht mit starken, dumpfen Unterleibsschmerzen ohne typische ____________, Fieber, Übelkeit, Obstipation und geblähtem Abdomen einher. Bei einem einseitigen Auftreten der Salpingitis, insbesondere im rechten Unterbauch, muss differenzialdiagnostisch immer auch an eine ____________ gedacht werden. Neben diesen Symptomen können ____________ oder vaginaler Ausfluss als Zeichen der Begleitinfektion des ____________ auftreten. Im Rahmen der Eileiterentzündung besteht immer die Gefahr, dass bei längerem Krankheitsverlauf die Erreger in die freie Bauchhöhle vordringen und dort zu einer ____________ führen.

6. Benennen Sie die nachfolgend gezeigte Lagerungsform und erläutern Sie ihre Funktion.

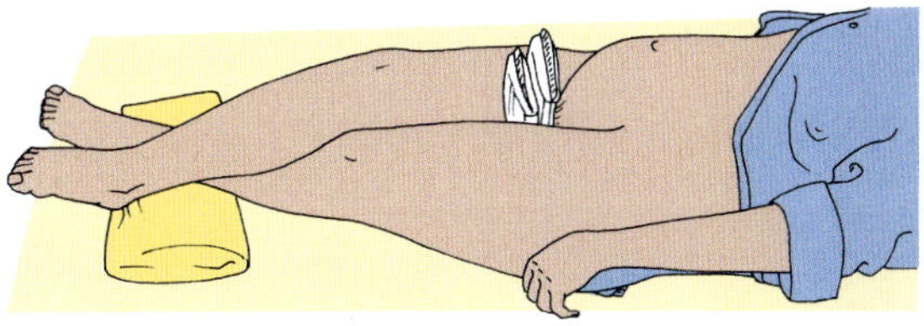

© S. Weinert-Spieß, Neu-Ulm

____

____

____

____

7. Nennen Sie 4 mögliche Ursachen.

Frau Niedermann ruft sie wegen frisch aufgetretener vaginaler Blutungen. Ihr Primary Assessment ergibt keine unmittelbaren lebensbedrohlichen Störungen. Die Patientin sagt, sie habe so eine Situation noch nie erlebt und macht sich entsprechend Sorgen um ihren Zustand.

1.	3.
2.	4.

Aufgaben

35 Pädiatrische Notfälle

1. Nennen Sie 4 Ursachen von Krampfanfällen im Kindesalter und markieren Sie die häufigste.

1.	3.
2.	4.

2. Richtig oder falsch?

Kindliche Krampfanfälle	**Richtig**	**Falsch**
1. Es gilt als erwiesen, dass eine Fiebersenkung eine positive Auswirkung auf das Entstehen von Fieberkrämpfen hat.	☐	☐
2. Bei Krampfanfällen mit mehr als 15 Minuten Dauer, fokalen Zeichen oder wiederholten Krampfereignissen liegt nicht mehr ein einfacher, sondern ein komplizierter Fieberkrampf vor.	☐	☐
3. Auch nach dem Krampfanfall sollten Benzodiazepine verabreicht werden, um die Krampfschwelle zu senken.	☐	☐
4. Die Dosierung für Diazepam-Rektiolen ist gewichtsabhängig, unterhalb von 15 kg werden 5 mg verwendet, darüber 10 mg.	☐	☐

3. Erläutern Sie, welche Bedeutung die Pulsoxymetrie beim kindlichen Notfallpatienten hat.

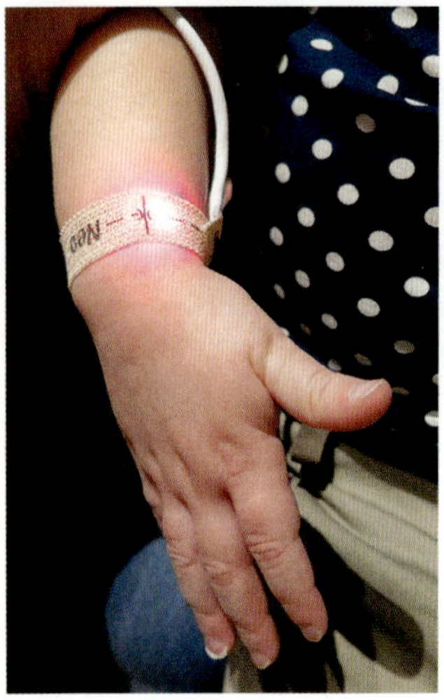

© M. Wilhelm, Gelnhausen

4. Nennen Sie mindestens 6 typische Vergiftungen im Kindesalter.

1.	4.
2.	5.
3.	6.

5. Kreuzen Sie an.

Pseudokrupp oder Epiglottitis?

	Pseudokrupp	Epiglottitis
Plötzlicher Beginn	☐	☐
Geringes Fieber	☐	☐
Starker Speichelfluss	☐	☐
Bellender Husten	☐	☐
Schlucken unbeeinträchtigt	☐	☐
Kloßige Stimme	☐	☐

6. Korrigieren Sie den Text.

Im Vordergrund der Behandlung eines Pseudokruppanfalls steht die Beruhigung der Eltern. Dies hat einen ungemein positiven Effekt auf das Befinden des Kindes. Feuchte, warme Luft hilft bei der Schleimhautabschwellung im Bronchialbaum. Deshalb soll das Kind warm eingepackt und ans geöffnete Fenster gebracht werden. Eine Blutdruckmessung sollte etabliert werden, nach welcher sich eine etwaige Sauerstofftherapie richtet. Erweiterte Maßnahmen zielen auf die Verminderung der entzündlichen Schwellung im Bronchialbereich. Unabhängig vom Schweregrad empfiehlt sich die Verabreichung von Ibuprofen-Zäpfchen. Die Dosis ist mit 500 mg in allen Altersstufen gleich.

7. Erläutern Sie die Besonderheiten der Durchführung einer Inhalationstherapie bei kindlichen Notfallpatienten.

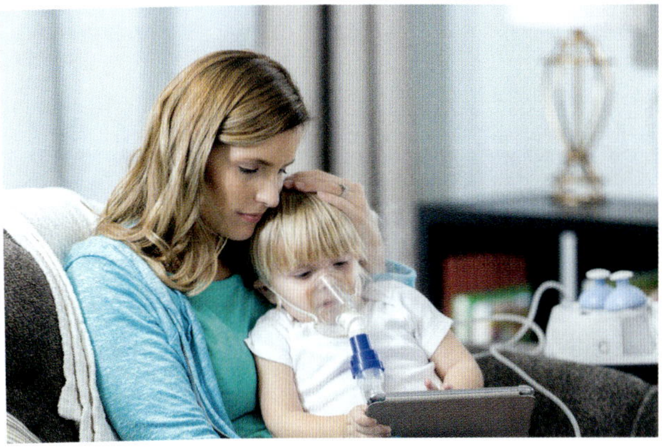

© SDI Productions, Getty Images Deutschland GmbH, München

8. Nennen Sie 3 mögliche Rechtfertigungsgrundlagen, um Hinweise auf Kindesmisshandlung zu melden.

1.

2.

3.

Nephrologische und urologische Notfälle

1. Ordnen Sie zu.

Prärenales, intrarenales oder postrenales Nierenversagen?	
Glomerulonephritis	
Harnleitertumore	
Verbrennungen	
Schock	
Rhabdomyolyse	
Prostatahypertrophie	

2. Tragen Sie zu jedem dargestellten Organ(-system) zwei mögliche Befunde der chronischen Niereninsuffizienz in die Abbildung ein.

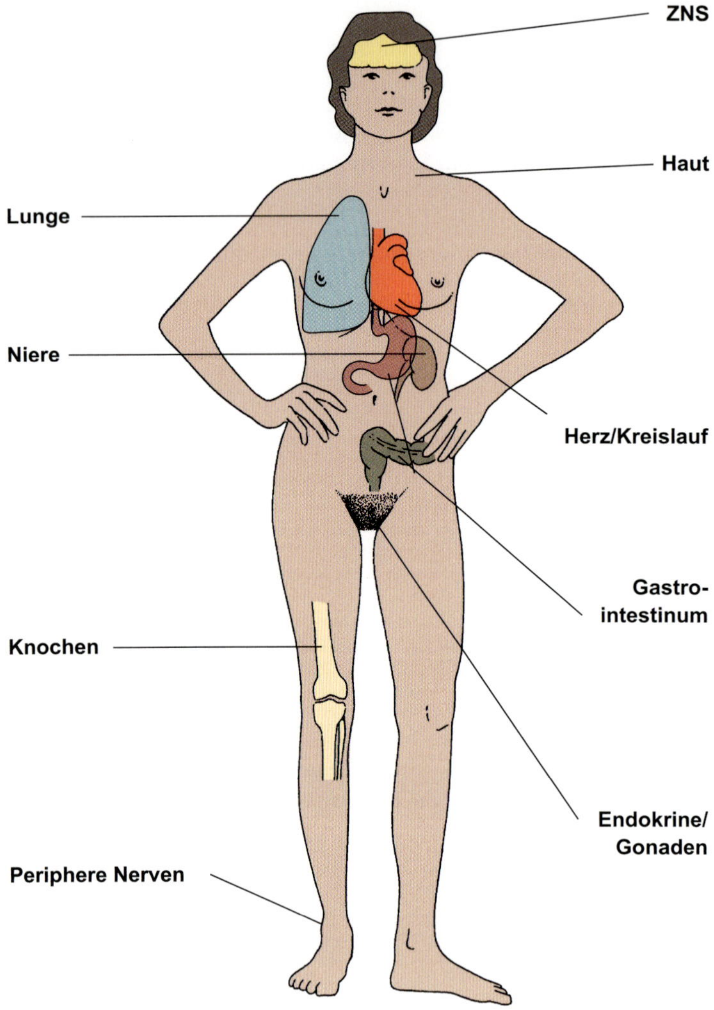

3. Nennen Sie 4 mögliche Ursachen einer Hämaturie.

1.	3.
2.	4.

4. Erläutern Sie, wovon die Beschwerden des akuten Harnsteins abhängig sind.

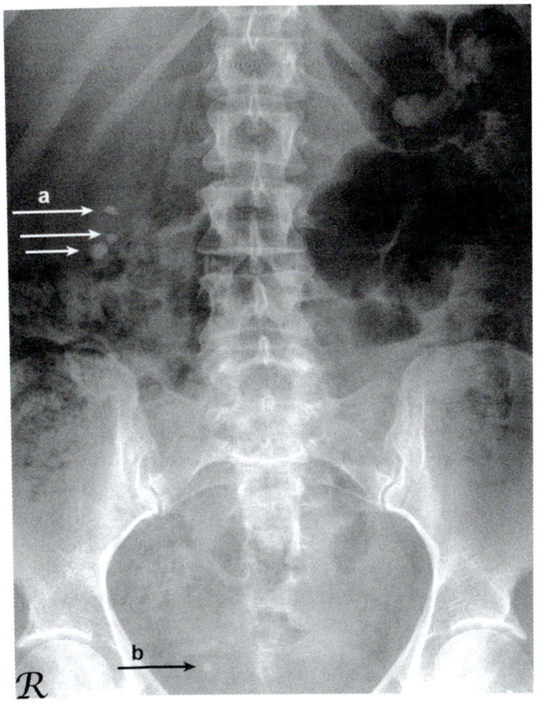

© G. W. Kauffmann, Radiologische Universitätsklinik, Universität Heidelberg

5. Planen Sie Ihr Vorgehen.

Herr Selim klagt über zunehmende kolikartige Schmerzen in der rechten Flanke. Ihr Primary Assessment ergibt eine beschleunigte Atmung und Herzfrequenz. Der Patient wird von Ihnen dennoch als nicht lebensbedroht eingestuft. Die Schmerzspitzen erreichen ein Maximum von 10 (NRS). Es besteht eine Allergie gegen unbekannte Schmerztropfen. Es liegt eine bekannte COPD vor, die mit Betasympathomimetika (LABA) eingestellt ist.

37 Ophthalmologische Notfälle

1. Nennen Sie die 4 möglichen Einteilungskategorien des akut roten Auges.

1.	3.
2.	4.

2. Ergänzen Sie den Text.

stumpf – Augapfels – weit – Augeninnendruck – Regenbogenringen – Augeninnendruck – Augenarzt – Glaukoms – steinhart – roten

Die Symptome des ____________ beginnen plötzlich und reichen vom ____________ Auge über das Sehen von ____________ beim Blick ins Licht und Augenschmerzen bis hin zu gastrointestinalen Symptomen. Es ist lediglich ein Auge des Patienten gerötet, die Hornhaut sieht ____________ aus, die Pupille ist ____________ gestellt und reagiert nicht oder nur wenig auf Licht. Beim vergleichenden Tasten des ____________ durch das Oberlid hindurch fällt auf, dass das betroffene Auge ____________ ist. Der Patient muss umgehend einem ____________ vorgestellt werden, da bei einem zu lange anhaltenden ____________ mit dauerhaften Einschränkungen bis hin zur Erblindung gerechnet werden muss. Medikamente, die den ____________ erhöhen, dürfen nicht verabreicht werden.

3. Um was für ein Notfallbild handelt es sich hier?

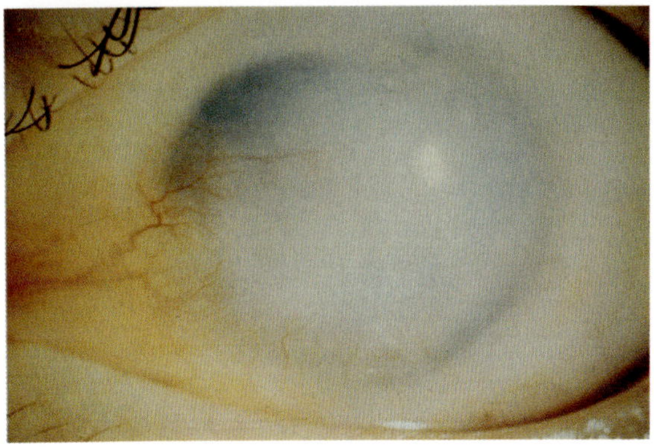

© U. Meyer-Bothling, Hamburg

4. Planen Sie Ihr Vorgehen.

Sie werden als RTW zu einer Werkstatt gerufen. Der Inhaber empfängt Sie und führt Sie in einen Nebenraum. Dort sitzt ein junger Angestellter, der angibt, dass er beim Fräsen einen Metallsplitter ins Auge bekommen habe. Eine Schutzbrille habe er nicht getragen, da er davon ausging, dass seine eigene Brille ausreichen würde.

5. Nennen Sie 4 mögliche ophthalmologische Notfälle.

1.	3.
2.	4.

6. Richtig oder falsch?

	Richtig	Falsch
1. Typische Symptome einer Hornhautabschürfung sind Fremdkörpergefühle, Schmerzen, Lichtscheuheit und ein harter Augapfel.	☐	☐
2. Bei Fremdkörperverletzungen sollten stets beide Augen abgedeckt werden, um die Mitbewegung des geschädigten Auges bei Bewegungen des gesunden Auges zu unterbinden.	☐	☐
3. Ungelöschter Kalk darf niemals mit Wasser ausgespült werden, da dies zu einer exothermen Reaktion führt, die das betroffene Auge noch weiter schädigt.	☐	☐
4. Mit dem Auftreten von Orbitabodenfrakturen ist am ehesten bei Krafteinwirkungen auf den Kiefer zu rechnen, da zwischen Mundhöhle und den Nebenhöhlen nur dünne Knochenschichten liegen.	☐	☐
5. Typische Symptome von Netzhautablösungen sind Lichtblitze und Schlieren im Sichtfeld des Patienten. Einrisse der Netzhaut führen zum sogenannten Rußregen.	☐	☐

7. Um welches Notfallbild könnte es sich hierbei handeln?

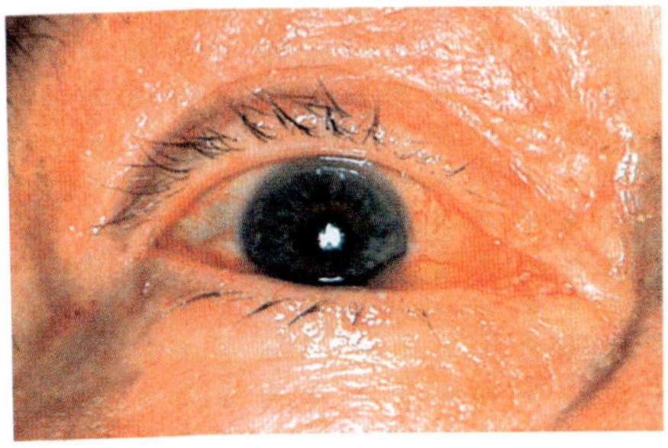

© Myrna LaFleur Brooks, Danielle La Fleur Brooks: Exploring Medical Language: A Student-Directed Approach, 8th edition, Mosby, Elsevier 2011

8. Planen Sie Ihr Vorgehen.

Sie werden zu Herrn Luxemburg gerufen. Er erwartet Sie bereits mit zugekniffenen, tränenden Augen. Er gibt an, fast blind zu sein. Er habe morgens nach seinen Augentropfen greifen wollen und sich im Halbschlaf versehentlich ein ätherisches Öl eingeträufelt, welches in einer ähnlichen Flasche geliefert wurde.

HNO-Notfälle

1. Nennen Sie 4 mögliche HNO-Notfälle.

1.	3.
2.	4.

2. Nennen Sie mindestens 4 mögliche Ursachen für Blutungen aus einem Ohr.

1.	3.
2.	4.

3. Erläutern Sie, inwiefern Notfälle im HNO-Bereich mit einer akuten Lebensbedrohung einhergehen können.

4. Ergänzen Sie den Text.

Geräusch – Schwerhörigkeit – Hörminderung – Besserung – Explosionstrauma – Trommelfells – Gehörknöchelchen

Das Knalltrauma ist eine kurz anhaltende ____________, die meist durch ein sehr lautes Schallereignis verursacht wird. Jedes laute ____________ mit einem entsprechenden Schalldruckpegel kann ein Knalltrauma auslösen. In den ersten Tagen nach dem Knalltrauma kommt es zu einer deutlichen ____________ der Hörminderung. Eine Entwicklung zur ____________ ist nicht zu erwarten. Liegt die Geschwindigkeit der Schalldruckwelle jedoch in einem höheren Bereich (> 2 m/Sek.), ist die Verletzung häufig mit einer Zerreißung des ____________ und einer Verletzung der ____________ verbunden und wird als ____________ bezeichnet, bei der die Entwicklung einer Hörstörung möglich ist.

5. Planen Sie Ihr Vorgehen.

Frau Löffler klagt über eine plötzlich eingesetzte Taubheit auf dem rechten Ohr. Ihr Primary Assessment ergibt keine Lebensbedrohung. Es bestehen keine weiteren Symptome. Die Patientin nimmt Torasemid gegen Wassereinlagerungen in den Beinen ein. Es bestehen keine Allergien.

6. Richtig oder falsch?

	Richtig	Falsch
1. In der Regel liegt der Ursprung einer einseitigen Epistaxis im Locus Kiesselbachi.	☐	☐
2. Hypertonie ist nur selten als Ursache von Nasenbluten zu nennen. Traumatische Blutungen überwiegen hier.	☐	☐
3. Bei Nasenbluten sollte der Kopf des Patienten nach hinten gelegt werden. Zudem kann ein Eisbeutel im Nacken die Blutung vermindern.	☐	☐
4. Eine in Adrenalin (1:10.000) getränkte Wattetamponade darf nicht bei Vorliegen kardiovaskulärer Erkrankungen eingelegt werden.	☐	☐
5. Kommt die Blutung aus den hinteren Nasenabschnitten, kann eine Tamponade mit einem Blasenkatheter versucht werden.	☐	☐
6. Eine Kompression der Nasenflügel sollte dringend vermieden werden, um die verlorene Blutmenge dokumentieren zu können.	☐	☐

7. Erläutern Sie den Begriff „Nottracheotomie".

8. Um welche Struktur könnte es sich hierbei handeln? Und welche Störung liegt vor?

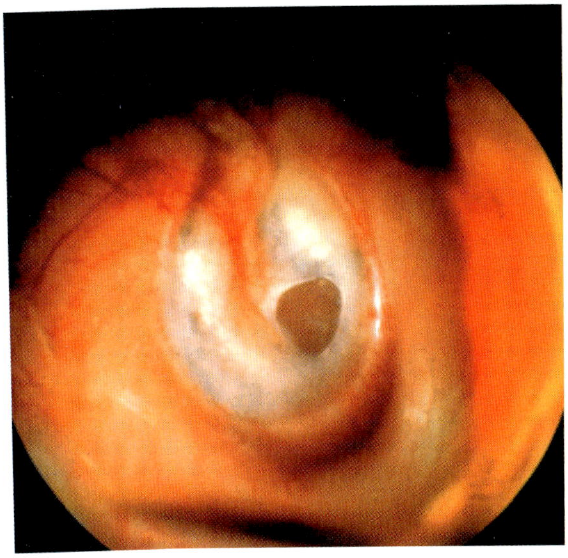

© Reihe Klinik- und Praxisleitfaden, Elsevier/Urban & Fischer

9. Nennen Sie die klassische Symptomtrias des „Morbus Menière".

1.
2.
3.

Psychiatrische Notfälle

1. Nennen Sie 4 mögliche Differenzialdiagnosen des Angstsyndroms.

1.	3.
2.	4.

2. Unterscheiden Sie „Konzentrations-" und „Wahrnehmungsstörungen".

3. Ergänzen Sie den Text.

Erregungssyndrom – Kräfte – Ursachen – Symptomatik – Patienten – Rücken – Patientenuntersuchung – aggressives – Eigengefährdung

Patienten mit psychomotorischem ______________ zeichnen sich durch enorm extrovertiertes, teils ______________ Verhalten aus. Viele ______________ sind hierfür denkbar. So können zum Beispiel Lebenskrisen, Drogenkonsum oder Angstreaktionen zur Entwicklung der ______________ beitragen. Das größte Risiko dieses Zustandes sind Fremd- oder ______________. Schon früh sollte über die Hinzuziehung weiterer ______________ nachgedacht werden. Grundsätzlich gilt, dass einem aggressiven Patienten niemals der ______________ zugewandt wird. Auch verbleibt kein Helfer alleine beim ______________. Oft muss in diesen Situationen vom Standardverhalten abgewichen werden. So ist zum Beispiel die ______________ oft initial nicht möglich.

4. Planen Sie Ihr Vorgehen.

Herr Abraham hat sich eine Kopfplatzwunde zugezogen und ist von Ihnen entsprechend versorgt worden. Er leidet unter einer anterograden Amnesie. Im RTW beginnt er plötzlich laut zu schreien und sich die Monitorkabel abzureißen.

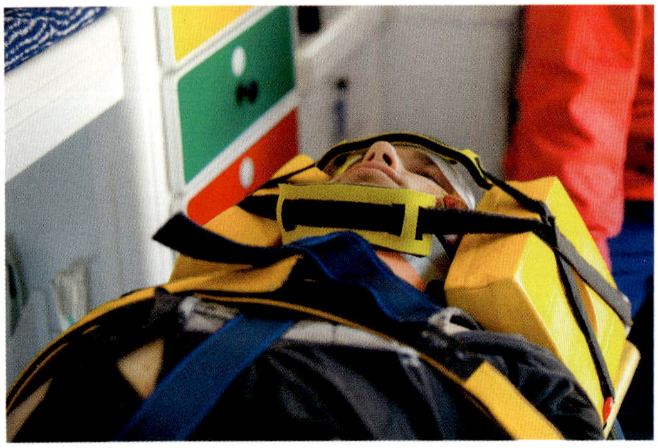

© Adobe Stock / Raalves

5. Ein Patient weist Zittern, Tachykardie, Hyperthermie und Desorientierung auf. Was ist die wahrscheinlichste Diagnose?

☐ Angstsyndrom
☐ Delirantes Syndrom
☐ Depressionen
☐ Demenz im akuten Schub

6. Richtig oder falsch?

	Richtig	Falsch
1. Als hirnorganisches Psychosyndrom werden psychopathologische Syndrome bezeichnet, die aufgrund einer krankhaften Veränderung des Gehirns auftreten.	☐	☐
2. Demenzen zählen zu den sich akut manifestierenden organischen Psychosyndromen.	☐	☐
3. Typisch für Demenzen sind die Symptomkomplexe kognitive Störungen, neuropsychologische Störungen und Persönlichkeitsveränderungen.	☐	☐
4. Die am häufigsten vorkommende Demenzform ist die Alzheimer-Demenz. Daneben existieren noch andere Formen.	☐	☐

7. Erläutern Sie möglichen Folgen einer Depression.

8. Erläutern Sie Ihr Vorgehen bei einem akut suizidalen Patienten in Bezug auf dessen psychische Betreuung.

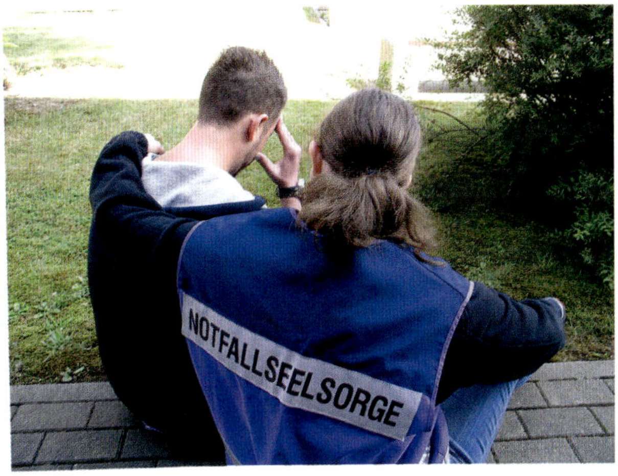

© H. Karutz, Mülheim

Toxikologische Notfälle

1. Nennen Sie 6 Symptome des sympathomimetischen Toxidroms.

1.	4.
2.	5.
3.	6.

2. Ergänzen Sie die Tabelle.

Medikamente der „Bremer Liste"

Medikament	Indikation	Dosierung
Atropinsulfat 100 mg		
	Vergiftung mit Blausäure	
		Erwachsene: 0,4–2 mg langsam i.v.
	Vergiftung mit MetHb-Bildnern	
Aktivkohle		

3. Planen Sie Ihr Vorgehen

Sie finden nachfolgend abgebildete Person in ihrer Wohnung vor. Es liegen sichere Todeszeichen vor.

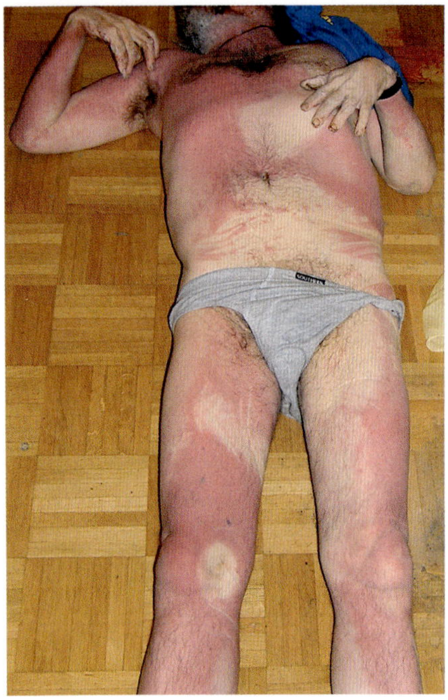

© J. Luxem, Aschaffenburg

4. Vergleichen Sie Benzodiazepin- und Opioidvergiftungen.

5. Nennen Sie die 4 Phasen der Alkoholintoxikation.

1. ____
2. ____
3. ____
4. ____

6. Berechnen Sie den ungefähren Blutalkoholspiegel.

Ein männlicher Patient (80 kg) hat 4 Flaschen Rotwein zu je 0,7 l über einen Zeitraum von 4 Stunden getrunken. Der Wein enthält 15 % Alkohol. Vernachlässigen Sie das Resorptionsdefizit.

7. Gesucht werden 7 verschiedene Substanzen.

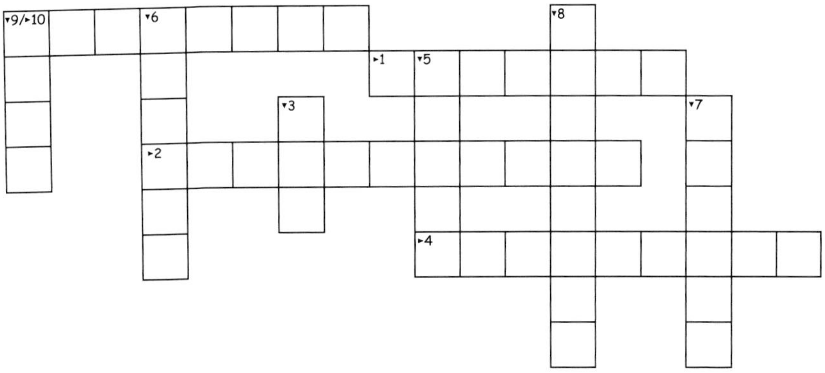

1. Tabletten mit dem Wirkstoff MDMA
2. Amine mit aufputschender Wirkung
3. Häufiger Wirkstoff von K.O.-Tropfen
4. Haushaltschemikalie die für einen Rausch eingeatmet werden kann („Schnüffeldroge")
5. Freie Base des Kokains
6. Kann als Lokalanästhetikum genutzt werden
7. Macht eine Miosis
8. Droge, die in vielen Staaten zunehmend legalisiert bzw. entkriminalisiert wird
9. Wirkstoff der „Panzerschokolade" im Dritten Reich (Kurzform)
10. Halluzinogene Droge aus dem Peyote-Kaktus

8. Planen Sie Ihr Vorgehen.

Sie werden als RTW zu einem Einsatz mit dem Stichwort „Kreislaufschwäche" in eine Biogasanlage gerufen. Vor Ort erfahren Sie, dass die Erkrankung vermutlich mit einem Schaden an der Anlage zu tun hat.

41 Infektionsnotfälle

1. Nennen Sie die 4 Arten von Mikroorganismen.

1.	3.
2.	4.

2. Ergänzen Sie die Tabelle.

qSOFA

Bedingung / Klinischer Marker	Befund
Grundbedingung	
Bewusstsein	
	≥22/Min.
Systolischer Blutdruck	

3. Unterscheiden Sie „Sepsis" und „septischer Schock".

4. Um welches Syndrom könnte es sich hierbei handeln?

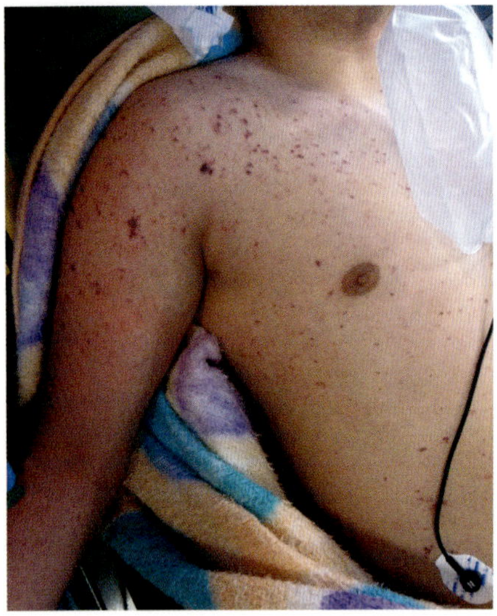

© J. Luxem, Aschaffenburg

5. Nennen Sie die 4 Symptome des Marburg-Fiebers.

1.	3.
2.	4.

6. Korrigieren Sie die Fehler im Text.

Nosokomiale Infektionen sind im Arbeitsschutzgesetz als Infektionen definiert, die mit lokalen oder systemischen Anzeichen einer Infektion einhergehen und zeitlich in keinem Zusammenhang mit ambulant oder stationär durchgeführten medizinischen Maßnahmen stehen. Dies bedeutet nicht, dass medizinische Maßnahmen in der Klinik Ursache für nosokomiale Infektionen sind. Vielmehr gehen sie auf besondere Keimspezies zurück, die über ein besonderes Resistenzspektrum gegen Virustatika verfügen. Atemwegsinfektionen stellen mit hohem Anteil die häufigsten nosokomialen Infektionen dar, gefolgt von Infektionen der unteren Harnwege und Wundinfektionen nach Operationen. Die meisten nosokomialen Infektionen werden durch Viren hervorgerufen.

7. Erläutern Sie die möglichen Mechanismen einer Resistenzübertragung.

8. Ergänzen Sie die Tabelle.

Hepatitisviren

Virus	Übertragungsweg
Hepatitis-A-Virus	
Hepatitis-B-Virus	
Hepatitis-C-Virus	

9. Planen Sie Ihr Vorgehen.

Ein Kollege hat sich an einer kontaminierten Nadel gestochen. Es ist nicht bekannt, aber sehr wahrscheinlich, dass der behandelte Patient eine HIV- oder Hepatitis-C-Erkrankung hat.

Thermische Notfälle

1. Nennen Sie 4 mögliche Wege der Wärmeabgabe.

1.	3.
2.	4.

2. Richtig oder falsch?

Hypothermie

	Richtig	Falsch
1. Ein Absinken der Körperkerntemperatur hat allgemein eine zunehmende Verlangsamung des Stoffwechsels zur Folge, was die Ischämietoleranz der Organe um ein Vielfaches vermindert.	☐	☐
2. Die auftretenden Symptome bei milder Hypothermie sind durch eine sympathoadrenerge Reaktion gekennzeichnet.	☐	☐
3. Eine Hypoglykämie kann als Folge des gesteigerten Glukoseverbrauchs in der milden Hypothermie begleitend auftreten.	☐	☐
4. Typische EKG-Veränderungen als Ausdruck von atrialen und ventrikulären Herzrhythmusstörungen können in Form von verlängerten ST-Senkungen auftreten.	☐	☐
5. Schon geringe Umlagerungsmanöver in tiefer Hypothermie können schwerste Herzrhythmusstörungen hervorrufen.	☐	☐
6. Lokale Erfrierungen müssen wie Wunden behandelt und somit trocken, steril und warm eingepackt werden. Auch sollte der Verband eine ausreichende Kompression für den Wärmeerhalt aufweisen.	☐	☐

3. Ein Patient weist Frostbeulen ohne Nekrosen auf. Welcher Erfrierungsgrad kann hier zugeordnet werden?

☐ 1. Grad
☐ 2. Grad
☐ 3. Grad
☐ 4. Grad

4. Planen Sie Ihr Vorgehen.

Sie werden im Winter in den Stadtpark gerufen. Ein Spaziergänger hat in einem Busch einen unbekannten Mann mittleren Alters im komatösen Zustand gefunden. Er weist eine Körperkerntemperatur von 27°C und Erfrierungen an den Fingern auf.

5. Nennen Sie 4 Symptome eines Sonnenstichs.

1.	3.
2.	4.

6. Ergänzen Sie die Tabelle.

Hitzeerkrankungen	Hitzekrämpfe	Hitzeerschöpfung	Hitzschlag
Atmung			
Kreislauf			
Bewusstsein			
Körpertemperatur			
Weitere Befunde			

7. Welcher Verbrennungsgrad wird hier dargestellt? Begründen Sie Ihre Entscheidung

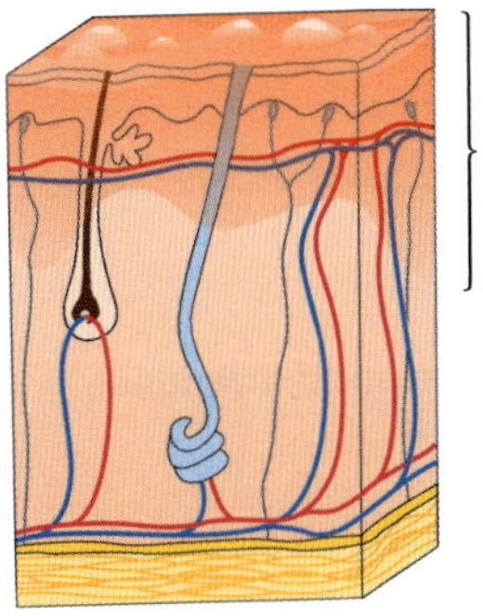

© S. Dangl, München

8. Planen Sie Ihr Vorgehen.

Sie werden zu einer jungen Frau gerufen, die sich versehentlich heißes Fett aus einer Pfanne über den Unterarm gegossen hat. Die Patientin empfängt Sie an der Tür. Ihnen fällt auf, dass die Verbrühung etwa 15x10 cm groß ist und sich prall gefüllte Brandblasen gebildet haben.

43 Tauch- und Ertrinkungsunfälle

1. Nennen Sie das Leitsymptom eines Tiefenrausches.

2. Beschreiben Sie, welche körperlichen Veränderungen bei den jeweiligen Tauchphasen auftreten.

Tauchphysiologie

Tauchphase	Auswirkungen auf den Organismus
Kompression	
Isopression	
Dekompression	

3. Erläutern Sie den Zusammenhang zwischen Tauchsport und dem Auftreten von Barotraumen.

4. Erläutern Sie, welche Besonderheiten in diesem Fall zu bedenken sind.

Ihr Team berät, ob der von Ihnen behandelte Patient nach einem Tauchunfall in eine Druckkammer transportiert werden sollte. Er ist intubiert und beatmet, weist kein Barotrauma auf und ist nicht-katecholaminpflichtig.

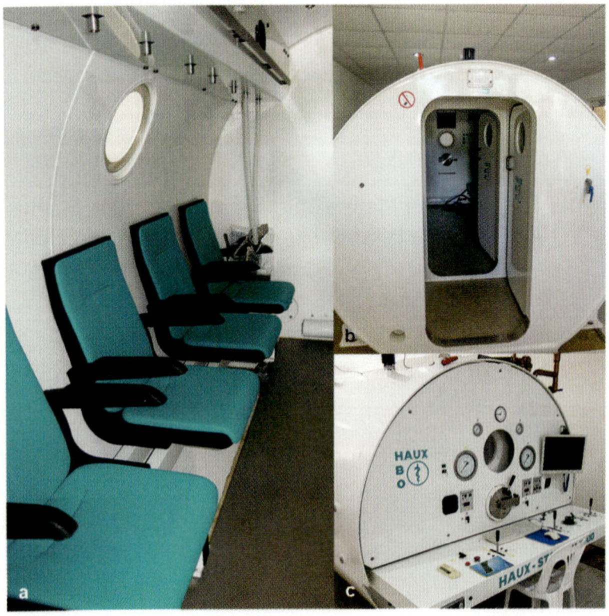

© S. Dreesen, Essen

5. Nennen Sie 5 Phasen des Ertrinkens.

1. ______
2. ______
3. ______
4. ______
5. ______

6. Erläutern Sie, in welchen Fällen eine Wirbelsäulenimmobilisation im Wasser angedacht sein könnte.

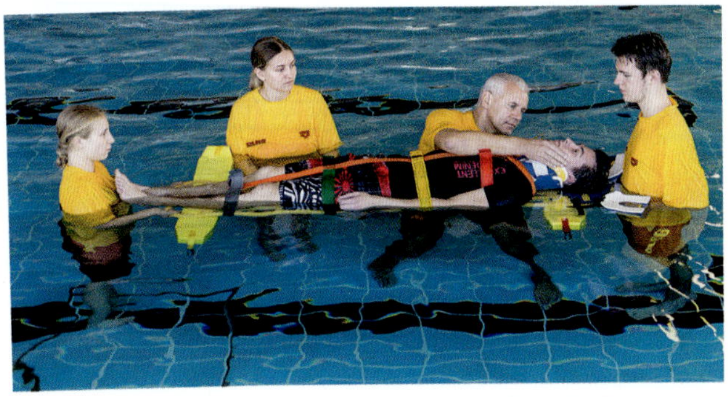

7. Erläutern Sie die Besonderheiten der Reanimation beim Ertrinkungsunfall.

ABC-Notfälle

1. Welche Strahlen weisen die höchste Eindringtiefe auf?

☐ α-Strahlen
☐ β-Strahlen
☐ γ-Strahlen

2. Richtig oder falsch?

	Richtig	Falsch
1. Das Vorhandensein von Strahlung wird durch Hitze bewusst wahrgenommen.	☐	☐
2. Das Grundprinzip von Strahlenschäden ist, dass Veränderungen auf atomarer Ebene vor sich gehen, die die Struktur der darüberliegenden Ebenen beeinflussen.	☐	☐
3. Strahlenverbrennungen treten teils mit erheblicher zeitlicher Verzögerung auf.	☐	☐
4. Strahlenverbrennungen werden aber grundsätzlich wie Verbrennungen anderer Ursache behandelt. Beachtet werden sollte, dass zudem ein akutes Strahlensyndrom vorliegen könnte.	☐	☐

3. Unterscheiden Sie die Begriffe.

Hämatologische Form des akuten Strahlensyndroms

Gastrointestinale Form des akuten Strahlensyndroms

Zentralnervöse Form des akuten Strahlensyndroms

4. Nennen Sie die wesentlichen Therapiegrundsätze im Rahmen eines Strahlenunfalls.

5. Erläutern Sie mögliche Maßnahmen, die zur Verminderung von Strahlenbelastungen getroffen werden können.

6. Richtig oder falsch?

	Richtig	Falsch
1. Milzbrand gehört zu den chemischen Kampfstoffen und ist somit international geächtet.	☐	☐
2. Die Klasse der über die Haut aufgenommenen chemischen Giftstoffe (Kontaktgifte) ist besonders gefährlich, da die Effekte erst zeitlich verzögert auftreten.	☐	☐
3. Eine Dekontamination sollte stets nach der Notfallbehandlung eines Patienten erfolgen.	☐	☐
4. Bei allen Massenanfällen von Erkrankten ist von einer Seuche oder einer Vergiftung auszugehen.	☐	☐

7. Nennen Sie mindestens 4 chemische Kampfstoffe.

1.	3.
2.	4.

8. Beschriften Sie die Abbildung.

Hinweis: Dargestellt ist die Wirkweise von Sarin.

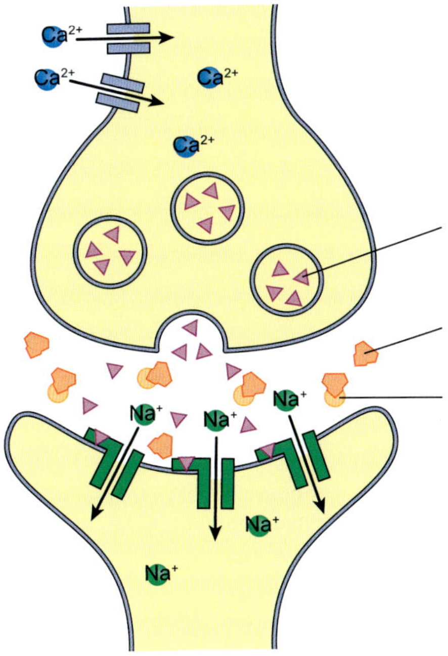

9. Erläutern Sie die Wirkweise von Sarin.

45 Sterben und Tod im Rettungsdienst

1. Nennen Sie die Sterbephasen nach Kübler-Ross.

2. Erläutern Sie den Begriff „Trauerkultur".

3. Schildern Sie typische Vorstellungen von Kindern in Bezug auf den Tod.

4. Planen Sie Ihr Vorgehen.

Sie werden als RTW zu einem Notfall mit dem Stichwort „AZ-Verschlechterung" gerufen. Frau Lahmann leidet unter einem nicht mehr kurativ behandelbaren Lungenkarzinom. Sie stellen schnell fest, dass sie unter massiver Atemnot leidet. Sie weigert sich dennoch, mit Ihnen ins Krankenhaus zu fahren und verweist auf ihre Patientenverfügung.

5. Nennen Sie 4 sichere Todeszeichen.

1.	3.
2.	4.

6. Um welche Art der Verletzung handelt es sich hier?

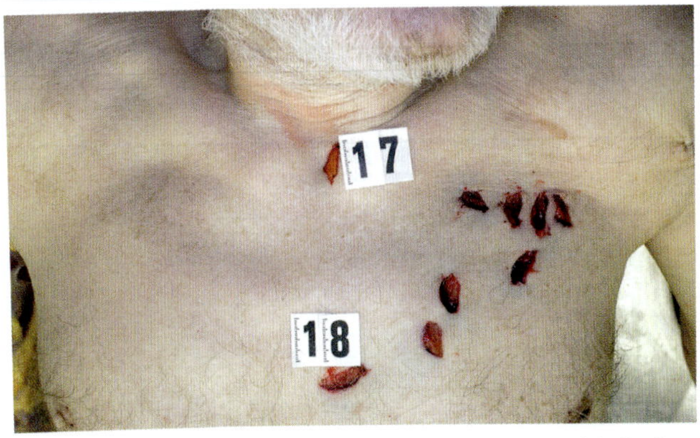

© Charité - Universitätsmedizin Berlin, Institut für Rechtsmedizin, Berlin

7. Ergänzen Sie die Tabelle.

AEIOU-Regel der Scheintodursachen	
A	
E	
I	
O	
U	

8. Welche Todesart wird vermutlich durch den (Not-)Arzt auf dem Totenschein angekreuzt werden?

Sie finden einen jungen Patienten mit sicheren Todeszeichen ohne äußerliche Merkmale von Erkrankungen oder Verletzungen in seiner Wohnung vor.

☐ natürlich
☐ ungeklärt/ungewiss
☐ nicht-natürlich

9. Welche Todesarten müssen nach §159 StPO angezeigt werden?

-
-

Einsatzkonzepte

1. Ergänzen Sie die Tabelle.

MELDEN-Schema

M	
E	
L	
D	
E	
N	

2. Erläutern Sie die Begriffe.

Tagesalarmstärke

Behandlungsplatz

Rettungsmittelhalteplatz

3. Ordnen Sie die Begriffe entsprechend des Patientenflusses.

Variante 1: *Transportraum → Hospitalisation → Behandlungsraum → Schadensraum*
Variante 2: *Behandlungsplatz → Schadensort → Betreuung/Krankenhäuser → Patientenablage*

1.

2.

4. Planen Sie Ihr Vorgehen.

Sie treffen als RTW an einer Einsatzstelle an. Ihre Einsatzmeldung lautete „Auffahrunfall". Vor Ort stellen Sie fest, dass es sich um einen Unfall mit 8 beteiligten Fahrzeugen an einem Stauende handelt.

5. Nennen Sie 6 Aufgaben des OrgLRD.

1.	4.
2.	5.
3.	6.

6. Nennen Sie mindestens 6 mögliche Aufgaben der LNA.

1.	4.
2.	5.
3.	6.

7. Ergänzen Sie den Text.

Transportstopps – Klinikphase – Klinikbetten – zweiten – Sichtung – Notarzt

Den Ablauf eines Großschadensereignisses kann man in die vier Phasen Selbstorganisationsphase, Rettungsphase, Versorgungsphase und ______________ einteilen. In der ersten Phase eines Großschadensereignisses übernimmt der zuerst eintreffende ______________ automatisch die Aufgaben des Leitenden Notarztes, bis dieser eingetroffen ist. Ein wesentlicher Befehl, der zu diesem Zeitpunkt erlassen werden muss, ist die Verhängung eines ______________. Auch eine frühzeitige ______________ der Patienten ist von großer Bedeutung. In der Regel trifft der leitende Notarzt während der ______________ Phase ein. Ab diesem Zeitpunkt überwacht er die medizinische Versorgung an der Einsatzstelle und plant die Weiterversorgung. Hierzu muss ein Plan der verfügbaren ______________ erstellt werden.

8. Erläutern Sie die Sichtungskategorie „blau".

____

____

____

____

9. Richtig oder falsch?

PRIOR-Vorsichtung

	Richtig	Falsch
1. Ein Patient mit verlegtem Atemweg wird in die stabile Seitenlage gebracht und „rot" kategorisiert.	☐	☐
2. Ein Patient mit stark beschleunigter Atmung wird mit Sauerstoff versorgt und „rot" kategorisiert.	☐	☐
3. Die starke Blutung eines Patienten wird mittels eines geeigneten Verfahrens gestillt. Er wird „gelb" kategorisiert.	☐	☐
4. Ein Patient ohne Bewusstsein wird in jedem Falle „rot" kategorisiert, auch wenn keine Atemstörungen vorliegen.	☐	☐
5. Ein Patient ohne Störungen von Atmung, Kreislauf, Bewusstsein oder Schmerzen wird „grün" kategorisiert, wenn er laufen kann.	☐	☐
6. Wenn derselbe Patient nicht laufen kann, deutet dies auf eine schwere Störung hin. Er wird „rot" kategorisiert.	☐	☐

Behandlungsalgorithmen

1. Nennen Sie 4 Vorteile von Notfallalgorithmen.

1.	3.
2.	4.

2. Nennen Sie die 3 typischen Symbolformen, die in Algorithmen genutzt werden und erläutern Sie ihren Sinn.

3. Ergänzen Sie den Text.

Qualitätsmanagement – Team – Entlastung – Anforderungen – Qualitätsstandard – Einsatzbereitschaft – Negatives – Einsatzablauf

Die letzte Phase des Einsatzes dient zum einen der Wiederherstellung der ____________, zum anderen der Einsatznachbesprechung. Außergewöhnliche und besondere Notfälle sollten im ____________ nachbesprochen werden. Hierbei sollte in offener Gesprächsatmosphäre Positives wie ____________ in Bezug auf Einsatzablauf und Patientenversorgung kritisch diskutiert und mögliche Konsequenzen und Ideen für zukünftige Einsätze erarbeitet werden. Diese Phase hat eine große Bedeutung vor dem Hintergrund steigender ____________ an das Rettungsfachpersonal und deren psychische ____________. Auch die Aufarbeitung der Einsatzdaten zum medizinischen ____________ gehört zur Einsatznachbereitung. Ziel der Auswertung ist es, vor allem durch Darstellung des Erreichten und Motivation, den ____________ der Rettungswache zu fördern.

4. Nennen Sie 2 Basismaßnahmen zur Versorgung eines Asthmaanfalles.

1.	2.

5. Ergänzen Sie den Text.

Intubation – Sprachbild – Varianten – niedrig – FAST – Algorithmus – Gesichtssymmetrie – Bewusstlosigkeit – Blutdruckeinstellung – akuten

Im vorgestellten ____________ für den akuten Schlaganfall wird das sogenannte ____________ -Schema als führende diagnostische Untersuchung angegeben. Der Untersuchende beurteilt hierbei die ____________, die Armmotorik im Seitenbergleich und das ____________ des Patienten. Ist einer der Aspekte (neu) auffällig, gilt dies als Hinweis für einen ____________ Schlaganfall. Daneben wird ein besonderes Augenmerk auf die ____________ gelegt. Der Blutdruck darf weder zu hoch noch zu ____________ liegen, da beide ____________ zu einer Verschlechterung des Patientenzustands führen könnten. Zudem wird erwähnt, dass eine ____________ im Rahmen eines vermuteten Schlaganfalls, eine ____________ und Beatmung durch einen Notarzt nach sich ziehen sollte.

6. Beschreiben Sie den sogenannten Pyramidenprozess.

7. Nennen Sie mindestens 6 Organisationen, Gruppierungen, Behörden oder Einrichtungen, die an der Erstellung des Pyramidenprozesses beteiligt waren.

1.
2.
3.
4.
5.
6.

8. Nennen Sie die 6 Stufen bzw. Fragestellungen des Pyramidenprozesses.

1.
2.
3.
4.
5.
6.

9. Erläutern Sie, inwieweit der PDCA-Zyklus des Qualitätsmanagements auf den Pyramidenprozess angewendet werden kann.

Strukturierung von Abläufen

1. Erläutern Sie den Begriff „Verfahrensanweisung“ anhand eines Beispiels.

2. Richtig oder falsch?

Materialkontrolle

	Richtig	Falsch
1. Der Materialcheck kann im Laufe des Dienstes erfolgen, so lange er bis zur Fahrzeugübergabe durchgeführt wurde.	☐	☐
2. Eine Bestandsliste führt die genauen Mengen des vorgehaltenen Materials auf.	☐	☐
3. Eine Checkliste kann zur Dokumentation der Materialkontrolle verwendet werden.	☐	☐
4. Ein Unterlassen der Materialkontrolle ist eine grob fahrlässige Handlung.	☐	☐

3. Nennen Sie 6 mögliche Einsatzbereiche telemedizinischer Verfahren.

1.	4.
2.	5.
3.	6.

4. Beurteilen Sie, inwieweit es sich beim Einsatz von telemedizinischen Systemen über „Mittel der Arbeitnehmerüberwachung“ handeln könnte und wie dieser Konflikt zwischen Arbeitnehmerrechten und medizinischer Qualitätssicherung aufgelöst werden könnte.

5. Wie lange sind ärztliche Dokumentationen nach Abschluss der Behandlung aufzubewahren?

☐ 4 Jahre
☐ 2 Jahre
☐ 10 Jahre
☐ 12 Jahre
☐ 6 Jahre

6. Ergänzen Sie den Text.

Protokoll – Reduzierung – Widersprüchen – Notarzt – Notarztprotokoll – Dokumentation – Kommunikation

In einigen Rettungsdienstbereichen werden für die ________________ des Notfalleinsatzes mit und ohne ________________ zwei unterschiedliche ________________ vorgehalten. Es erfolgt dann im Rahmen des Notarzteinsatzes jeweils eine eigene Dokumentation des Notarztes und des Notfallsanitäters. Aus rechtlichen Gründen sollte auch bei einem Notfalleinsatz mit einem Notarzt nur ein gemeinsam geführtes ________________ erstellt werden. Der Vorteil liegt in der Vermeidung von ________________ und der ________________ des zeitlichen Aufwandes für die Dokumentation. Hierzu ist jedoch eine intensive ________________ zwischen Notarzt und Notfallsanitäter erforderlich.

7. Nennen Sie je 3 Vorteile und 3 Nachteile der elektronischen Dokumentation.

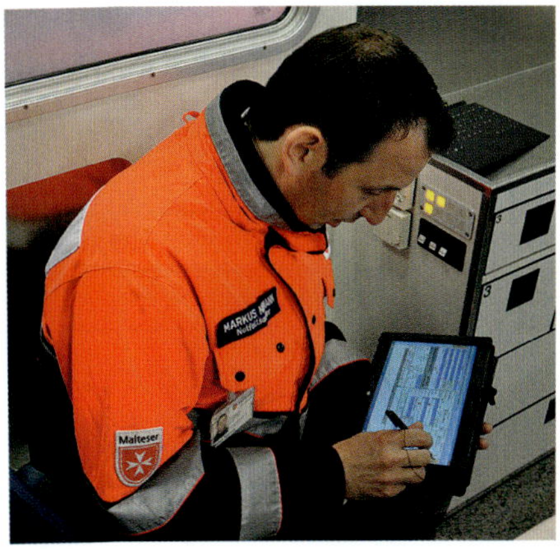

© O. Peters, Lohne

8. Bewerten Sie die Situation.

Einer Ihrer Kollegen verabreicht in Ihrem Beisein ein Schmerzmedikament, welches im Rahmen eines SOP freigegeben wurde. Nach der Gabe klagt der Patient über Schwindel und ist für einen kurzen Augenblick bewusstseinseingetrübt. Die Situation bessert sich jedoch spontan. Ihr Kollege trägt in das Einsatzprotoll, „Medikamentengabe ohne besondere Vorkommnisse durchgeführt.“, ein.

Aufgaben

49 Organisation des Gesundheitswesens in Deutschland

1. Definieren Sie die Begriffe.

Nationaler Gesundheitsdienst

____

Sozialversicherungsmodell

____

Privatversicherungsmodell

____

2. Erläutern Sie den Zweck der „Arbeitslosenversicherung".

____

____

____

____

____

____

3. Erläutern Sie den Zweck der „Rentenversicherung".

____

____

____

____

____

____

4. Richtig oder falsch?

Sozialversicherung

	Richtig	Falsch
1. In Deutschland besteht eine allgemeine Krankenversicherungspflicht, nach der jeder Bürger krankenversichert ist.	☐	☐
2. Nach § 1 des fünften Buchs des SGB (SGB V) hat die gesetzliche Krankenversicherung als Solidargemeinschaft die Aufgabe, die Gesundheit der Versicherten zu erhalten, wiederherzustellen oder ihren Gesundheitszustand zu verbessern.	☐	☐
3. Die gesetzliche Krankenversicherung ist der älteste Zweig der Sozialversicherung in Deutschland.	☐	☐
4. Die Vergütung erfolgt durch die Versicherten unmittelbar an die Leistungserbringer.	☐	☐
5. Die gesetzliche Unfallversicherung ist bei Arbeitsunfällen und Berufskrankheiten zuständig.	☐	☐

5. Nennen Sie die Parteien, die am sogenannten Gemeinsamen Bundesausschuss (G-BA) beteiligt sind.

____

____

____

____

____

6. Unterscheiden Sie die Begriffe.

Notfalldienst

____

____

____

Notarztdienst

____

____

____

7. Ergänzen Sie den Text.

Grundversorgung – Betten – Chirurgie – Schwerpunktversorgung – Regelversorgung – Intensivbehandlungseinheit – Hauptdisziplinen – Maximalversorgung

Krankenhäuser der Grund- und __________ verfügen über wenige klinische Abteilungen, nach Möglichkeit sind die drei __________ Innere Medizin, Chirurgie und Gynäkologie/Geburtshilfe sowie eine __________ vertreten. In einigen Bundesländern wird noch zwischen Krankenhäusern der __________ und Krankenhäusern der Regelversorgung unterschieden. In den meisten Bundesländern sind diese beiden Stufen allerdings zusammengefasst. Krankenhäuser der __________ verfügen neben den Hauptdisziplinen Innere Medizin, __________ und Gynäkologie/Geburtshilfe über weitere Krankenhausabteilungen, wie z. B. Urologie, Kinderheilkunde, Orthopädie oder Psychiatrie. Krankenhäuser der __________ weisen häufig mehr als 800 __________ und über 20 Fachabteilungen auf.

8. Beschreiben Sie die Finanzierung des Rettungsdienstes in Deutschland.

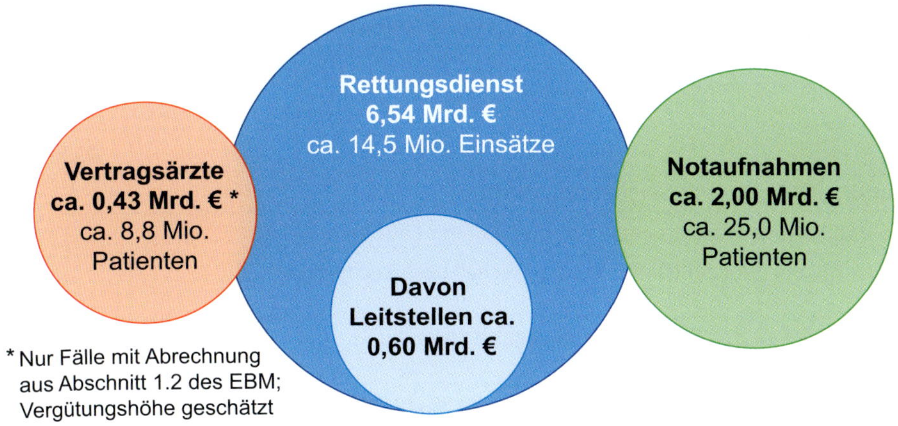

© K. Runggaldier, Herne/H. Hübner, Berlin

____

____

____

____

____

____

____

____

50 Organisation von Gefahrenabwehr und Rettungsdienst in Deutschland

1. Nennen Sie 4 Einsatzschwerpunkte einer SEG.

1.	3.
2.	4.

2. Beschriften Sie die Abbildung. Nutzen Sie dafür die untenstehenden Begriffe.

Autobahn – Fahrräder – Fußgänger – Innerorts – Krafträder – Landstraße – PKW

Hinweis: In der Abbildung werden die Verkehrstoten im Jahr 2022 nach Verkehrsbeteiligungsart und Ortslage gezeigt.

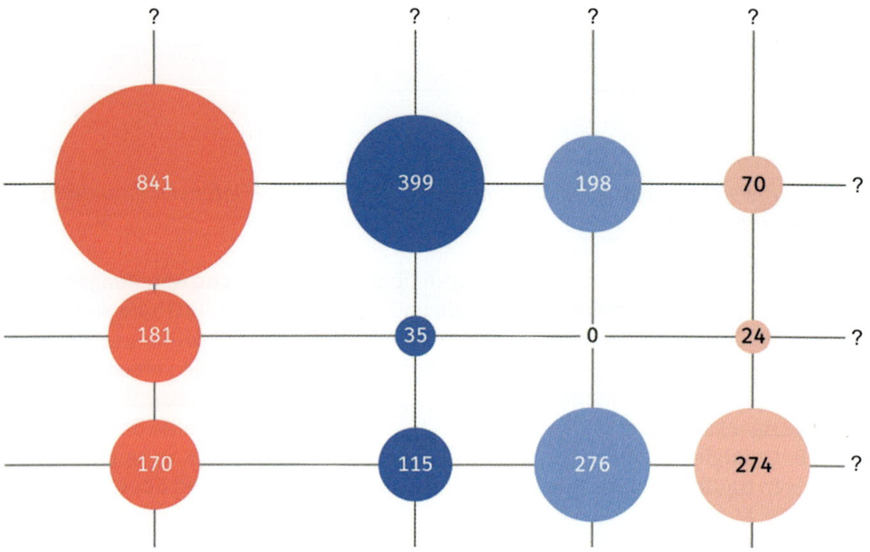

© Statistisches Bundesamt (Destatis), 2023 – Straßenverkehr Getötete 2022

3. Richtig oder falsch?

	Richtig	Falsch
1. Es ist Aufgabe des Staates, den Bürger vor Gefahren zu schützen.	☐	☐
2. Die Hoheit über Polizei und Rettungsdienste liegt in der Gewalt der Länder.	☐	☐
3. Es kann unterschieden werden in „polizeiliche“, „medizinische“ und „technische“ Gefahrenabwehr.	☐	☐
4. Die Hilfsorganisationen gehören zu den Behörden und Organisationen mit Sicherheitsaufgaben (BOS).	☐	☐
5. In Rettungsdienstbedarfsplanen werden notwendige materielle, strukturelle und personelle Ressourcen näher bestimmt.	☐	☐

4. Was verbirgt sich hinter dem Begriff „IVENA“?

5. Unterscheiden Sie die Begriffe.

Submissionsmodell

Konzessionsmodell

6. Tragen Sie die Glieder der Rettungskette ein und geben Sie an, wieso dieser Versorgungsweg auch kritisch betrachtet werden sollte.

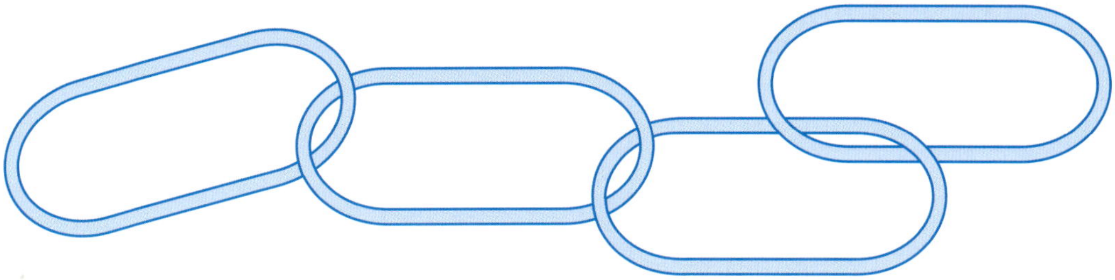

© H. Hübner, Berlin

7. Richtig oder falsch?

	Richtig	Falsch
1. Die Rolle der Laienhilfe gewinnt insbesondere in zeitkritischen Situationen zunehmend an Bedeutung.	☐	☐
2. Die Durchführung des Rettungsdienstes ist in Deutschland einheitlich an die Rettungsdienstträger gebunden.	☐	☐
3. Integrierte Leitstellen vereinen die beide Aufgabenbereiche von Rettungs- und Feuerwehrleitstellen.	☐	☐
4. Eine Aufgabe der First-Responder-Systeme ist die Erkundung der Lage und die qualifizierte Rückmeldung an die Leitstelle.	☐	☐

8. Erläutern Sie Einsatzzweck und Aufgaben von Gemeindenotfallsanitätern.

51 Rettungsdienstsysteme der deutschen Nachbarländer, in Großbritannien und den USA

1. Gesucht werden verschiedene Berufsgruppen im internationalen Rettungsdienst.

N	F	F	K	H	Y	L	H	M	N	L	B	F	D	T	B	V	D	J
P	N	Z	H	M	W	N	L	M	N	W	U	F	J	G	X	I	A	I
J	S	A	M	L	W	L	S	E	M	T	L	P	T	H	Z	H	N	C
F	V	M	H	P	R	A	C	T	I	T	I	O	N	E	R	E	A	X
A	J	B	R	B	S	N	I	Q	T	G	P	A	H	C	V	H	E	T
O	T	U	Q	M	R	R	W	F	L	A	Y	Q	V	R	A	K	S	O
H	C	L	H	W	Q	O	Q	P	A	R	A	M	E	D	I	C	T	N
Q	P	A	J	V	A	B	P	R	I	N	F	Q	M	F	Q	N	H	Q
J	O	N	W	J	H	U	G	G	X	N	I	J	C	N	H	U	E	Y
F	R	C	E	T	G	S	A	N	I	T	A	E	T	E	R	Q	S	J
H	W	I	N	W	E	V	G	D	B	H	H	M	T	G	E	Z	I	L
T	S	E	I	N	S	A	T	Z	L	E	N	K	E	R	R	C	E	D
R	M	R	W	N	B	Q	L	C	H	K	G	L	D	R	B	D	P	U
Y	J	E	G	D	L	T	R	B	B	I	Q	I	V	Y	A	G	F	Z
R	R	E	T	T	U	N	G	S	P	F	L	E	G	E	R	Z	L	B
C	J	O	R	Q	S	B	T	T	M	N	M	C	W	M	Y	M	E	R
X	B	E	H	A	N	D	L	E	R	Y	S	I	O	C	R	J	G	F
O	F	I	Z	M	M	X	E	R	J	J	J	T	B	P	B	W	E	M
O	E	X	B	Y	E	Q	L	E	L	J	Y	Q	M	Y	K	U	R	R

2. Geben Sie an, ob in Luxemburg mehr haupt- oder mehr ehrenamtliche Kräfte im Rettungsdienst tätig sind.

3. Beschreiben Sie die Qualifikationen von Rettungskräften in der Schweiz.

4. Beschreiben Sie die Qualifikationen von Rettungskräften in Tschechien.

Rettungsdienstsysteme der deutschen Nachbarländer, in Großbritannien und den USA

5. Nennen Sie die Qualifikationsstufen von Rettungsfachpersonal in den USA.

1. ______________________________
2. ______________________________
3. ______________________________
4. ______________________________

6. Richtig oder falsch?

Rettungsdienstsysteme im Vergleich	Richtig	Falsch
1. Belgien verfügt über ein Paramedic-System. Notärzte sind lediglich in der Luftrettung tätig.	☐	☐
2. Tschechien verfügt über ein durch privatwirtschaftliche Unternehmen organisiertes Rettungssystem.	☐	☐
3. Patienten in der Schweiz werden an den Kosten für Rettungseinsätze beteiligt.	☐	☐
4. Ein Community Paramedic ist ein britischer Paramedic mit besonderen Kompetenzen. Er ist auf weniger dringliche, dafür aber medizinisch oder psychosozial komplexere Fälle spezialisiert.	☐	☐
5. Die Ausbildung zum Paramedic ist in den USA durch ein Bundesgesetz einheitlich geregelt.	☐	☐

7. Diskutieren Sie, ob Sie ein Paramedic- oder ein Notarztsystem befürworten würden.

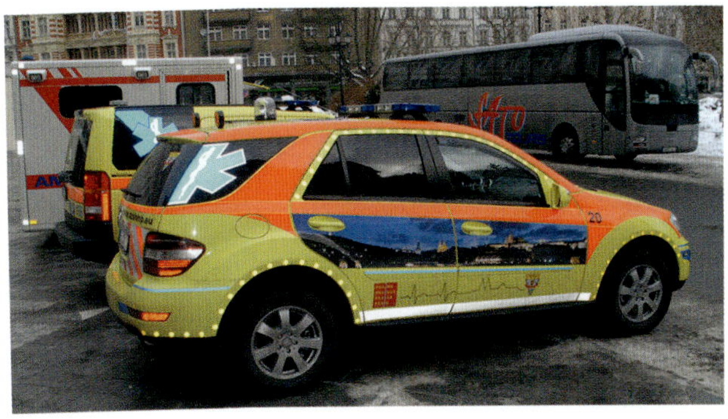

© C. Redelsteiner, Wien

8. Beschreiben Sie das Rettungsdienstsystem der Niederlande.

Luft-, Berg- und Wasserrettung

1. Nach welchem Standard ist die Ausstattung von Luftrettungsmitteln geregelt?

2. Erläutern Sie, zu welchen Transportkonstellationen es bei der Zusammenarbeit mit einem RTH kommen kann.

3. Definieren Sie den Begriff „Repatriierung".

4. Planen Sie Ihr Vorgehen.

Sie haben sich einen RTH zur Einsatzstelle beordern lassen. Diese ist sehr unübersichtlich. Der RTH muss nun von Ihnen eingewiesen werden.

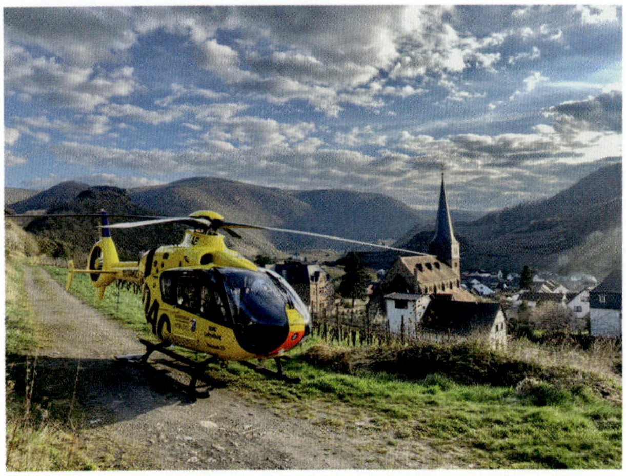

© ADAC Luftrettung gGmbH, München/Frank Michels

5. Nennen Sie 6 Aufgaben eines Notfallsanitäters als Bestandteil einer RTH-Besatzung.

1.	4.
2.	5.
3.	6.

6. Nennen Sie 4 Gefahren in der Gebirgsrettung.

1.	3.
2.	4.

7. Erläutern Sie den Begriff des „Hängetraumas“.

8. Welche Qualifizierung ist Grundvoraussetzung für eine Teilnahme an der Wasserrettung?

9. Nennen Sie mindestens 8 Aspekte, die im Rahmen einer praktischen Rettungsschwimmerprüfung für das Bestehen notwendig sind.

1.	5.
2.	6.
3.	7.
4.	8.

10. Planen Sie Ihr Vorgehen.

Sie sind privat an einem Baggersee, als Sie auf eine junge Frau aufmerksam werden, die im Wasser um Hilfe ruft. Sie schwimmen zu ihr und versuchen, sie zu greifen. Dabei klammert sie sich in Panik an Ihnen fest. Ihnen fällt es zunehmend schwer, sich selbst über Wasser zu halten.

53 Fahrzeuge

1. Geben Sie §1 der Straßenverkehrsordnung sinngemäß wieder.

2. Welches ist der maßgebende Faktor für die Länge des Anhaltewegs?

- ☐ Geschwindigkeit
- ☐ Fahrzeuggewicht
- ☐ Bereifung
- ☐ Bodenbelag
- ☐ Witterung

3. Nennen Sie mindestens 6 mögliche Gefahrenstellen im Straßenverkehr.

1.	4.
2.	5.
3.	6.

4. Planen Sie Ihr Vorgehen.

Sie fahren früh morgens nach einem Einsatz auf der Landstraße, als plötzlich ein Hirsch auf die Fahrbahn vor Ihnen läuft. Sie bemerken aus den Augenwinkeln, wie Ihr Kollege zusammenzuckt.

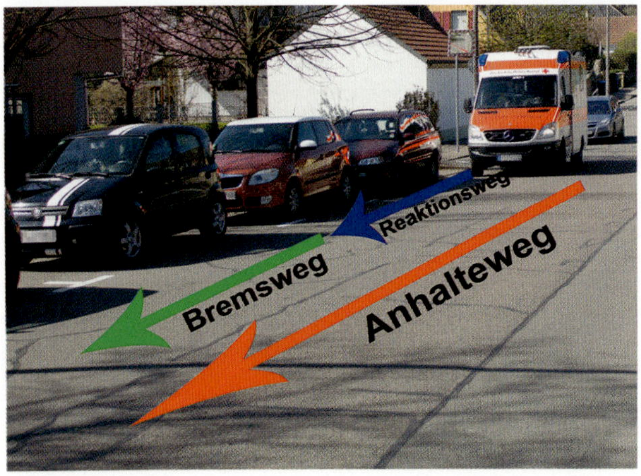

© M. Thamm, Breisach

5. Erläutern Sie, wieso der Standstreifen auf Autobahnen nicht regelhaft bei Sonderrechtsfahrten genutzt werden sollte.

6. Nennen Sie 4 Grundsätze, die beim Betreiben von Sauerstoffanlagen zu beachten sind.

1.	3.
2.	4.

7. Erläutern Sie, inwieweit sich das Fahrverhalten des Fahrzeugführers auf einen liegenden Patienten auswirkt.

8. Planen Sie Ihr Vorgehen.

Sie sind auf einer Einsatzfahrt zu einer laufenden Reanimation. Dabei werden sie an einer Baustellenausfahrt in einen Unfall verwickelt. Ihr Fahrzeug ist nicht mehr einsatzbereit.

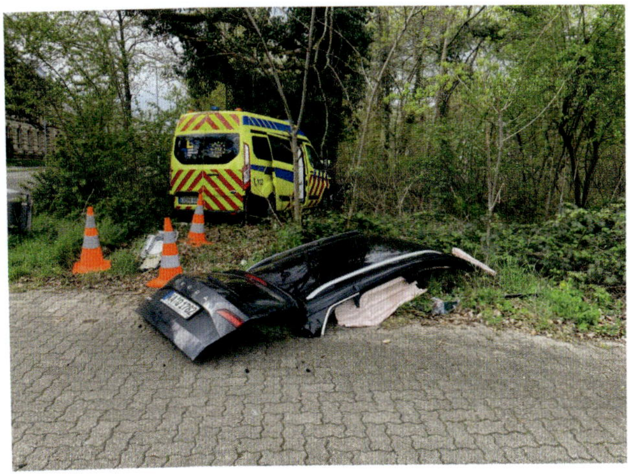

© MEDIE Ambulanz GmbH & Co. KG, Renchen/Costas Zafiriou

9. Wie können Stressoren für den Fahrer des Rettungsmittels im Notfalleinsatz effektiv vermindert werden?

Funk- und Kommunikationsmittel

1. Richtig oder falsch?

	Richtig	Falsch
1. Als Funk wird die Technik bezeichnet, die Signale mittels modulierter elektrochemischer Wellen übermittelt.	☐	☐
2. Unter Modulation versteht man die Umwandlung von Sprache in niederfrequente Schwingungen. Dies geschieht nach Aufnahme durch das Mikrofon im Modulator.	☐	☐
3. Den Abstand zwischen Nulllinie und positivem oder negativem Höchstwert, übertragen auf die elektromagnetische Welle, bezeichnet man als Amplitude.	☐	☐
4. Unter Frequenz ist die Schwingungszahl der Welle pro Sekunde zu verstehen. Die Maßeinheit der Frequenz ist Hartz (Hz).	☐	☐
5. Die räumliche Ausdehnung einer Welle zwischen Anfangs- und Endpunkt bezeichnet die Wellenberge.	☐	☐

2. Unterscheiden Sie „Wechsel-" und „Gegenverkehr".

____

____

____

____

3. Geben Sie an, was die Abkürzungen ausgeschrieben bedeuten.

Abkürzung	Bedeutung
FME	
bG	
TMO	
OPTA	
BOS	
FMS	
DMO	

4. Was ist eine Grundregel des Sprechfunkverkehrs?

☐ „So lang wie nötig, so kurz wie möglich."
☐ „Stets einen Funkspruch mit ‚Ende' abschließen."
☐ „Immer die eigene Kennung zuerst nennen."
☐ „Höflichkeitsformen sind unabdingbar."
☐ „Im Sprechfunkverkehr wird kein ‚Sie' verwendet."

5. Buchstabieren Sie den türkischen Familiennamen „Eyüboglu" mit Hilfe der deutschen Buchstabiertafel.

____

____

____

____

6. Ordnen Sie die Begriffe passend zum Status in der Tabelle zu.

- Notruf oder priorisierter Sprechwunsch
- Einsatzbereit über Funk
- Am Einsatzort eingetroffen
- Sprechwunschanmeldung
- Am Zielort
- Nicht einsatzbereit, außer Dienst
- Einsatzbereit an Wache
- Abfahrt vom Einsatzort
- Auftrag übernommen
- Frei durch jeweilige Leitstelle belegbar

Funkmeldesystem

Status	Bedeutung
0	
1	
2	
3	
4	
5	
6	
7	
8	
9	

7. Beschriften Sie die Abbildung.

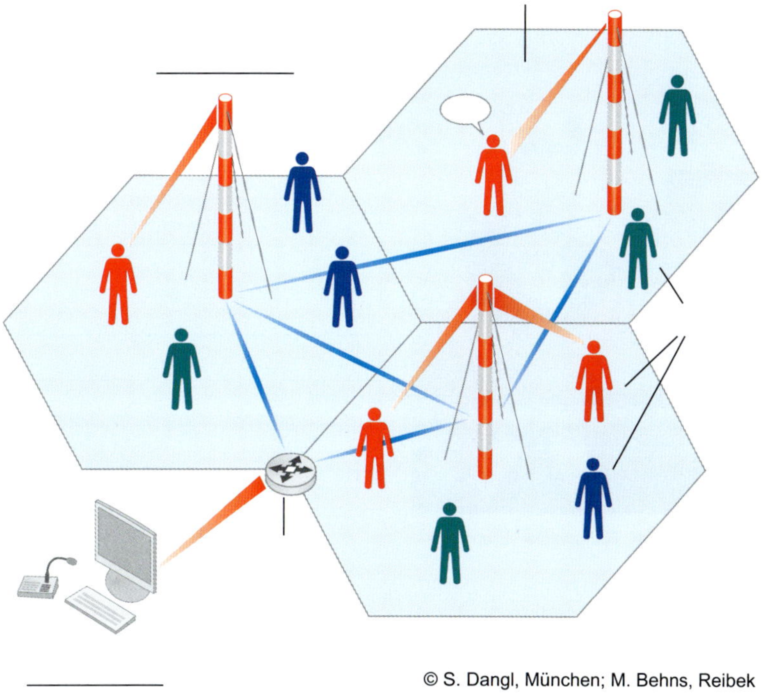

Qualitätsmanagement

1. Nennen Sie 4 Qualitätsmerkmale im Rettungsdienst.

1.	3.
2.	4.

2. Ergänzen Sie den Text.

Strukturqualität – Prozessqualität – Betrieb – Prozesse – drei – Qualitätsmanagementsysteme – Ergebnisqualität – Qualitätsdimensionen – messen

Grundsätzlich sind ______________ Qualitätsdimensionen von Bedeutung. Die ______________ befasst sich damit, einen organisatorischen Rahmen zu schaffen, in dem betriebliche ______________ reibungslos möglich sind. Die ______________ bezieht sich auf die eigentlichen Abläufe (Prozesse) im ______________. Die ______________ setzt sich mit den durch die anderen beiden ______________ ermöglichten Ergebnissen von betrieblichen Prozessen auseinander. Sie ist im Rettungsdienst nur eingeschränkt zu ______________. Zum Erreichen von Qualitätszielen werden sogenannte ______________ in Unternehmen implementiert.

3. Beschreiben Sie den PDCA-Zyklus.

4. Erläutern Sie, inwieweit das dargestellte Bild eine Form der QM-Anwendung darstellt.

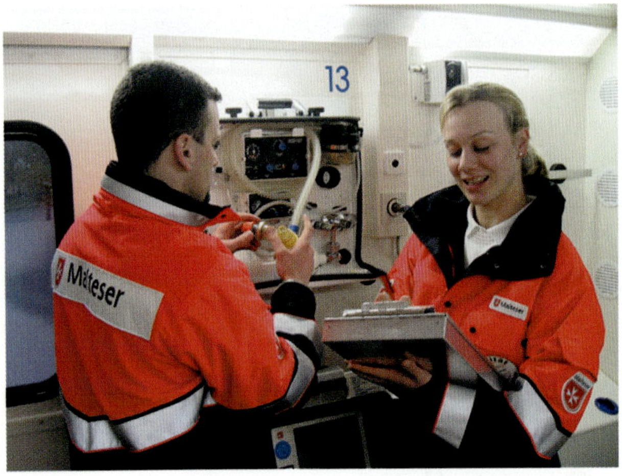

© K. Runggaldier, Bramsche

5. Unterscheiden Sie die Begriffe „Effizienz“ und „Effektivität“.

Effizienz

______

______

______

Effektivität

______

______

______

6. Nennen Sie 4 umweltrelevante Aspekte im Rettungsdienst.

1.	3.
2.	4.

7. Richtig oder falsch?

	Richtig	Falsch
1. Das Arbeitsschutzgesetz hat aufgrund seiner Spezifität lediglich eine hinweisende Bedeutung für den Rettungsdienst. Die Arbeitsstättenverordnung hingegen ist stets bindend.	☐	☐
2. Dabei gilt der Arbeitsschutz explizit für die Mitarbeiter nicht für die Patienten.	☐	☐
3. Rettungsfachpersonal muss eine Reihe arbeitsmedizinischer Untersuchungen durchlaufen.	☐	☐
4. Durch sicherheitstechnische Begehungen stellen Fachärzte für Arbeitssicherheit sicher, dass keine Gefährdungen am Arbeitsplatz vorliegen.	☐	☐
5. Jeder Mitarbeiter hat das Anrecht auf eine persönliche Einsatzweste und eigene Einsatzstiefel nach S3-Standard.	☐	☐
6. Arbeitsunfälle müssen immer in das sogenannte Unfallheft eingetragen werden.	☐	☐

8. Ergänzen Sie den Text.

Bagatellverletzungen – Rettungsfachpersonal – Beruf – Verletzung – meldepflichtigen – Arbeitsunfähigkeit – Behandlung – Arbeitnehmers – Verbandbuch – Tagen – Arbeitsunfällen

Ein angemessener Umgang mit ______ ist von großer Bedeutung für das ______. Dies gilt auch für (scheinbare) ______. Die Berufsgenossenschaften übernehmen im Falle anerkannter Arbeitsunfälle die Kosten für die ______ und die Kosten für die aus der ______ resultierenden Folgen. So etwa die Umschulungskosten im Falle der Unfähigkeit, den erlernten ______ weiter auszuüben. Nach einer Verletzung muss diese zunächst in das ______ eingetragen werden. Auch sollte sich erkundigt werden, ob es sich um einen ______ Arbeitsunfall handelt. Eine Unfallanzeige ist immer dann notwendig, wenn eine ______ von mehr als 3 ______ aus dem Unfall resultiert oder dieser den Tod des ______ zur Folge hat.

9. Erläutern Sie den Begriff „Unterweisung“.

______

______

______

______

______

______

Grundlagen staatlicher Ordnung

1. Nennen Sie 6 Aufgaben des Staates.

1.	4.
2.	5.
3.	6.

2. Nennen Sie 6 Pflichten des Bürgers.

1.	4.
2.	5.
3.	6.

3. Wobei handelt es sich nicht um ein Grundrecht?

☐ Freie Wahl des Wohnortes
☐ Freie Wahl des Berufs
☐ Erhalt einer bestimmten Arbeitsstelle
☐ Das Recht politische Vertreter zu wählen
☐ Das Recht auf freie Meinungsäußerung

4. Erläutern Sie einen möglichen Entstehungsweg für ein Gesetz.

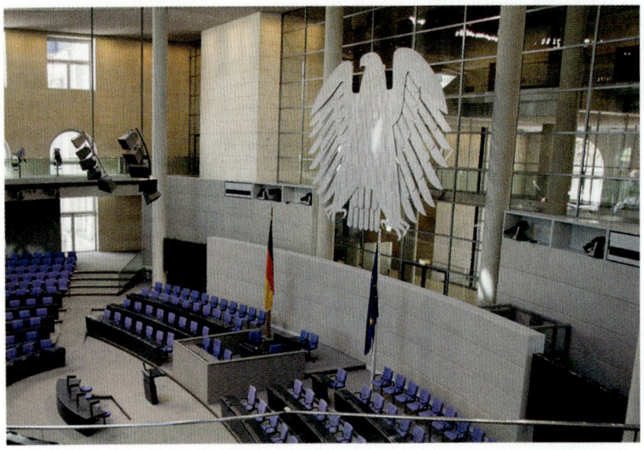

© colourbox.com

5. Erläutern Sie den Begriff „föderativer Staat".

6. Unterscheiden Sie die Begriffe.

Legislative

____

____

Exekutive

____

____

Judikative

____

____

7. Nennen Sie 4 wesentliche Grundsätze der Rechtsprechung in Deutschland.

1.	3.
2.	4.

8. Richtig oder falsch?

	Richtig	Falsch
1. Ausschließliche Rechtsprechung bedeutet, dass nur der Bund diese Bereiche gestalten kann. Dazu gehören zum Beispiel Arzneimittelgesetze.	☐	☐
2. Die Länder können bestimmte Bereiche, die nicht der ausschließlichen Rechtsprechung unterliegen, selbst regulieren. So ist zum Beispiel das Arbeitsrecht vollständig bundeslandabhängig.	☐	☐
3. Hauptorgan der Gesetzgebung ist die Bundesregierung, welche gemeinsam mit dem Bundespräsidenten agiert.	☐	☐
4. Die Parteien gehören zu den sogenannten Verfassungsorganen. Damit haben sie einen hohen Stellenwert in der Bundesrepublik.	☐	☐
5. Um in den Bundestag gewählt zu werden, muss ein Politiker Mitglied einer Partei sein.	☐	☐

9. Nennen Sie 6 Bundesministerien und ordnen Sie die aktuell verantwortlichen Minister zu.

Aufgaben

57 Rechtliche Rahmenbedingungen des Rettungsdienstes

1. Nennen Sie 4 Pflichten des Rettungsdienstpersonals.

1.	3.
2.	4.

2. Nennen Sie 4 Regelkompetenzen des Rettungsfachpersonals.

1.	3.
2.	4.

3. Richtig oder falsch?

Die Berufe im Rettungsdienst und ihr rechtlicher Rahmen

	Richtig	Falsch
1. Die Besetzung der Rettungsmittel wird unter anderem in den Landesrettungsdienstgesetzen geregelt.		
2. Ein Notfallsanitäter kann einem Rettungshelfer die Anlage eines Venenzugangs rechtssicher delegieren.		
3. Für Rettungssanitäter ist das Verabreichen von intravenösen Medikamenten im Rahmen einer Notkompetenz zumutbar.		
4. Die Strafbarkeit für invasive Maßnahmen ohne Einwilligung entfällt automatisch, wenn sie von Notfallsanitätern oder Notärzten durchgeführt werden.		
5. Notärzte werden von den jeweiligen Landesärztekammern geprüft.		
6. Ärzte ohne Zusatzbezeichnung Notfallmedizin sind Notfallsanitätern niemals weisungsbefugt.		

4. Erläutern Sie die Begriffe.

Rechtfertigender Notstand

Notwehr

Amtshaftung

5. Ergänzen Sie die Tabelle.

Paragraf	Sinngemäßer Inhalt
§ 223 StGB *(Körperverletzung)*	
§ 203 StGB *(Schweigepflicht)*	
§ 239 StGB *(Freiheitsberaubung)*	

6. Erläutern Sie den Begriff der „unterlassenen Hilfeleistung“ in Verbindung mit der sogenannten „Garantenstellung“.

7. Bewerten Sie die Situation.

Frau Salome hat im Rahmen einer Nierenkolik stärkste Schmerzen. Sie sind gemeinsam mit einem Notarzt vor Ort. Sie wissen, dass die Anlage eines Venenzugangs und die Medikamentengabe den Straftatbestand der „gefährlichen Körperverletzung“ erfüllen. Da Ihr Notfallteam den Wunsch und den Auftrag (§ 13 StGB) hat, Frau Salome zu helfen, bringt Sie das in eine juristische Zwickmühle. Kann hier eine Lösung herbeigeführt werden?

8. Bewerten Sie die Situation.

Frau Salome möchte einige Wochen später gerne eine Kopie des Rettungsdienstprotokolls für ihre persönliche Gesundheitsakte zuhause erhalten. Der am Telefon gefragte Kollege ist sich hier nicht sicher, wie zu verfahren ist.

9. Richtig oder falsch?

	Richtig	Falsch
1. Die Inanspruchnahme von Sonderrechten (§ 35 StVO) setzt nicht voraus, dass blaues Blinklicht und Einsatzhorn verwendet werden.	☐	☐
2. Anders als bei der Inanspruchnahme von Wegerechten (§ 38 StVO) dürfen beim alleinigen Einsatz von Sonderrechten zu keiner Zeit andere Verkehrsteilnehmer wie Autofahrer, Fahrradfahrer oder Fußgänger gefährdet oder gar geschädigt werden.	☐	☐
3. Voraussetzung für das Bestehen eines Wegerechts in einer konkreten Verkehrssituation ist das rechtzeitige Einschalten von blauem Blinklicht und Einsatzhorn.	☐	☐

10. Erläutern Sie den Begriff der „kleinen und großen Sonderfahrberechtigung“.

____

____

____

____

____

11. Bewerten Sie die Situation.

Sie werden morgens von Ihrem Wachleiter angerufen. In Ihrem Landkreis ist es zu einer größeren Schadenslage in einer Biogasanlage gekommen. Es müssen dringend weitere Kräfte zum Einsatzort. Sie erklären sich zur spontanen Dienstübernahme bereit. Auf dem Weg zur Wache werden Sie in Ihrem Privat-PKW geblitzt.

____

____

____

____

____

____

____

12. Bei privaten Krankentransportanbietern wird in der Regel eine „Fahrererlaubnis zur Fahrgastbeförderung“ der Mitarbeiter benötigt. Nennen Sie 6 Kriterien, die zur Erteilung erfüllt werden müssen.

1.	4.
2.	5.
3.	6.

13. Ergänzen Sie den Text.

Apotheken – Dritte – verschreibungspflichtigen – Rettungsdienstes – 1 – apothekenpflichtig

Zweck des Arzneimittelrechts ist es, im Interesse einer ordnungsgemäßen Arzneimittelversorgung bei Mensch und Tier für die Sicherheit im Verkehr mit Arzneimitteln zu sorgen (vgl. § ________ AMG). Arzneimittel sind daher grundsätzlich ________, d. h., sie dürfen nur von ________ abgegeben werden. Hiervon abweichend dürfen die nach Landesrecht bestimmten Träger und Durchführenden des ________ von Krankenhausapotheken mit Arzneimitteln beliefert werden. Diese Arzneimittel dürfen allerdings nur Notfallpatienten verabreicht werden. Die Verabreichung von ________ Arzneimitteln an Notfallpatienten durch den Notarzt und Rettungsfachpersonal ist keine Abgabe im arzneimittelrechtlichen Sinne. Ansonsten darf Rettungsfachpersonal Arzneimittel jedoch nicht an ________ abgeben.

14. Richtig oder falsch?

Betäubungsmittel

	Richtig	Falsch
1. Für die im Rettungsdienst gebräuchlichen Betäubungsmittel gilt neben den arzneimittelrechtlichen Vorschriften zusätzlich das Betäubungsmittelrecht.	☐	☐
2. Hiernach dürfen Betäubungsmittel nur von Ärzten verabreicht werden und auch nur dann, wenn ihre Anwendung begründet ist.	☐	☐
3. Eine Strafbarkeit bei der Gabe von Betäubungsmitteln könnte entfallen, wenn Notfallsanitäter sich im Rahmen der Patientensituation auf den rechtfertigenden Notstand (§ 34 StGB) beziehen.	☐	☐

15. Unterscheiden Sie das Medizinproduktegesetz (MPG) und die Medizinprodukte-Betreiberverordnung (MPBetreibV).

____

____

____

16. Nennen Sie mindestens 6 Anwenderpflichten in Bezug auf Medizinprodukte.

1.	4.
2.	5.
3.	6.

17. Bewerten Sie die Situation.

Sie besetzen einen RTW mit einem Defibrillator, der Ihnen noch nicht bekannt ist. Sie bitten den anwesenden Wachleiter um eine ausführliche Erklärung der Funktionen durch den Medizinproduktebeauftragten. Da dieser im Urlaub ist, erhalten Sie die gewünschten Erklärungen direkt vom Wachleiter. Im Rahmen einer Reanimation am selben Tag wird der Defibrillator von Ihnen ohne Zwischenfälle eingesetzt. War Ihr Verhalten korrekt?

____

____

____

____

____

Kapitelübergreifende Übungsaufgaben

In diesem letzten Abschnitt des Buches sind kapitelübergreifende Fragen aufgeführt. Das Arbeitsbuch ist im Kern so angelegt, dass wichtige Schlüsselfragen zu den einzelnen Buchkapiteln gestellt und mit ihrer Hilfe beantwortet werden können. Dieser Abschnitt stellt also eine Besonderheit dar, denn er ist so konzipiert, dass Sie kapitelübergreifend nachschlagen müssen, wenn Sie zu den einzelnen Aufgaben recherchieren möchten. Ähnlich wie in der realen Arbeitswelt begegnen uns hier also Fragestellungen, die aus allen möglichen Wissensbereichen kommen. In einigen Fällen sind die Fragen so gestaltet, dass sie nur indirekt aus dem Buch abgeleitet werden können. Sie müssen hier also Ihre persönliche Erfahrung und Perspektive mit einfließen lassen. Die Fragen beziehen sich manchmal aufeinander und sollten daher in der gegebenen Reihenfolge 1–27 bearbeitet werden.

1. Planen Sie Ihr Vorgehen

Sie werden zu einer jungen Familie nach Hause gerufen. Simon, das 6-jährige Kind der Familie, hat durch eine Sauerstoffunterversorgung bei der Geburt einen Hirnschaden erlitten und ist nun im Alltag teilweise auf Hilfe angewiesen. Er kann sprechen und sich fast normal bewegen. Beim Laufen hat er ein paar Einschränkungen. Er versteht die meisten Dinge altersgerecht, benötigt dafür aber mehr Zeit als andere Kinder. Jetzt hat er sich beim Spielen eine Kopfplatzwunde zugezogen und war für etwa 10 Minuten bewusstlos. Die Eltern hätten ihn normalerweise selbst ins Krankenhaus gefahren, waren aber durch die Bewusstlosigkeit verunsichert. Simon kann auch nach dem Unfall (im für ihn normalen Umfang) sprechen und sich wie zuvor bewegen. Es bestehen keine neurologischen Auffälligkeiten gegenüber dem Vorzustand, die Kopfplatzwunde ist 3 cm lang, leicht klaffend und befindet sich auf der Stirn.

2. Bewerten Sie die Situation

Simons Eltern möchten ihn nach Ihrer Untersuchung und der eingehenden Beratung durch Sie eigenständig ins Krankenhaus fahren, da sie hoffen, ihn direkt nach der Untersuchung wieder mit nach Hause nehmen zu können.

3. Richtig oder falsch?

Bagatellverletzungen

	Richtig	Falsch
1. Klassischerweise werden bei Bagatellverletzungen eher nicht-opioide Analgetika eingesetzt. Geeignet sind insbesondere NSAR und Metamizol.	☐	☐
2. Nicht-opioid Analgetika wirken z. B. an den κ-Rezeptoren.	☐	☐
3. Die Schmerzmittelgabe bei Bagatellverletzungen erfüllt grundsätzlich die Bedingungen für den „rechtfertigenden Notstand" (§34 StGB).	☐	☐
4. Bagatellverletzungen können schwerere Verletzungen kaschieren	☐	☐
5. Der Begriff „Bagatellverletzungen" ist ein Stück weit umstritten, weil er die Perspektive des Patienten ausklammert.	☐	☐

4. Korrigieren Sie die Fehler im Text.

Antazida sind Medikamente, die Übelkeit unterdrücken und Erbrechen möglichst verhindern sollen. Erbrechen ist ein recht komplizierter biopsychologischer Prozess. Ursächlich können unter anderem Kopfverletzungen, psychische Belastungen, Infektionen mit Clostridien oder Medikamentennebenwirkungen sein. Aber auch gastrointestinale Notfälle, wie etwa das Koterbrechen bei rupturierten Ösophagusvarizen kommen als Ursache in Frage. Das Brechzentrum liegt in der Formatio clavicularis und ist der Wirkungsort einiger Antiemetika. Die wichtigsten drei Medikamente sind das Metoprolol, das Dimenhydrinat und das Ondansetron. Letztere können die QR-Strecke verändern und müssen somit mit großer Vorsicht eingesetzt werden. Metoclopramid kann zu schweren Listeriosen führen und muss somit ebenfalls zurückhaltend angewendet werden. Oftmals helfen einfache Maßnahmen, wie eine ruhige Fahrweise, eine niedrigdosierte Sauerstoffgabe und eine entspannte Atmosphäre bereits sehr gut gegen Übelkeitssymptome.

5. Nennen Sie 6 Symptome oder Anzeichen, die auf das Vorhandensein von Ösophagusvarizen hindeuten könnten.

1.	4.
2.	5.
3.	6.

6. Erläutern Sie, inwieweit eine Beratung von Familien, die Kinder mit Behinderungen haben, eine besondere Herausforderung für Notfallsanitäter darstellt.

7. Ergänzen Sie die Tabelle.

Umgang mit Kindern im Rettungsdienst	
K	
A	
S	
P	
E	
R	
L	
E	

8. Erläutern Sie den EPC-Algorithmus zur Behandlung von Kindern.

____

____

____

____

____

____

____

____

____

____

9. Ergänzen Sie den Text

Beatmung – Blut – Hirndruck – Hirngefäße – Hyperkapnie – Hypokapnie – Hypoventilation – intrathorakalen – Ischämierisiko – oxygenieren – pathophysiologischer – Rückstrom

Die ____________ bei Schädel-Hirn-Traumata ist eine besondere Herausforderung und sollte auf physiologischer und ____________ Ebene unbedingt verstanden werden. Die Beatmung verändert die Zusammensetzung der Gasanteile im ____________. Eine ____________ liegt dann vor, wenn zu wenig Kohlendioxid abgeatmet wird. Eine ____________ liegt vor, wenn zu viel CO_2 abgeatmet wird. Eine ____________ führt also zu einer Hyperkapnie und umgekehrt. Ist zu viel CO_2 im Blut, werden die ____________ weitgestellt. Die Folge ist eine stärkere Durchblutung des Gehirns. Ist zu wenig CO_2 im Blut werden die Blutgefäße eng gestellt, was die Durchblutung senkt. Dies hat zur Folge, dass Blutungen im Gehirn schwächer werden könnten. Gleichzeitig aber steigt das ____________, da weniger Durchblutung auch immer weniger Sauerstoffzufuhr bedeutet. Eine Hyperventilation sollte also höchstens als „Ultima ratio" bei anders nicht behandelbaren und sehr ausgeprägten Anzeichen von ____________ erfolgen. Daneben muss auch der Beatmungsdruck kritisch hinterfragt werden. Er muss ausreichend hoch sein, um das Blut und damit auch das Gewebe gut zu ____________. Gleichzeitig aber darf er den ____________ Druck nicht so sehr steigern, dass der venöse ____________ aus dem Kopf in Richtung Herzen behindert wird.

10. Analysieren Sie die Situation

Sie werden in eine Wohnung zu einem Patienten gerufen, der von seiner Frau aufgefunden wurde. Sie sei kurz zum Einkaufen außer Haus gewesen und habe ihren Mann unruhig auf dem Bett liegend vorgefunden. Er habe nur noch einzelne Silben von sich geben können und diese „immer und immer wieder" wiederholt. Zudem sei er am ganzen Körper steif gewesen und reagiere bei offenen Augen nicht auf Ansprache. Bei Ihrer Untersuchung stellen Sie eine rechtsseitig dilatierte Pupille fest.

____

____

____

____

____

____

____

____

____

____

11. Erläutern Sie die klinische Weiterversorgung von Herzbeuteltamponaden.

12. Beschreiben Sie das Vorgehen bei einer Notfallthorakotomie.

13. Erläutern Sie, inwieweit es im deutschen Rettungsdienst zu Problemen bei der flächendeckenden Einführung von Maßnahmen, wie der Notfallthorakotomie kommen könnte.

14. Richtig oder falsch?

Notfallnarkose

	Richtig	Falsch
1. Typische Gründe für eine Notfallnarkose im Rettungsdienst sind der kardiogene Schock, das Vorhandensein eines Schädel-Hirn-Traumas oder einer Epiglottitis.	☐	☐
2. Zur Narkosevorbereitung gehört immer ein entsprechendes minimales Monitoring (6-Kanal-EKG, Pulsoxymetrie, Kapnografie und NIBP).	☐	☐
3. Idealerweise werden vor der Narkose drei Venenzugänge angelegt.	☐	☐
4. Im Rettungsdienst sollte auf die Präoxygenierung verzichtet werden.	☐	☐
5. Bei Patienten im Schock bietet sich Esketamin als Narkotikum an.	☐	☐

15. Welche Aspekte müssen bei narkotisierten Patienten in Bezug auf Dokumentation und Übergabe auf jeden Fall mitgeteilt werden? Nennen Sie 8 Beispiele.

1.	5.
2.	6.
3.	7.
4.	8.

16. Unterscheiden Sie „objektive" und „subjektive Angaben" im Rahmen der Dokumentation und verdeutlichen Sie dies durch ein Beispiel.

Objektive Angaben:

Subjektive Angaben

17. Erläutern Sie, wieso die Vermeidung „subjektiver Deutungen" gegenüber Patienten ein hilfreiches Mittel zur Deeskalation angespannter Situationen sein kann.

18. Nennen Sie 6 weitere Vorgehensweisen, mit den sich Eskalationen vermeiden oder abschwächen lassen.

1. ______	4. ______
2. ______	5. ______
3. ______	6. ______

19. Analysieren Sie, welche Vorteile eine Nachbereitung mit Einheiten der „Psychosozialen Notfallversorgung" für die Einsatzkräfte nach einem gewalttätigen Zwischenfall haben kann.

______

______

______

______

______

______

20. Ergänzen Sie den Text.

Interventionen – kollegiale – kontraproduktiv – „Peer-Prinzip" – persönlichen – Perspektiven – professionellen – PSNV-E – Realitätswahrnehmung – sachbezogenes

Maßnahmen der „Psychosozialen Notfallversorgung für Einsatzkräfte (______)" sind in der Regel nicht dafür geeignet, bei anderen Betroffenen (z. B. Angehörigen) eingesetzt zu werden. Dies liegt vor allem in der unterschiedlichen ______ von beteiligten Einsatzkräften und beteiligten nicht-Einsatzkräften begründet. Während Einsatzkräfte ein sehr ______ Ziel, etwa die Versorgung eines Schwerstverletzten haben und sich damit in einem ______ Kontext befinden, sind Angehörige in einem ______ Kontext betroffen. Hier sind Reaktionen und Bedürfnisse manchmal ähnlich, benötigen aber andere ______. Bei Einsatzkräften wird zum Beispiel oftmals auf ein ______ zurückgegriffen, das heißt, dass fortgebildete Kolleginnen und Kollegen bestimmte Interventionen nach belastenden Ereignissen durchführen. Man verspricht sich davon eine Linderung der Belastung durch gemeinsame ______ und ______ Unterstützung. Dies ist nachvollziehbarerweise bei Angehörigen nicht möglich und wäre mitunter sogar ______.

21. Ordnen Sie die Beratungsstellen, den jeweiligen Betroffenengruppen zu.

Hinweise: Mehrfachnennungen sind möglich und die Liste ist natürlich nicht absolut trennscharf. Wenn Sie bei der ein oder anderen Gruppe eine etwas andere Zuordnung haben und diese begründen können, ist ihre Entscheidung sicherlich gerechtfertigt.

Ärztlicher Notdienst – Familien- und Erziehungsberatungsstelle – Frauenhaus – Gesundheitsamt – Ordnungsamt – Hausnotrufdienst – Jugendamt – Jugendheim – Kirchengemeinde – Lebensberatungsstelle – Notfallseelsorge – Obdachlosenheim – Pflegenotdienst – Selbsthilfevereine – Sozialarbeit (Streetworking) – Sozialpsychiatrischer Dienst (Gesundheitsamt) – Sozialstation – Traumaambulanz

Betroffenengruppe	Unterstützungsinstanz/Beratungsstelle
Von Armut betroffene Menschen / Obdachlose Menschen	
Familien in Konfliktsituationen	
Menschen mit akuter Belastungsreaktion	
Menschen mit pathologischer Trauerreaktion	
Menschen in akuten Überforderungssituationen	
Vereinsamte Menschen	
Verwahrloste Menschen	

22. Erläutern Sie, welche Notfallbilder Ihnen im Rahmen „häuslicher Gewalt" begegnen können.

23. Beschreiben Sie, den Verletzungsmechanismus eines Schütteltraumas und dessen Auswirkungen.

24. Richtig oder falsch?

Sudden Infant Death Syndrome (SIDS)	Richtig	Falsch
1. Wichtige Risikofaktoren für ein SIDS sind das Rauchen in der Wohnung und das Schlafen in Bauchlage.	☐	☐
2. Ausschließliches Stillen während der ersten Lebensmonate und der pünktliche Erhalt der empfohlenen Schutzimpfungen haben einen präventiven Effekt.	☐	☐
3. Das typische Zeichen eines SIDS ist das scheinbar schlafende Kind mit Atemstillstand.	☐	☐
4. Die Erfolgsquote von Reanimationen ist in diesem Fall allerdings relativ hoch.	☐	☐
5. Der Begriff ALTE („Apparent Life-threatening Event") wurde durch den Begriff BRUE („Brief resolved unexplained event") ersetzt.	☐	☐

25. Bewerten Sie die Einstellung des Notfallbeatmungsgerätes.

Sie beatmen mit Ihrem Team einen 2 Jahre alten und 13 kg schweren Jungen, der nach einem Ertrinkungsunfall durch Sie reanimiert wurde. Sie führen eine volumenkontrollierte Beatmung (VCV) mit folgenden Parametern durch:

- Atemmodus = CMV
- Atemhubvolumen = 200 ml
- PEEP = 4 mbar
- Frequenz (f) = 24
- I:E = 1:2
- F_iO_2 = 0,4

26. Ergänzen Sie den Text.

Anästhesiepraktika – Beatmung – Beherrschen – Berufsstand – Beutel – Eigenengagement – Einsatzsituation – Herausforderung – Konsequenzen – politischem – wenige

Eine der wesentlichen Grundfertigkeiten im Rettungsdienst ist die ______________________ -Masken-Beatmung. Sie hat so eine hohe Bedeutung, weil ihre Nichtbeherrschung fatale ______________________ für unsere Patienten haben kann. Gleichzeitig benötigen relativ ______________________ Patienten im Rettungsdienst eine ______________________, sodass Notfallsanitäter eigentlich zu wenig Training bekommen, um sie in jeder ______________________ sicher beherrschen zu können. Umso wichtiger ist hier das ______________________ des einzelnen im Sinne des „lebenslangen Lernens". Das bedeutet, dass jeder einzelne von uns für das ______________________ lebensrettender Maßnahmen im Sinne unserer Patienten eine Verantwortung trägt. Zukünftig muss auch unser ______________________ gute Lösungen, wie etwa regelmäßige ______________________, finden, um jeden einzelnen von uns bei dieser ______________________ zu unterstützen. Dies muss insbesondere auch auf ______________________ Wege eingefordert werden.

27. Erläutern Sie, wie berufspolitische Arbeit geleistet werden kann und welche Prozesse dabei beeinflusst werden sollen.

Lösungen

1 Ausbildung und Beruf des Notfallsanitäters

1. Beschreiben Sie das Berufsbild des Notfallsanitäters.

Notfallsanitäter sind Gesundheits- und Rettungsfachkräfte, deren Ausbildung und Tätigkeit unter anderem durch das Notfallsanitätergesetz (NotSanG) geregelt wird. Sie sind die derzeit höchste ausbildungsbasierte Qualifikationsstufe im deutschen Rettungsdienst. Neben ihren umfassenden notfallmedizinischen Kenntnissen verfügen Notfallsanitäter über weitreichendes Wissen in den Bereichen Einsatzorganisation, Krisenkommunikation und Rettungstechnik. Sie arbeiten zumeist an Rettungswachen oder Luftrettungsstützpunkten, auch werden sie zunehmend im betriebsmedizinischen, polizeilichen oder klinischen Bereich eingesetzt.

2. Erläutern Sie, inwiefern „schuldhaftes Verhalten" der Berufsausübung nach §2 Abs. 1 NotSanG entgegenstehen könnte.

Schuldhaftes Verhalten meint hierbei fahrlässige oder mutwillige Verletzungen von strafrechtlichen Vorschriften. So könnten zum Beispiel Drogenkonsum, das Fahren unter Alkoholeinfluss, Gewaltdelikte, Eigentumsdelikte o. ä. der Berufsausübung entgegenstehen, da die Zuverlässigkeit der betroffenen Person in Frage gestellt sein könnte.

3. Richtig oder falsch?

	Richtig	Falsch
1. Der Notfallsanitäter ist die höchste ausbildungsbasierte Qualifikation im deutschen Rettungsdienst.	✓	
2. Aus diesem Grunde erfüllt er seine Aufgaben stets alleine. Andere Kollegen und Fachdienste arbeiten ihm zu.		✗
3. Die Herstellung der Einsatzbereitschaft des Rettungsmittels liegt im Verantwortungsbereich des Fahrzeugführers.		✗
4. Wenn ein Notarzt an die Einsatzstelle beordert ist, trägt der Notfallsanitäter keine Verantwortung mehr für den Einsatzverlauf.		✗
5. Die Begriffe „Tätigkeitsbereiche" und „Aufgabenbereiche" meinen beide den Bereich, in dem der Notfallsanitäter arbeitet bzw. tätig ist.		✗
6. Dienstbeginn und Schichtübernahme sind für Notfallsanitäter eine der wenigen verlässlich vorhersagbaren Aufgaben.	✓	

2. Der Notfallsanitäter ist unbedingt auf die konstruktive **Arbeit in Teams** angewiesen.
3. Die Verantwortung trägt die **gesamte Besatzung**. Näheres regeln die lokalen Vorschriften.
4. Der Notfallsanitäter trägt dauerhaft eine **moralische und juristische Verantwortung**.
5. Tätigkeitsbereich: **Institutioneller** Rahmen (z. B. Luftrettungsdienst)
   Aufgabenbereich: **Konkrete Anforderungen** der jeweiligen Tätigkeit

4. Nennen Sie 6 mögliche Einsatzbereiche für Notfallsanitäter.

1. Rettungsdienst	4. Krankenhaus (z. B. in der Notaufnahme)
2. Auslandsrückholdienst	5. Betriebssanitäter (mit Zusatzqualifikation)
3. Leitstelle (mit Zusatzqualifikation)	6. Remote-Medic (mit Zusatzqualifikation)

5. Welche Person gehört nicht zum Prüfungsausschuss bei Notfallsanitäterprüfungen?

✓ Pädagogischer Leiter

6. Planen Sie den Einsatzablauf in Stichworten. Konzentrieren Sie sich dabei nicht auf das Krankheitsbild, sondern auf den gesamten Einsatzablauf.

Sie werden kurz nach dem Fahrzeugcheck zu einem Notfalleinsatz mit der Einsatzmeldung „Atemnot" gerufen.

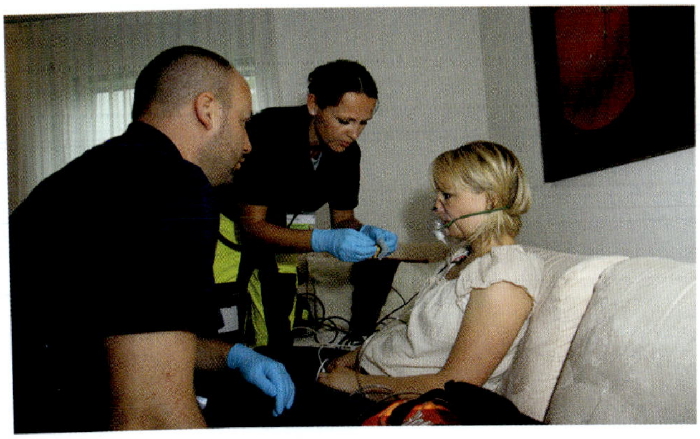

© Rettung St. Gallen, Gossau SG, Schweiz

- Anfahrt unter Berücksichtigung der Sorgfaltspflicht
- Aufstellen des Einsatzfahrzeuges an geeignetem Einsatzort
- Eigenschutz und ggf. Rückmeldung an Leitstelle
- Ersteinschätzung (ABCDE) und Durchführung von lebensrettenden Interventionen
- Nachforderung weiterer Kräfte, falls erforderlich
- Weitere Untersuchung und Behandlung des Patienten
- Auswahl des Zielkrankenhauses, Anmeldung und Einleitung des Transportes
- Durchführung des Transportes
- Übergabe im Krankenhaus
- Nachbereitung des Einsatzes (Instandsetzung des Arbeitsmaterials und Teamreflektion)

7. Erläutern Sie, inwieweit einige der Arbeitsbedingungen von Notfallsanitätern in anderen Berufen nur wenig verbreitet sind.

Sicherheits- und gesundheitsrelevante Aspekte im Arbeitsleben werden vielerorts diskutiert und im Rahmen von gesetzlichen Vorschriften oder innerbetrieblichen Maßnahmen bearbeitet. Dies trifft selbstverständlich auch auf den Rettungsdienst zu. Zu bedenken ist allerdings, dass sich bestimmte Vorgänge im Rahmen von Notfallsituationen nur eingeschränkt vermeiden lassen. So ist das Retten von Patienten aus Gefahrenbereichen häufig mit einer Fehlbelastung der Wirbelsäule verbunden. Die Belastung durch den Schichtdienst ist eine große Herausforderung für Körper und Psyche. Auch sind Notfallgeschehen zeitlich nicht vorhersehbar, was sich insbesondere auf das Sozialleben der Mitarbeiter auswirken kann. Zudem ist die Rettungswache ein Ort, an dem häufig nur wenige Rückzugsmöglichkeiten bestehen. All diese und noch weitere Faktoren sind in ihrer Vielzahl und Vielfältigkeit relativ einzigartig in der Arbeitswelt.

8. Finden Sie die 7 gesuchten Begriffe.

Tipp: Sie alle gehören zu den möglichen beruflichen Risiken im Arbeitsumfeld des Notfallsanitäters.

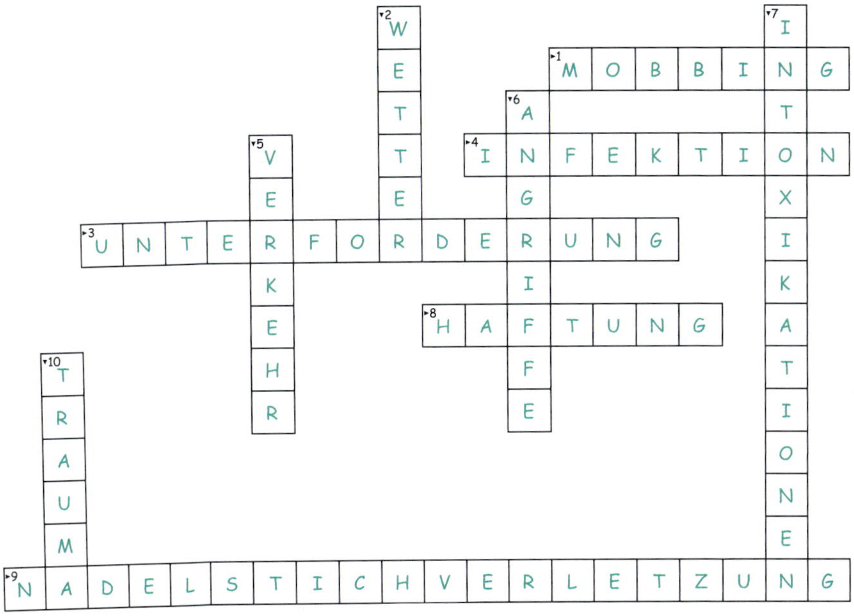

1. Systematische und wiederholte (seelische) Schikanen und Verletzungen in Schule oder Arbeitswelt.
2. Physikalischer Zustand der Erdatmosphäre zu einem bestimmten Zeitpunkt
3. Missverhältnis zwischen Anforderungen und Kompetenzen einer Person.
4. Übertragung von Krankheitserregern mit nachfolgender Krankheit.
5. Unter anderem Autos, Fahrräder und Fußgänger bilden den ...
6. Anderes Wort für „Tätlichkeiten".
7. Fachbegriff für „Vergiftungen".
8. Mögliche juristische Konsequenzen im Zivilrecht.
9. Nach diesem Vorfall muss unter Umständen eine Postexpositionsprophylaxe erfolgen.
10. Starke psychische Erschütterung, die langfristig wirksam ist und mit einer (potenziellen) Lebensbedrohung einhergeht.

Berufsbildung

1. Nennen Sie die 4 Aspekte der Berufsbildung.

1. Berufsausbildung	3. Berufliche Fortbildung
2. Berufliche Weiterbildung	4. Berufliche Umschulung

2. Nennen sie 5 Beispiele für Gesundheitsfachberufe.

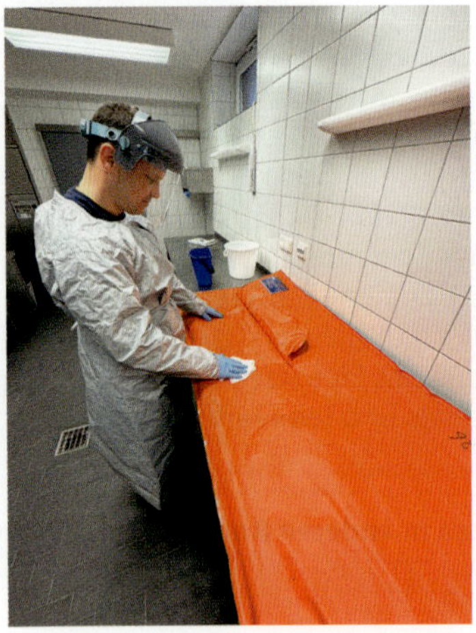
© Berufsfeuerwehr Mülheim an der Ruhr

- Pflegefachkraft
- Hebamme/Entbindungspfleger
- Physiotherapeut/in
- Diätassistent/in
- Logopäde/in

Weitere finden Sie in Notfallsanitäter Heute unter 2.2.1 Geregelte Gesundheitsfachberufe.

3. Erläutern Sie den Begriff der „beruflichen Mobilität".

Unter „beruflicher Mobilität" versteht man verschiedene Veränderungen, die in der Berufslaufbahn eines Menschen ablaufen können. Der Begriff umfasst dabei sowohl den Berufs- als auch den Arbeitsplatzwechsel. Zudem kann auch ein Wechsel der Branche als Form der beruflichen Mobilität aufgefasst werden.

4. Sie möchten als Notfallsanitäter nach einigen Jahren Tätigkeit im Rettungsdienst gerne in einem regionalen Krankenhaus auf der Intensivstation eingesetzt werden. Diskutieren Sie, welche Schwierigkeiten sich hierbei in Bezug auf Ihre Ausbildungsinhalte ergeben könnten.

Die Ausbildung des Notfallsanitäters ist hochspezialisiert. Sie umfasst neben rettungstechnischen, sozialwissenschaftlichen und berufskundlichen Elementen auch umfassende Schulungen im Bereich der präklinischen Notfallversorgung sowie der Durchführung invasiver Maßnahmen an Notfallpatienten. Dies ermöglicht dem auf einer Intensivstation eingesetzten Notfallsanitäter ein tiefgreifendes Verständnis der akuten Leiden seiner Patienten.
Demgegenüber enthält die Notfallsanitäterausbildung aufgrund der genannten Spezialisierung nur wenige pflegerische Aspekte. Außerdem lassen sich viele Krankheitsbilder, denen man auf Intensivstationen begegnen kann, nur rudimentär im Rettungsdienstalltag vorfinden. Das Anforderungsprofil der Intensivpflegekraft, welche neben umfangreichen Kenntnissen der Grund- und Behandlungspflege häufig noch eine zweijährige Zusatzausbildung durchlaufen hat, ist deutlich umfassender. Dies könnte zu Kompetenzkonflikten im Rahmen der pflegerischen Betreuung führen.
Diese Faktoren setzen eine gründliche Einarbeitung und umfassende Fortbildungen von Notfallsanitätern in klinischen Einsatzfeldern voraus. Es bleibt dennoch fraglich, ob eine Intensivstation der richtige Einsatzbereich für Notfallsanitäter ist.

5. Nennen Sie die 4 derzeit im Rettungsdienst anzutreffenden Qualifikationsstufen.

1. Rettungshelfer	3. Rettungsassistent
2. Rettungssanitäter	4. Notfallsanitäter

6. Erläutern Sie die Besonderheiten von Rettungshelfer- und Rettungssanitäterausbildung in Bezug auf höhere Qualifikationen in Rettungsdienst und Krankentransport.

Während die Qualifikationen zum Rettungsassistenten bzw. zum Notfallsanitäter anerkannte Ausbildungsberufe darstellen, sind die nachgeordneten Ausbildungen lediglich Qualifikationen, die zu einer Tätigkeit im Rettungsdienst berechtigen. Zumindest die Rettungssanitäterausbildung wird in der Regel durch Ausbildungsverordnungen der Bundesländer geregelt.

7. Vervollständigen Sie die Tabelle.

Qualifikation	Schulische Ausbildung	Rettungswachenausbildung	Klinikausbildung
Rettungsassistent	780 Stunden	1600 Stunden (+ Einführungspraktikum)	420 Stunden
Rettungshelfer	160 Stunden	80 Stunden	80 Stunden
Rettungssanitäter	240 Stunden (vormals 160 Stunden)	160 Stunden	80 Stunden (vormals 160 Stunden)
Notfallsanitäter	1920 Stunden	1960 Stunden	720 Stunden

Im Februar 2019 hat der Ausschuss Rettungswesen eine neue Musterverordnung für Ausbildung und Prüfung von Rettungssanitätern (RettSan-APrV) verabschiedet.

8. Nennen und begründen Sie die Kriterien, die eine Fachkraft erfüllen muss, um eine Praxisanleitung von Notfallsanitätern durchzuführen.

Zur Praxisanleitung geeignet ist, wer die Erlaubnis zum Führen der Berufsbezeichnung Notfallsanitäter innehat, mindestens über eine zweijährige Berufserfahrung verfügt und eine pädagogische Zusatzqualifikation von mindestens 300 Stunden durchlaufen hat. Zudem müssen jährlich 24 Stunden berufspädagogische Fortbildung erfolgen. Dabei werden diese Eignungskriterien vorgegeben, um sicherzustellen, dass der jeweilige Praxisanleiter sowohl über die fachliche Eignung im Rahmen von Qualifikation und Erfahrung als auch über die pädagogische Eignung im Sinne eines verantwortungsvollen und angemessenen Umgangs mit Auszubildenden verfügt. Im Rahmen der Übergangsvorschriften konnten auch Rettungsassistenten als Praxisanleiter eingesetzt werden, sofern sie über die entsprechende pädagogische Zusatzausbildung verfügten. Die Anleitung in der Klinik kann auch durch die Praxisanleiter der Pflege oder Ärzte erfolgen.

9. Erläutern Sie die Qualifikation „Technischer Rettungssanitäter".

Bei dieser Qualifikation handelt es sich um ein Modellprojekt des „Bayerischen Roten Kreuzes (BRK)". Der Lehrgang umfasst die Qualifizierung zum Rettungssanitäter (Modul 1) und drei weitere Vertiefungsmodule:

- Modul 2: „Technik, Organisation und Einweisung"
- Modul 3: Führerschein der Klasse C1
- Modul 4: Fahrsicherheitstraining

Ziel ist die Vergrößerung der Handlungskompetenz in den technischen Bereichen der Patientenversorgung (Umgang mit der Medizintechnik, Verbesserung der Fahrzeugführung und umfassende Organisationsfähigkeiten). Zudem soll die Rolle als Assistent des Notfallsanitäters eingeübt und gestärkt werden. Eine Kritik an diesem Modell ist der Fokus auf die Einbindung ehrenamtlicher Kräfte. Diese stehe einer Professionalisierung des Arbeitsfeldes entgegen.

3 Kompetenzentwicklung, Professionalisierung und Akademisierung

1. Definieren Sie den Begriff Kompetenz.

Es existiert keine einheitliche Definition von Kompetenz. Nach Guido Franke kann sie wie folgend beschrieben werden: „Kompetenzen sind Konfigurationen von strukturellen und funktionellen Personenmerkmalen, die es dem Individuum in komplexen Situationen ermöglichen, Anforderungen zu bewältigen."

2. Beschriften Sie die Abbildung.

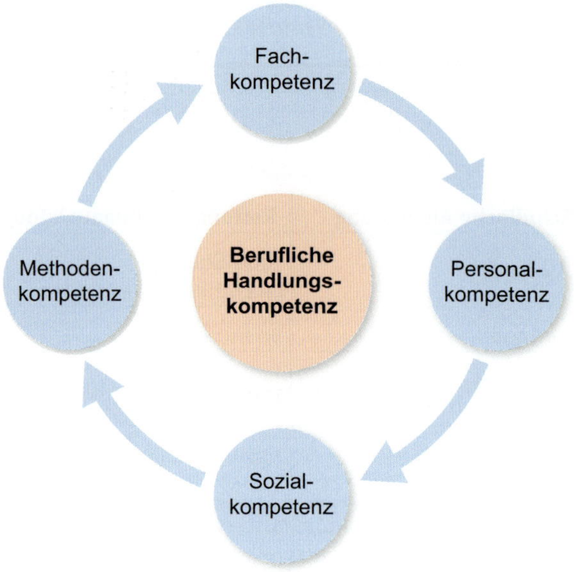

© M. Ohder, Bruchsal/S. Dangl, München

3. Richtig oder falsch?

Kompetenzen

	Richtig	Falsch
1. Ein Beispiel für fachliche Kompetenz ist die Fähigkeit, eine konstruktive Teamarbeit in fachlich anspruchsvollen Situationen gewährleisten zu können.		✗
2. Ein Beispiel für personale Kompetenz ist die Fähigkeit zur kritischen Selbstreflexion.	✓	
3. Ein Beispiel für Methodenkompetenz ist die Fähigkeit, Arbeitstechniken und -abläufe richtig durchführen zu können.	✓	

1. Ein Beispiel für **soziale** Kompetenz ist die Fähigkeit, eine konstruktive Teamarbeit in fachlich anspruchsvollen Situationen gewährleisten zu können.

4. Nennen Sie 6 persönliche Eigenschaften, die Sie in Ihren Augen für den Beruf des Notfallsanitäters qualifizieren und begründen Sie Ihre Entscheidung.

Diese Aufgabe verlangt nach einer ganz individuellen Beantwortung. Eine Hilfestellung kann Ihnen dabei die Tabelle 3.1 in Notfallsanitäter Heute sein. Diese erhebt natürlich keinen Anspruch auf Vollständigkeit. Wenn Sie einen Aspekt genannt haben, der dort nicht aufgeführt wurde, kann dieser selbstverständlich auch korrekt sein. Falls Sie sich unsicher sein sollten, können Sie Ihre Antworten auch mit Freunden, Kollegen, Mitschülern oder Familienmitgliedern erörtern.

5. Definieren Sie den Begriff „Professionalisierung".

Professionen sind wissenschaftlich begründete Expertenberufe, welche in gesellschaftlich relevanten Problemfeldern besondere Leistungen für die Gesellschaft erbringen. Sie kennzeichnet unter anderem eine berufliche Autonomie auf Grundlage einer spezialisierten Wissensbasis. Daneben genießen sie ein hohes gesellschaftliches Ansehen. Eine Professionalisierung ist der Prozess, den ein Berufsbild durchlaufen muss, um diese Kriterien zu erfüllen.

6. Tragen Sie die 4 Säulen des „Lebenslangen Lernens" in die Abbildung ein.

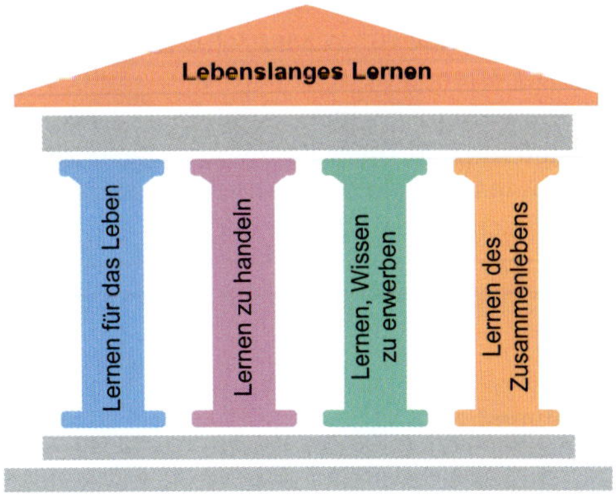

© A. Thamm, Breisach/S. Dangl, München

7. Richtig oder falsch?

Fortbildung, Kurskonzepte, Akademisierung

	Richtig	Falsch
1. Das Personal im Rettungsdienst ist verpflichtet, sich regelmäßig fortzubilden.	✓	
2. Der Umfang der Fortbildungspflicht ist im Notfallsanitätergesetz festgelegt und somit bundeseinheitlich.		✗
3. AMLS steht für "Acute Myocardial Life Support". Es stellt ein Kurskonzept zur Behandlung von Herz-Kreislauferkrankungen dar.		✗
4. PALS setzt sich unter anderem mit der kardiopulmonalen Reanimation im Kindesalter auseinander.	✓	
5. Die Notfallsanitäterausbildung kann auch als Bachelorstudiengang an den meisten staatlichen Hochschulen mit humanmedizinischer Fakultät absolviert werden.		✗
6. Daneben existieren diverse Studiengänge in Deutschland, mit denen Notfallsanitäter sich weiterqualifizieren können.	✓	

2. Der Umfang der Fortbildungspflicht ist in den **Landesrettungsdienstgesetzen** festgelegt und damit nicht bundeseinheitlich.
3. AMLS steht für **"Advanced Medical Life Support"**. Es stellt ein Kurskonzept zur Behandlung von internistischen und neurologischen Erkrankungen dar.
5. Die Notfallsanitäterausbildung kann derzeit **nur in Modellvorhaben** als Bachelorstudiengang absolviert werden.

8. Erläutern Sie den Begriff „interprofessionell".

Interprofessionell sind Tätigkeiten oder Bildungsangebote, bei denen verschiedene Professionen eng miteinander verzahnt zusammen lernen oder arbeiten. Das Ziel interprofessioneller Arbeit ist die Nutzung des jeweiligen Fachwissens für ein höheres Ziel. Bei chronischen Erkrankungen etwa, spielt eine interprofessionelle Patientenversorgung eine große Rolle. Aber auch eine (um ein nicht direkt medizinisches Beispiel zu nennen) interprofessionelle Zusammenarbeit von Physiotherapeuten, Notfallsanitätern und Pflegenden an Schulen im Rahmen von Gesundheitsunterrichten ist denkbar. Themen wie der Umgang mit Krankheit und die Bewältigung von Notfällen im eigenen Umfeld sowie die Möglichkeit von Prävention könnten auf diese Weise gemeinsam mit den Schülern entwickelt werden. Auch das interprofessionelle Lernen der Heilberufe untereinander, wird zukünftig eine größere Rolle spielen.

Wissenschaft und Berufspolitik

1. Nennen und erläutern Sie die 3 wissenschaftlichen Hauptgütekriterien (in der quantitativen Forschung).

1. Die **Objektivität** meint die Unabhängigkeit der Beurteilung bzw. Beschreibung eines Sachverhalts vom Beobachter.
2. Die **Reliabilität** ist ein Maß für die Genauigkeit einer Messung. Wiederholungen von Messungen unter gleichen Bedingungen müssen zu den gleichen Ergebnissen führen.
3. Die **Validität** ist ein Maß dafür, ob die bei der Messung erzeugten Daten auch wirklich die zu messende Größe repräsentieren.

2. Beschreiben Sie die Tätigkeit der medizinischen Fachgesellschaften und ihre Bedeutung für den Rettungsdienst.

Fachgesellschaften im Allgemeinen sind Zusammenschlüsse von wissenschaftlich aktiven Personen innerhalb eines Fachgebietes. Die medizinischen Fachgesellschaften in Deutschland sind häufig unter dem Dach der AWMF (Arbeitsgemeinschaft der Wissenschaftlichen Medizinischen Fachgesellschaften) organisiert. Die Fachgesellschaften betreiben Forschung und geben Leitlinien für Diagnostik und Therapie heraus. Diese sind für die rettungsdienstliche Arbeit von großer Bedeutung, da kaum eigenständige rettungsmedizinische Forschung in Deutschland existiert.
Mittelfristig wird der Rettungsdienst mehr eigene Forschung benötigen, die sich sowohl auf die Patientenversorgung als auch auf Organisationsprozesse und die rettungsdienstliche Lehre bezieht. Zwischenzeitlich haben sich zwei rettungsdienstliche Fachgesellschaften etabliert (DGRN und DGRe). Insbesondere die DGRe befasst sich verstärkt mit der Professionalisierung des Notfallsanitäterberufes.

3. Nennen Sie 4 Forschungsprobleme in der Notfallmedizin.

1. Geringe Fallzahl	3. Ethische Problemstellungen (Aufklärung und Einwilligung)
2. Komplexe Ursache-Wirkungs-Zusammenhänge	4. Zeitmangel

4. Wieso könnte die Etablierung einer „Rettungswissenschaft" sinnvoll für die Patientenversorgung sein?

Wissenschaften bauen Wissensgebiete durch systematische Forschung auf. Aktuell werden im Rettungsdienst eine Vielzahl von Bezugswissenschaften genutzt, um Aussagen über die richtigen Vorgehensweisen im Einsatz zu erhalten. Gleichwohl sind die Bedingungen im Rettungsdienst oft anders, als in den jeweiligen Bezugswissenschaften. Eine eigene rettungsdienstliche Forschung könnte diese Lücke schließen, indem sie zum einen neues Wissen erschließt und zum anderen die Konzepte anderer Bezugswissenschaften im rettungsdienstlichen Arbeitsfeld testet. Vergessen werden darf nicht, dass die meisten Maßnahmen im Rettungsdienst lediglich „Traditionen" sind, die fast nie tiefergehend auf ihre Richtigkeit und vor allem ihre Wirksamkeit hin untersucht wurden.

5. Erläutern Sie die Arbeit eines Berufsverbandes.

Berufsverbände sind Körperschaften des privaten Rechts, die sich der Förderung eines bestimmten Berufsstandes und dessen Vertretung zum Ziel gesetzt haben. Berufsverbände arbeiten zumeist in zwei Richtungen. Nach außen betreiben sie Lobbyarbeit und versuchen, die Interessen der von ihnen vertretenen Berufsgruppe(n) durchzusetzen. Nach innen bieten sie oftmals ein Forum, um diese Interessen zu evaluieren und den Austausch innerhalb der vertretenen Berufsgruppe(n) voranzubringen. Die beiden Berufsverbände des Rettungsdienstes sind der BVRD (Berufsverband für den Rettungsdienst) und der DBRD (Deutscher Berufsverband Rettungsdienst).

6. Ergänzen Sie den Text.

Arbeiterbewegung – Lohnerhöhungen – wirtschaftlichen – Tarifverträge – Arbeitskampfes – Grundgesetz

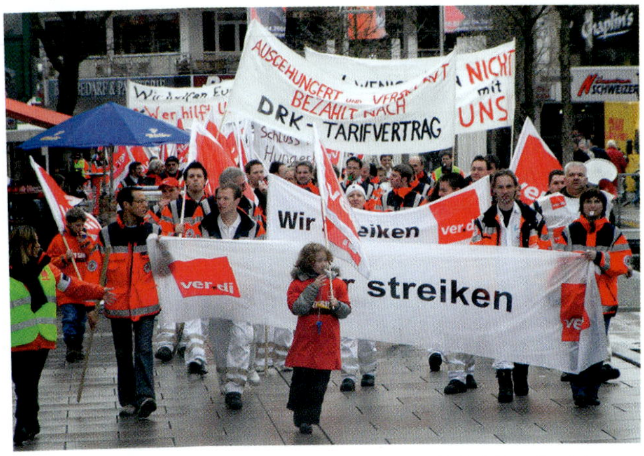

© W. Prinz, St. Johann

Eine Gewerkschaft vertritt, als eine Vereinigung von zumeist abhängig Beschäftigten, die wirtschaftlichen, sozialen und kulturellen Interessen ihrer Mitglieder. Gewerkschaften gehen auf die Zeiten der Arbeiterbewegung zurück. Typische Ziele von Gewerkschaften sind Veränderungen von Arbeitsbedingungen, mehr betriebliche Mitbestimmungsrechte und Lohnerhöhungen. Das Recht, sich in Gewerkschaften zu organisieren, ist im Grundgesetz festgelegt. Gewerkschaften sind die Verhandlungspartner von Arbeitgebern und Arbeitgeberverbänden bei der Aushandlung (überbetrieblicher) Tarifverträge. Neben der Möglichkeit zu Verhandlungen verfügen sie über weitere Mittel des Arbeitskampfes, wie etwa den Streik.

7. Wie viele Landesärztekammern gibt es?

✓ 17

8. Erläutern Sie die Aufgaben des BV ÄLRD.

Der BV ÄLRD (Bundesverband der ärztlichen Leiter Rettungsdienst e.V.) ist ein bundesweiter Zusammenschluss der ärztlichen Leiter Rettungsdienst. Er dient dem Erfahrungsaustausch und der Entwicklung gemeinsamer rettungsdienstlicher Konzepte. Der BV ÄLRD verfasst Stellungnahmen zu rettungsdienstrelevanten Themen. Unter anderem ist er bei der Ausgestaltung der konkreten Kompetenzen von Notfallsanitätern im Rahmen des sogenannten „Pyramidenprozesses" von Bedeutung. Es liegt jedoch keine Weisungsbefugnis gegenüber einzelnen Ärztlichen Leitern oder Rettungsdienstangehörigen vor.

Positionierung des Notfallsanitäterberufs

1. Richtig oder falsch?

Beruf und Berufung

	Richtig	Falsch
1. Bestandteile des Berufsbegriffes sind „Arbeitskraft“, „Fähigkeiten“ und „Qualifikationen“.	✓	
2. Erste strukturierte Anweisungen zur Menschenrettung wurden 1820 in Malta erlassen.		✗
3. 1881 schulte der Mediziner Esmarch einzelne freiwillige Ersthelfer in der Versorgung und Betreuung von Menschen in Notlagen.	✓	
4. Der Heidelberger Chirurg Kirschner stellte 1938 die These auf, *„dass der Patient zum Arzt komme und nicht umgekehrt“*.		✗
5. Mitte 1975 wurde das Gesetz über den Beruf der Rettungsassistentin und des Rettungsassistenten (RettAssG) ausgefertigt. Ende desselben Jahres trat es in Kraft.		✗
6. Das Notfallsanitätergesetz wurde 2013 im Bundesgesetzblatt veröffentlicht und ist zum 1. Januar 2014 in Kraft getreten.	✓	

2. Erste strukturierte Anweisungen zur Menschenrettung wurden 1820 in **Preußen** erlassen.
4. Der Heidelberger Chirurg Kirschner stellte 1938 die These auf, **„dass der Arzt zum Patienten komme und nicht umgekehrt“**.
5. Mitte 1989 wurde das Gesetz über den Beruf der Rettungsassistentin und des Rettungsassistenten (RettAssG) ausgefertigt. Ende desselben Jahres trat es in Kraft.

2. Erläutern Sie, inwieweit das Tragen von angemessener Dienstkleidung von entscheidender Bedeutung für die Berufsausübung ist.

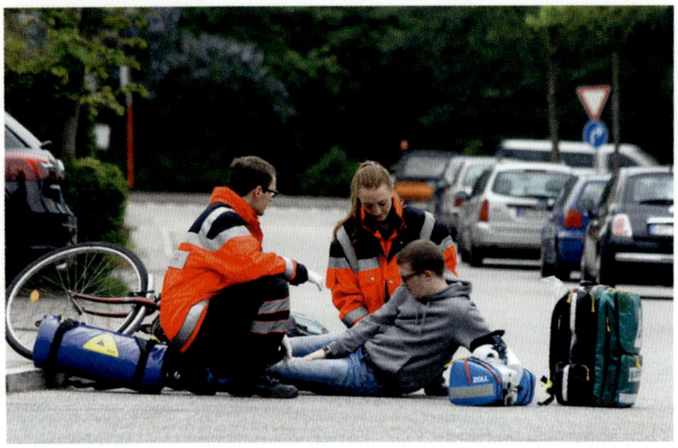

© T. Gruber, Hamburg

Neben Gründen des Eigenschutzes, wie dem Vorhandensein von Reflexstreifen zur besseren Sichtbarkeit im Verkehr, spielt als rein technischer Aspekt auch die Desinfizierbarkeit der Einsatzkleidung eine wichtige Rolle. Zu den nicht-technischen Aspekten gehören zum Beispiel der positive Eindruck auf die Bevölkerung durch einheitliches und professionell wirkendes Auftreten und das Vermitteln von fachlicher Autorität. Es sollte stets auf Sauberkeit und Pflegezustand der Einsatzkleidung geachtet werden, um die technischen und nicht-technischen Aspekte hervorzuheben.

3. Nennen Sie mindestens 6 Erwartungen, die die Bevölkerung an das Rettungsfachpersonal hat.

1. Ordentliches Erscheinungsbild (Hygieneaspekt)	4. Höflichkeit und Anteilnahme
2. Verschwiegenheit	5. Akzeptanz und Verständnis
3. Gründlichkeit	6. Fachliche Kompetenz

4. Inwieweit könnten durch die Einführung des Berufsbildes Notfallsanitäter Konflikte im Gesundheitswesen entstehen.

Traditionell ist das deutsche Gesundheitssystem stark arztzentriert. Die diagnostische Hoheit und die Möglichkeit zur Delegation von Leistungen liegen bei der Ärzteschaft. Dementsprechend fühlen sie sich auch für die Kontrolle dieser Leistungen im Sinne der Patientenversorgung verantwortlich. In den letzten Jahren wurden aber immer mehr Forderungen anderer Heilberufe (so auch der Notfallsanitäter) nach eigenständigen Kompetenzen und Arbeitsfeldern laut. Dies führt zu unterschiedlichen politischen Standpunkten. Unterschiedliche Standpunkte in demokratischen Systemen gehen immer mit Konflikten einher. Diese sind nicht zwangsläufig etwas Negatives. Es handelt sich bei ihnen um die oberflächlich sichtbaren Zeichen von Systemanpassungen. Am Ende müssen diese Konflikte konstruktiv im Sinne des gemeinsamen Ziels ausgetragen werden, denn nur weil ein Konflikt vorliegt und Systemanpassungen die Folge sein werden, ist nicht klar, welche konkreten Veränderungen daraus folgen.

5. Nennen Sie 4 mögliche Gründe für Berufszufriedenheit im Rettungsdienst.

1. Helfen können	3. Umgang mit Menschen
2. Zusammenarbeit mit Kollegen	4. Kompetenzgefühl

6. Definieren Sie den Begriff der „beruflichen Gratifikationskrise".

Eine Gratifikationskrise kann entstehen, wenn sich ein Arbeitnehmer in seiner Eigenwahrnehmung stark verausgabt (Engagement), während sein Einsatz nicht angemessen entlohnt wird (Gratifikation).

ACHTUNG!
Durch eine Gratifikationskrise steigt das Risiko, einen Herzinfarkt zu erleiden um das Drei- bis Vierfache. Auch Zusammenhänge mit Depressionen und Diabetes sind möglich.

7. Erläutern Sie das Anforderungs-Kontroll-Modell nach Karasek.

Das Anforderungs-Kontroll-Modell nach Karasek stellt einen Zusammenhang zwischen Anforderungen an eine berufliche Rolle und der Kontrolle über die Tätigkeitsinhalte her. Dabei wird Kontrolle als der Rahmen verstanden, in dem ein Arbeitnehmer selbstverantwortlich gestalterisch tätig sein kann. Karasek hat beide Faktoren in einen Zusammenhang mit dem Gesundheitszustand des Berufsausübenden gesetzt. Diskutiert werden unter anderem Auswirkungen auf das seelische Befinden und das Herz-Kreislaufsystem. Die ungünstigste Kombination hierbei ist ein hohes Maß an beruflichen Anforderungen und ein geringes Maß an Kontrolle über die eigene Arbeitsausgestaltung.

8. Planen Sie Ihr Vorgehen in Bezug auf die Organisation einer Einsatznachbesprechung.

Zwischen Ihnen und einem Notarzt ist es während eines Einsatzes zu Konflikten gekommen. Sie haben sich entschieden, dass sie diese selbstverständlich nicht vor dem Patienten austragen wollen und sich eine Nachbesprechung der Ereignisse wünschen.

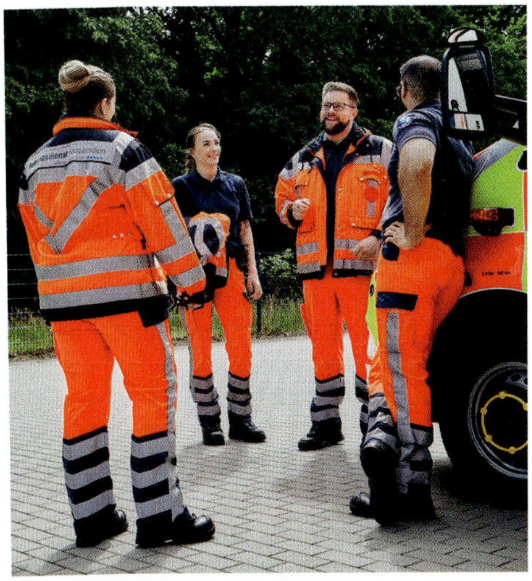

Nachbesprechungen sollten in einer störungsfreien Atmosphäre durchgeführt werden. Allerdings hängen sowohl Ort als auch Rahmen der Nachbesprechung vom Gesprächsbedarf der Beteiligten ab. Es gelten die Prinzipien des „Closed Room", also der absoluten Vertraulichkeit des Gesagten und der „gleichen Stimme", also dem Recht aller Beteiligten auf Gehör. Diese Grundsätze sollten am Anfang der Nachbesprechung nochmals genannt werden. Während des Gesprächs sollte mit Ich-Botschaften gearbeitet werden. Konflikte sollten offen angesprochen werden. Ziel ist eine konstruktive Lösung. Dies sollte sich auch in der Diskussionskultur wiederfinden.
Im beschriebenen Konflikt könnte es ausreichen, eine Nachbesprechung bei einem Kaffee nach dem Einsatz durchzuführen, wenn der Konfliktpunkt dies zulässt. Möglicherweise sollten aber auch ein anderer Zeitpunkt und Ort gewählt werden, wenn z. B. absehbar ist, dass das Thema tiefgehender besprochen werden muss oder einer der Gesprächsteilnehmer durch das Ereignis aktuell emotional "zu aufgeladen" ist.

Berufliche Ethik

1. Definieren Sie die Begriffe.

Moral
Moral umfasst die Werte und Normen, die für bestimmte Personengruppen handlungsleitend sind.

Ethik
Ethik ist die Wissenschaft der Moral. Sie beschäftigt sich mit der Reflexion moralischer handlungsleitender Werte und Normen.

2. Ergänzen Sie den Text.

Tugendethik – Handlung – Kant – Tugenden – Imperativs – Motivation – deontologische – Mittel – konsequentialistische – Handlung – Utilitarismus

Die konsequentialistische Ethik richtet ihren Fokus auf die Folgen einer Handlung und sieht in diesen das entscheidende ethische Bewertungskriterium. Als Leitspruch kann „Der Zweck heiligt die Mittel" betrachtet werden. Der Hauptvertreter dieser Denkrichtung ist der Utilitarismus. Ihm folgend ist das Ziel, die Optimierung des Nutzens einer Handlung für eine größtmögliche Anzahl von Menschen. Dem entgegen steht die deontologische Ethik. Sie bewertet die Handlung selbst und nicht ihr Ergebnis. Sehr bekannt ist dabei die sogenannte Pflichtethik. Ihre Basis wurde von Immanuel Kant mit der Formulierung des kategorischen Imperativs begründet. Daneben existiert mit der Tugendethik noch eine weitere wichtige ethische Betrachtungslehre. Ihr Zentrum bilden weder Inhalte noch Auswirkungen von Handlungen, sondern der Handelnde selbst bzw. dessen Tugenden, aus denen die Motivation für die Handlung selbst abgeleitet werden kann. Beispiele für Tugenden wären etwa Wohlwollen, Mut oder Gelassenheit.

3. Vervollständigen Sie die Tabelle.

Gerechtigkeit aus unterschiedlichen Blickrichtungen

Gerechtigkeit als Gleichheit	Alle Patienten erhalten bedingungslos die gleiche Behandlung (wenn sie sie benötigen).
Gerechtigkeit als Freiheit	Die Wahlfreiheit der Patienten bestimmt die Behandlung. Wahlfreiheit bezieht sich dabei auf ausreichende und eigenverantwortliche private Vorsorge.
Gerechtigkeit als Effizienz	Der Patient, bei dem medizinische Maßnahmen den größtmöglichen Nutzen versprechen, wird behandelt.
Gerechtigkeit als Fairness	Der Patient mit der größten Bedürftigkeit erhält die Behandlung.

4. Diskutieren Sie den Leitsatz „im Zweifel für das Leben" vor dem Hintergrund Ihres Wissens über medizinische Ethik.

Der Leitsatz „Im Zweifel für das Leben" meint, dass innerhalb einer nicht genau einschätzbaren Situation stets das Leben eines Patienten erhalten werden sollte, da ein Irrtum in Hinblick auf das Leben weniger schwerer wiege, als ein Irrtum in Hinblick auf den Tod. Dies liegt zum einen in unserem Wertekanon und zum anderen in unserer juristischen Gesellschaftsordnung begründet. Dabei ist allerdings der Begriff des Zweifels schwierig zu bewerten, denn jener kann multifaktoriell bedingt sein. So könnte er lediglich durch das zurückhaltende Wesen eines Therapeuten vorliegen, der dem Patienten unterstellen könnte, dass sein mutmaßlicher Wille dem Erhalt des eigenen Lebens entsprechen würde. Schlimmstenfalls führt dies dazu, dass ein Patient in eine Situation gerät, in welche er niemals gelangen wollte. Zum Beispiel die der dauerhaften Pflegebedürftigkeit. Auf der anderen Seite benötigt der Therapeut einen roten Faden in Bezug auf ethisches Handeln in zeitkritischen Situationen. Hieraus kann die vorgelagerte Verantwortung des Patienten abgeleitet werden, im Rahmen der persönlichen Daseinsvorsorge eine Willensbekundung abzugeben, welche dem Therapeuten die Entscheidung vereinfacht. Der Leitsatz bietet also eine angemessene wertekonforme Richtschur, welche allerdings immer auch einer strengen Prüfung unterzogen werden muss.

5. Erläutern Sie die Arbeit von klinischen Ethikkommissionen.

Klinische Ethikkommissionen führen Ethikberatungen im Rahmen schwieriger Situationen aus dem klinischen Alltag in Bezug auf Behandlung und Pflege der Patienten durch. So können zum Beispiel ethisch reflektierende Einzelfallbesprechungen ermöglicht werden. Auch ist es ihre Aufgabe, grundsätzliche ethische Aspekte für das eigene Haus zu klären.

6. Nennen Sie die 5 zu berücksichtigenden Bereiche bei der ethischen Entscheidungsfindung nach Solomon.

1. Situation
2. Patienteninteresse
3. Wertvorstellungen des Patienten
4. Pflichten
5. Ethische Prinzipien

7. Erläutern Sie Sinn und Zweck von Patientenverfügungen.

Patientenverfügungen dienen als Möglichkeit, seinen persönlichen Willen für die eigene Lebensgestaltung im Falle des Verlustes der Entscheidungsfähigkeit mitzuteilen. Patientenverfügungen enthalten in der Regel Vorgaben in Hinblick auf Pflege- und Therapiemaßnahmen. Oftmals ist auch eine Vorsorgevollmacht enthalten, die bestimmen Personen die Möglichkeit gibt, Entscheidungen im Auftrag des Verfassers zu stellen. Patientenverfügungen sind rechtsverbindlich, stellen aber gerade notfallmedizinisch tätiges Personal oftmals vor große Herausforderungen. Nicht immer kann in der zur Verfügung stehenden Zeit verifiziert werden, ob eine vorliegende Patientenverfügung echt ist und ob sie dem aktuellen Willen des Patienten entsprechen könnte.

8. Planen Sie Ihr Vorgehen in Bezug auf die beratende Unterstützung eines Notarztes bei der Entscheidungsfindung.

Sie werden zu einem reanimationspflichtigen Patienten gerufen. Gemeinsam mit dem Notarzt und dem Rest Ihres Teams beginnen Sie die notwenigen Maßnahmen. Nur wenige Minuten später reicht Ihnen die Ehefrau des Patienten eine Patientenverfügung und ein Telefon. Am Telefon erklärt der Hausarzt dem Team, dass der Patient einen langen Leidensweg durch eine Krebserkrankung hinter sich habe und in der palliativen Versorgung sei. Die Ehefrau gibt an, dass sie angerufen habe, weil sie sich so erschreckt hat, als sie ihren Mann leblos vorgefunden hat. Ehefrau und Hausarzt bitten den Notarzt, die Wiederbelebungsversuche abzubrechen.

Dies stellt eine schwierige Entscheidungssituation dar. Die grundsätzliche Pflicht dem Patienten gegenüber stellt die Wahrung seiner Interessen dar. Diese könnten durch die Patientenverfügung ansatzweise, aber nicht vollständig ermittelt werden. Ein wesentlicher Aspekt wäre das Alter der Patientenverfügung. Ist sie bereits im Zustand des Bewusstseins der infausten Prognose entstanden oder ist sie älter und womöglich noch vor Krankheitsfeststellung entstanden? Daneben können die Aussagen der Ehefrau und der Person am Telefon, die nicht unbedingt wirklich der Hausarzt sein muss, nur schwerlich innerhalb einer kurzen Zeit nachgeprüft werden. Es wäre also sinnvoll, weitere Dokumente anzufordern. Häufig haben chronisch Kranke eine entsprechende Pflegemappe oder Arztberichte zuhause. Gegebenenfalls könnte der Arzt Befunde faxen oder per E-Mail versenden. Sollten ernsthafte Zweifel an der Situation des Patienten oder dessen mutmaßlichen Willen bestehen, sollten alle Maßnahmen ergriffen werden, die medizinisch indiziert sind. Gleichzeitig sollten auch medizinische Fachkräfte auf ihr Bauchgefühl vertrauen. Haben sie den Eindruck gewonnen, dass die Ehefrau ernsthaft im Interesse ihres Mannes handelt, sollten die Maßnahmen eingestellt werden.

1. Nennen Sie je 3 Beispiele.

Stressoren im Rettungsdienst

Einsatzbedingte Stressoren	Ermüdung, Schlafmangel, Schlafentzug
	Wechsel zwischen Ruhe- und Aktivitätsphasen
	Fehlen von Herausforderungen, Routine
Berufs- und standespolitische Stressoren	Kosten- und Einspardruck
	Mangel an gesellschaftlicher Anerkennung
	Unklarer Kompetenzrahmen
Innerbetriebliche Organisationsabläufe als Stressoren	Aus- und Fortbildungen, Prüfungen
	Unterbezahlung
	Schlechtes Arbeitsklima

2. Planen Sie Ihr Vorgehen.

Sie sind seit einiger Zeit an einer kleinen Rettungswache am Rande einer Großstadt beschäftigt. Einer Ihrer Kollegen hat sich über Jahre stark für das Unternehmen engagiert. Im Zuge eines Betriebsübergangs kam es jedoch zu einschneidenden Veränderungen im Wachalltag, die mit einem erhöhten Krankenstand und viel Unzufriedenheit im Unternehmen einhergingen. Besagter Kollege hat, anhaltend motiviert, versucht, dieser Unzufriedenheit mit zusätzlichem betrieblichen Engagement zu begegnen. Sie merken deutlich, dass er an seiner Belastungsgrenze arbeitet. Als Sie wieder einmal Dienst mit ihm haben, fällt Ihnen auf, dass er nach Alkohol riecht.

Bei gutem persönlichen Verhältnis zum Kollegen sollten Sie ihn direkt auf diesen Umstand ansprechen und vorschlagen, einen Vorgesetzten zu informieren. Das Fahrzeug ist außer Dienst zu nehmen. Wenn Sie kein entsprechend vertrauensvolles Verhältnis zum Kollegen haben, kann auch eine direkte Information des Vorgesetzten erfolgen. Sinnvoll ist es, wenn dieser den Alkoholgeruch auch bemerkt. Ihr Vorgesetzter wird entsprechende Schritte einleiten, an denen Sie als Angestellter nicht unbedingt beteiligt sein müssen. Dennoch können Sie anbieten, den Kollegen entsprechend zu unterstützen, indem Sie ihn zum Beispiel nach Hause fahren. Sollte dieser Vorfall im Wachbetrieb bekannt werden, ist es von großer Wichtigkeit, für ein konstruktives und lösungsorientiertes Diskussionsklima zwischen den Kollegen zu sorgen. Die beiden Ziele sind hierbei die Abwendung von Schaden durch alkoholisierte Kollegen, aber auch die Rehabilitation des Betroffenen.
Niemals vergessen werden darf, dass Alkoholismus eine Erkrankung ist, die tiefgreifende Ursachen hat und bei der die Betroffenen Hilfe brauchen. Auch wenn Sie vielleicht persönlich enttäuscht oder verärgert sind, sollten Sie versuchen, die Situation des betroffenen Kollegen nachzuvollziehen. Ihre Gefühle sind allerdings ebenfalls vollkommen berechtigt und dürfen gegebenenfalls auch offen angesprochen werden.

3. Unterscheiden Sie zwischen Eustress und Disstress.

Eustress wird als positiver, anregender Stress aufgefasst. Dabei wird davon ausgegangen, dass der Begriff „Stress" im Grunde zunächst wertneutral ist. Stress wird vom Organismus benötigt, um handlungsfähig zu bleiben. So ermöglicht Eustress schnelles Denken und eine rasche Reaktionsfähigkeit. Disstress hingegen bezeichnet einen negativen, blockierenden Stress, so zum Beispiel im Rahmen von Überforderungssituationen. Wenn von Stress gesprochen wird, ist oftmals eigentlich Disstress gemeint.

4. Nennen Sie die 7 Phasen des Burn-Outs.

1. Überengagement mit Erschöpfungszeichen
2. Phase des reduzierten Engagements
3. Phase der emotionalen Reaktionen
4. Abbauphase
5. Verflachungsphase
6. Phase der psychomotorischen Reaktionen
7. Phase der Verzweiflung

5. Nennen Sie jeweils 5 psychosoziale und 5 körperliche Reaktionen auf Stress. Überlegen und notieren Sie auch, wie Sie selbst typischerweise auf Stress reagieren.

Psychosoziale Reaktionen	Körperliche Reaktionen
1. Rückzug aus Beziehungen	6. Zähneknirschen
2. Vergesslichkeit (Namen, Termine, etc.)	7. Herzrasen
3. Reizbarkeit	8. Zittern
4. Übermäßige Schuldgefühle	9. Häufiges Wasserlassen
5. Rastlosigkeit	10. Verdauungsbeschwerden

Ich reagiere typischerweise so auf Stress:

Jeder von uns reagiert zwar mit einem ähnlichen Spektrum von Zeichen und Symptomen, die genaue Ausprägung ist jedoch sehr individuell. Idealerweise nutzen Sie einmal ein paar Karteikarten oder einen Notizzettel und dokumentieren Ihr persönliches Stressverhalten in den verschiedensten Situationen (etwa vor oder bei Prüfungen, im Einsatz, bei persönlichen Problemen, usw.). Wichtig ist diese Übung, weil Stressanzeichen durch uns positiv beeinflusst werden können. Hierfür müssen wir uns aber zuvor mit ihnen auseinandergesetzt haben.

6. Unterscheiden Sie „Verhaltensfaktoren", „Verhältnisfaktoren" und „personale Faktoren" in Bezug auf Gesundheitsförderung und Krankheitsprävention.

Bei Verhaltensfaktoren handelt es sich um Aspekte, die sich auf das Verhalten von Menschen beziehen, bei Verhältnisfaktoren um ihre Lebensbedingungen. So ist es zum Beispiel ratsam, sich ausgewogen zu ernähren (Verhaltensfaktor). Dafür muss jedoch auch eine Umgebung geschaffen werden, die dies zulässt. Wenn etwa der Ehepartner jeden Tag Fast Food bestellen möchte, ist dies ein Verhältnisfaktor. Hinzu kommen personale Faktoren (z. B. das familiäre Risiko für Herz-Kreislauferkrankungen), die eine wichtige Rolle bei Gesundheitsförderung und Krankheitsprävention spielen. Personale Faktoren lassen sich zumeist nicht beeinflussen. Verhaltens- und Verhältnisfaktoren jedoch können mit entsprechender Mühe positiv verändert werden.

7. Worum handelt es sich in diesem Beispiel?

Eine ältere Kollegin von Ihnen hat einen leichten Herzinfarkt erlitten. Zum Glück sind die Auswirkungen weniger schlimm als zunächst erwartet. Dennoch wird ihr eine Heilanschlussbehandlung („Reha") verordnet. Sie möchte mittelfristig gerne wieder zur Arbeit kommen.

✓ Tertiärprävention

8. Planen Sie Ihr Vorgehen.

Ihre Kollegen und Sie bemerken nach einigen stressigen Monaten an Ihrer Rettungswache, dass Sie alle sich weniger wohl als früher fühlen. Sie setzen sich im Rahmen einer Teambesprechung mit diesen Beobachtungen auseinander. Selbstverständlich ist auch Ihr Wachleiter vor Ort. Gemeinsam wollen Sie nach Lösungen suchen.

Gemeinsam sollten Sie versuchen, den Ursachen auf den Grund zu gehen. Bei großen Gruppen sind diese häufig im Bereich der Anforderungen an die Gruppe oder einer verminderten Gruppenresilienz zu finden. Versuchen Sie zu eruieren, ob innerhalb der betrieblichen Abläufe Verbesserungsbedarf besteht. So kann eine andere Form der Dienstplanung bereits viele positive Veränderungen mit sich bringen. Die Arbeitsbelastung ist ein weiterer wesentlicher Faktor, der untersucht werden muss. Zudem sollte überlegt werden, ob es besondere Ereignisse, wie Todesfälle, im Team gab, die dieses nachhaltig belasten. Daneben sollten präventive Maßnahmen vereinbart werden. Diese könnten im Rahmen einer betrieblichen Gesundheitsförderung, aber auch im kleinen Rahmen, wie gemeinsamen Freizeitaktivitäten, erfolgen. Immer mehr Rettungsdienste nehmen auch die Dienste externer Supervisoren in Anspruch, die gemeinsame Gespräche moderieren und mit einem neutralen Blick beratend und unterstützend tätig sein können.

1. Tragen Sie die „Big Five" der Persönlichkeit in die Abbildung ein.

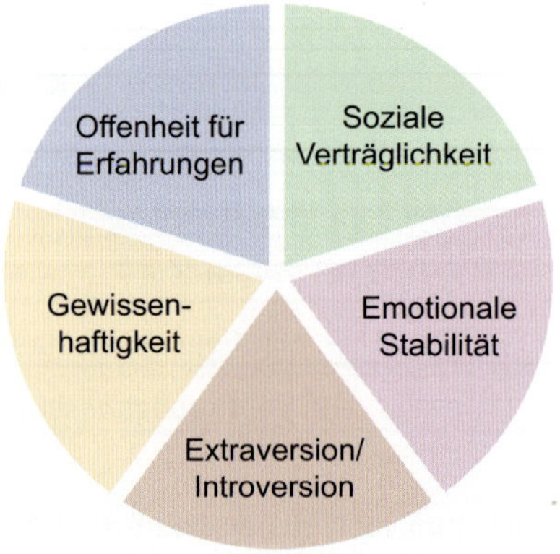
Offenheit für Erfahrungen
Soziale Verträglichkeit
Gewissen-haftigkeit
Emotionale Stabilität
Extraversion/ Introversion

© H. Karutz, Mülheim/S. Dangl, München

2. Ergänzen Sie die Tabelle.

Wissenschaft	Erläuterung
Psychologie	Wissenschaft vom menschlichen Erleben und Verhalten
Soziologie	Wissenschaft vom gesellschaftlichen (Zusammen-)Leben, von sozialem Handeln und von sozialen Strukturen.
Pädagogik	Wissenschaft, die sich mit der Theorie und Praxis von Erziehung und Bildung befasst. Pädagogik befasst sich auch mit Bildungsprozessen bei Erwachsenen (Bereich: Andragogik).

3. Analysieren Sie die Situation.

Sie befinden sich in Ihrer praktischen Abschlussprüfung zum Notfallsanitäter. Ihr Prüfungspatient ist schwerstverletzt und wird von Ihnen in kürzester Zeit transportfertig gemacht. Sie sind zufrieden mit Ihrer persönlichen Leistung, werden aber von einem der Prüfer darauf hingewiesen, dass Sie zu wenig Zeit auf die psychische Betreuung verwendet haben. Wo liegt hier die Besonderheit in Bezug auf Ihre Rolle bzw. Ihre Rollen?

Diese Situation ist insofern etwas Besonderes, als dass sie sich sowohl in echten als auch in gespielten Rollen befinden. Ihre echte Rolle ist, neben anderen, hier vor allem die des Auszubildenden bzw. Prüfungsteilnehmers. Die Rolle, die Sie simulieren, ist die eines Notfallsanitäters in einer Notfallsituation, in der unter Zeitdruck kritische Entscheidungen getroffen werden müssen. Diesen Zeitdruck erfahren Sie natürlich in Ihrer Rolle als Prüfungsteilnehmer genauso. Egal welche Rolle betrachtet wird, befinden Sie sich in dieser Situation in einem INTRArollenkonflikt. Die Erwartungen der Prüfer sind sowohl medizinisch-fachlicher, als auch sozial-kommunikativer Natur. Dabei differiert die Schwerpunktsetzung je nach Prüfer. Sie müssen also abwägen, welcher Erwartung mehr Priorität eingeräumt werden muss. Natürlich findet dies bei professionell organisierten Prüfungen nur in einem sehr geringen Maße statt, damit Prüflinge sich in Bezug auf die an sie gerichtete Erwartungshaltung sicher fühlen. Nicht zu vergessen ist, dass auch Ihr Mitprüfling Ansprüche an Ihre Rolle als Teamführer im Prüfungsfallbeispiel hat, was als sogenannter INTERrollenkonflikt verstanden werden kann.

Betrachten wir exemplarisch Ihre Rollen als „Notfallsanitäter" und Prüfungsteilnehmer:
Hier befinden Sie sich im genannten INTRArollenkonflikt, da die schwere Verletzung des Patienten Sie zur Eile antreibt. Gleichzeitig wissen Sie um die emotionalen Bedürfnisse Verletzter und Erkrankter. Eine Möglichkeit, mit dieser Situation umzugehen, wäre es, eine abwägende Reflektion des eigenen Handelns im Prüfungsnachgespräch durchzuführen. Nur selten gibt es perfekte Lösungen. Wichtig ist, sich immer wieder selbst kritisch zu hinterfragen. Wenn man eine solche Grundhaltung hat, dann kann man im Zweifelsfall am Ende auch einfach stolz auf die eigene Leistung sein, selbst wenn sie von außen kritisiert wird.

4. Ergänzen Sie die Tabelle

Entwicklungsmodell nach Erikson

Phase	Entwicklungsaufgaben
Vertrauen vs. Misstrauen *(1. Lebensjahr)*	Vertrauensbildung (Urvertrauen)
Autonomie vs. Scham/Zweifel *(2. und 3. Lebensjahr)*	Entfaltung des Ich-Bewusstseins
Initiative vs. Schuldgefühle *(4. und 5. Lebensjahr)*	Erkundung der Umwelt
Leistung vs. Minderwertigkeit *(mittlere Kindheit)*	Entwicklung der eigenen Identität
Identität vs. Rollendiffusion *(Jugendalter)*	Erproben der eignen Stärken und Schwächen
Intimität vs. Isolation *(frühes Erwachsenenalter)*	Aufnahme und Stabilisierung von Beziehungen
Generativität vs. Stagnation *(mittleres Erwachsenenalter)*	Weitergabe von erworbener Erfahrung
Ichintegrität vs. Verzweiflung *(Spätes Erwachsenenalter)*	Bewältigung von Beschwerden und Akzeptanz der Endlichkeit des Lebens

5. Unterscheiden Sie „Befund“ und „Befinden“.

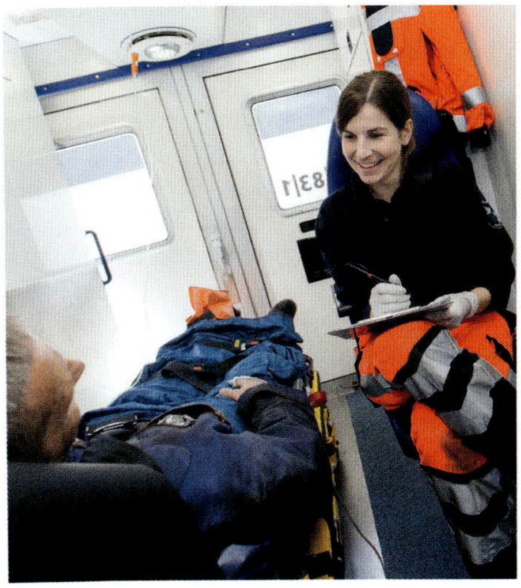

© Ludolf Dahmen Fotografie, Köln

Ein Befund ist eine pathologische Veränderung des Organismus und zumeist Ergebnis eines medizinisch-diagnostischen Prozesses. Der Betroffene kann sich dabei vollkommen gesund fühlen. Im Gegensatz dazu meint Befinden das Gefühl des Patienten an sich. Ein Patient kann sich daher bei Vorliegen eines Befundes vollkommen gesund fühlen. Allerdings kann er sich auch ohne Nachweis einer objektivierbaren Ursache krank fühlen. Präklinisch ist eine Unterscheidung kaum möglich. Allerdings wird durch dieses Beispiel deutlich, dass das „Körper-Seele-Problem“ in der Medizin eine wichtige Rolle spielt.
Ohne dies zu berücksichtigen, kann die Berufsausübung in einer modernen, personenbezogenen Medizin mittelfristig sehr unbefriedigend für das behandelnde Personal werden.

Lösungen

1. Erläutern Sie das Sender-Empfänger-Modell.

Kommunikation ist als Austausch von Botschaften definiert. Dabei können diese Botschaften durch Worte, Zeichen, Gesten oder andere „Codes“ übermittelt werden. Das Sender-Empfänger-Modell besteht aus drei Elementen, dem Sender, der Nachricht und dem Empfänger. Im Rahmen eines Kommunikationsvorgangs übermittelt der Sender die Nachricht mithilfe von Sprache (o. ä.) an den Empfänger. Dabei ist es notwendig, dass beide über den gleichen „Zeichenvorrat“ verfügen. Tun sie dies nicht, etwa wenn beide Gesprächsteilnehmer unterschiedliche Sprachen sprechen, entsteht ein Missverständnis. Dementsprechend kann eine Botschaft auf die eine Weise gemeint, aber auf eine andere Weise verstanden werden.

2. Deuten Sie die Aussage anhand der „Vier Seiten einer Nachricht“.

Sie behandeln einen kritisch kranken Patienten in Ihrem Rettungswagen. Die Situation ist etwas hektisch, aber für das gesamte Team überschaubar. Die Notärztin blickt in die Runde und sagt: *„Es nützt alles nicht. Wir müssen intubieren.“*

Auf der Sachebene drückt die Notärztin aus, dass sie vorhat, eine Narkose einzuleiten bzw. den Atemweg zu sichern. Auf der Appellebene wird das gesamte Team angesprochen, die entsprechenden Vorbereitungen einzuleiten und sich für weitere Anweisungen bereit zu halten. Auf der Selbstoffenbarungsebene drückt die Notärztin aus, dass sie mit dem Patientenzustand unzufrieden ist und sich Sorgen um den Einsatzverlauf macht. Auf der Beziehungsebene kommuniziert die Notärztin, dass sie ihrem Team so sehr vertraut, dass sie gemeinsam mit ihm diese schwierige medizinische Prozedur durchführen möchte.

3. Planen Sie Ihr Vorgehen.

Sie werden in eine Grundschule gerufen. Eine Lehrerin berichtet Ihnen, dass eine Schülerin einen Stein an den Kopf geworfen bekommen habe und jetzt stark blute. Die Eltern seien nicht zu erreichen. Wie ist hier im Kontakt mit dem Kind zu verfahren?

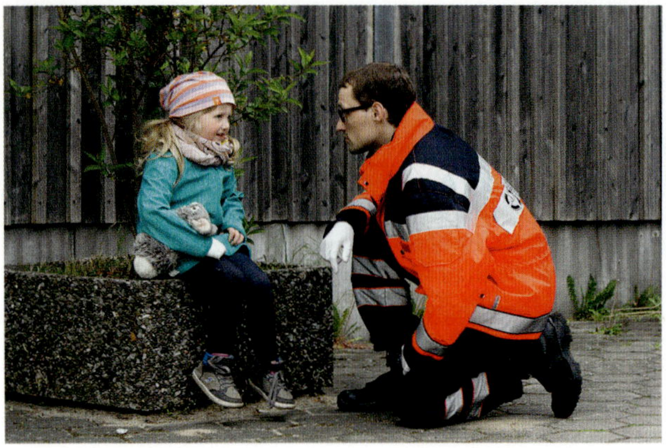

Bemühen Sie sich, sich selbst zu beruhigen. Das erste Ziel muss sein, dass das Kind sein natürliches Misstrauen Ihnen gegenüber ablegt. Dies kann unter Umständen Zeit und Geduld beanspruchen. Es kann beruhigend wirken, die Einsatzjacke abzulegen, da die Signalfarben Kinder verängstigen können. Dies ist vor allem bei jüngeren Kindern der Fall. Versuchen Sie sich bei der Kontaktaufnahme auf die Höhe des Kindes zu begeben und stellen Sie sich mit Ihrem Namen vor. Sagen Sie, dass Sie da sind, um zu helfen. Versuchen Sie zunächst, einfache und gewohnte Fragen zu stellen. So zum Beispiel, wie alt das Kind ist oder welche Unterrichtsstunde denn gerade wäre. Sobald Sie eine gemeinsame Basis gefunden haben, gelingen zumeist auch sachbezogene Fragen. Erklären Sie jede Ihrer Maßnahmen kindgerecht und organisieren Sie in jedem Falle eine Vertrauensperson, die das Kind bei einem Krankenhausbesuch begleiten kann.

4. Beschreiben Sie, wie „lautes Denken“ im Rettungseinsatz hilfreich sein könnte.

Denkvorgänge sind etwas sehr Persönliches. Was ein Mensch denkt, kann zwar erahnt, aber nicht mit Sicherheit gewusst werden. Im Rahmen eines Rettungseinsatzes ist es allerdings notwendig, dass allen Teilnehmern des Notfallteams die gleichen Informationen zur Verfügung stehen und dass sie in der Lage sind, einen gemeinsamen Plan zur erarbeiten. „Lautes Denken“ eines Teammitglieds, ermöglicht es anderen, seine Gedanken nachzuvollziehen, zu bewerten und in ihre Planung mit einzubeziehen. Demnach beschleunigt „lautes Denken“ im Idealfall innerhalb eines Teams die Findung eines gemeinsamen Plans und vermeidet Missverständnisse.

5. Zählen Sie die 4 Basisregeln der psychischen Ersten-Hilfe (PEH) auf.

1. Sage, dass du da bist, wer du bist und was geschieht
2. Schirme den Notfallpatienten vor Zuschauern ab
3. Suche und biete vorsichtig Körperkontakt
4. Sprich mit dem Notfallpatienten und höre ihm zu

6. Richtig oder falsch?

Kommunikationsgrundlagen

	Richtig	Falsch
1. Verbale Kommunikation umfasst alle Mitteilungen, die gesprochene oder geschriebene Worte verwenden.	✓	
2. Die nonverbale Kommunikation umfasst zum Beispiel Mimik, Gestik, Wortwahl und Körperhaltung.		✗
3. Kongruenz ist die Übereinstimmung zwischen verbalem und nonverbalem Ausdruck.	✓	
4. Bei Patienten, mit denen man nicht in einer gemeinsamen Sprache kommunizieren kann, sollte die Kommunikation erst im Krankenhaus durch einen qualifizierten Dolmetscher eingeleitetwerden.		✗
5. Alleinstehende Menschen, die wenig Gelegenheit zu Gesprächen haben, fühlen sich bei zu vielen neuen Kontakten oft überfordert.	✓	

2. Die Wortwahl ist Teil der **verbalen** Kommunikation.
4. **"Man kann nicht nicht kommunizieren."** Also werden immer irgendwelche Dinge vermittelt. Wenn über die Sprache kein Austausch möglich ist, sollten Hilfsmittel, wie Bilder oder Gesten eingesetzt werden.

7. Planen Sie Ihr Vorgehen.

Ein Patient, der sich in einer krisenhaften Lebenssituation befindet, wird Ihnen gegenüber ausfallend. Er tritt einen Schritt auf Sie zu und hebt bedrohlich seine Faust.

Zunächst sollten Sie beruhigend die Hände heben. Diese bieten Ihnen gleichzeitig Schutz bei einem plötzlichen Angriff. Lassen Sie den Patienten nicht aus den Augen, aber versichern Sie sich, dass Ihr Team oder andere Personen anwesend sind. Machen Sie ansonsten auf sich aufmerksam. Wenn möglich, vergewissern Sie sich, dass sie Rückzugsmöglichkeiten haben. Vermeiden Sie provozierende Handlungen oder Vorwürfe. Zeigen Sie dem Patienten, dass Sie wegen ihm vor Ort sind und fragen Sie ihn unter Umständen nach dem Grund für seine Wut. Machen Sie Ihren Standpunkt klar und drücken Sie Ihre Erwartungen an den Patienten aus. Ziel ist es dabei, sich auf Regeln im Umgang miteinander zu verständigen. Nehmen Sie Hektik und Stress aus der Situation. Falls die Situation zu eskalieren droht, sollten Sie über eine Nachforderung der Polizei nachdenken.

Beratung

1. Nennen Sie 4 mögliche Ziele von rettungsdienstlichen Beratungen.

1. Antworten auf Fragen finden	3. (Momentane) Lebensqualität verbessern
2. Lösungsmöglichkeiten entwickeln	4. Selbstständigkeit fördern

2. Nennen Sie 4 mögliche Beratungsanlässe im Berufsalltag eines Notfallsanitäters.

1. Eine Kollegin möchte über einen Einsatz, den sie erlebt hat, reden	3. Ein Auszubildender fragt sich, ob sie die richtige Berufswahl getroffen hat
2. Ein Alkoholabhängiger ruft den Rettungsdienst, weil er „Hilfe" will	4. Ein älteres Ehepaar ist in der häuslichen Umgebung alleine überfordert

3. Ergänzen Sie den Text.

Informationen – Kommunikationsstil – organisieren – Aufnahmefähigkeit – Personen – Beratungsverlauf – Ressourcen – Fragen

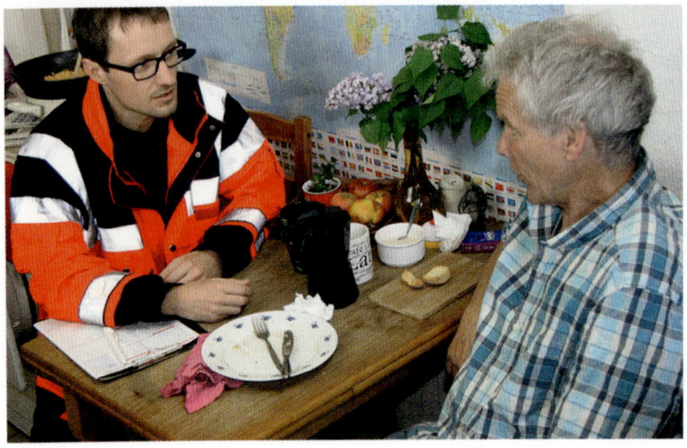

© T. Gruber, Hamburg

Führen Sie zu Beginn eines Beratungsgesprächs eine Analyse der aktuellen Aufnahmefähigkeit des Ratsuchenden durch. Je nachdem, wie ausgeprägt diese ist, müssen Sie Ihren Kommunikationsstil anpassen. Benennen Sie die Ihnen geschilderte Problemlage klar und zeigen Sie so, dass Sie verstanden haben, worüber beraten werden soll. Ergründen Sie im weiteren Beratungsverlauf die Sichtweisen des Klienten und beziehen gegebenenfalls weitere involvierte Personen mit ein. Entwickeln Sie gemeinsam Möglichkeiten zur Problemlösung bzw. Unterstützung. Achten Sie dabei jedoch unbedingt auf die verfügbaren Ressourcen Ihres Gegenübers. Schließen Sie das Gespräch nicht ab, ohne offen gebliebene Fragen zu klären und eine eventuell notwenige Weiterleitung an Unterstützungsinstanzen zu organisieren. Angehörige wären hierbei eine einfache und effektive Möglichkeit. Wenn möglich und nötig, sollten Sie schriftliche Unterlagen mit den notwendigen Informationen vor Ort belassen.

4. Nennen und erläutern Sie mögliche Grenzen von Beratungen im Rettungseinsatz.

Beratungen im Rettungseinsatz unterliegen einer fachlichen, einer zeitlichen und einer inhaltlichen Limitierung. Spezielle Beratungssituationen, wie etwa bei Verweigerungshaltungen oder Aggressionen, können Notfallsanitäter vor methodisch-fachliche Herausforderungen stellen. Auch genügt die Zeit im Rahmen des Einsatzes oftmals nicht, um eine fundierte Beratung und gemeinsame Problemlösung zu erzielen. Zudem ist der Notfallsanitäter zwar ein Experte im Bereich der präklinischen Notfallmedizin, nicht aber in vielen anderen Belangen, wie etwa der Krebstherapie, die Patienten beschäftigen und somit einen Beratungsanlass darstellen können.

5. Erläutern Sie den Begriff „Ressourcenorientierung".

Beratungen im Rettungsdienst sind oft spontaner Natur und finden im Rahmen einer Krisensituation statt. Ein wesentliches Ziel ist hier die Stabilisierung des Betroffenen mit den Möglichkeiten, die ihm zur Verfügung stehen. Dabei setzt die Ressourcenorientierung an, indem sie ermittelt, über welche Potentiale der Betroffene verfügt. Diese Potentiale müssen gegebenenfalls während der Beratung erkundet und freigelegt werden.

6. Erläutern Sie den Begriff „Edukation".

Edukation meint einen Weg der Informationsvermittlung. Dieser ist nicht in einem erzieherischen Sinne zu verstehen. Dabei liegt der Fokus auf der Verständlichmachung bestimmter Angelegenheiten, um dem Ratsuchenden zusätzliche Ressourcen in Bezug auf Problemlösungsstrategien zur Verfügung stellen zu können.

7. Planen Sie Ihr Vorgehen auf mögliche Beratungs- und Interventionsanlässe.

Sie werden von Nachbarn zu einem offenbar betrunkenen und leidlich gepflegt aussehenden Mann mittleren Alters gerufen. Sie hätten ihn vor seiner Wohnungstür gefunden. Der Mann bittet Sie jedoch lediglich, ihm beim Aufschließen seiner Wohnung zu helfen. Er fühle sich nicht krank und wolle auch nicht ins Krankenhaus. Als Sie die Tür öffnen, bietet sich Ihnen der nachstehend abgebildete Anblick.

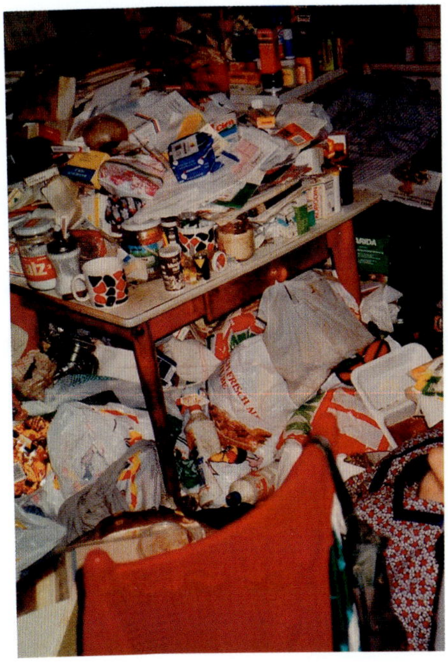

© J. Luxem, Aschaffenburg

Machen Sie sich zunächst bewusst, dass eine typische Haltung von Suchterkrankten die der Hoffnungslosigkeit ist. Ein Ziel Ihrer Handlungsweise muss es also sein, sich dieser Einschätzung nicht anzuschließen. Neben einer medizinischen Untersuchung, sollte überlegt werden, ob der Patient in der Lage sein wird, seine Alltagstätigkeiten zu verrichten. Dies dürfte, nach bisherigem Kenntnisstand, kaum der Fall sein. Im Idealfall gelingt es Ihnen, einen Bezug zum Patienten aufzubauen und ihn doch in ein Krankenhaus zu transportieren. Dort sollte unbedingt ein Konsil mit dem Sozialdienst erfolgen. Sollte dies nicht möglich sein, ist es wichtig zu versuchen, Personen aus dem Umfeld des Patienten auf seine Situation aufmerksam zu machen. Hierzu sollten Sie sich das Einverständnis des Patienten einholen.

8. Erläutern Sie den Begriff „Notfallvorsorgeberatung".

Bei der Notfallvorsorgeberatung handelt es sich um Angebote aus der Primärprävention, für deren Durchführung Notfallsanitäter ausnehmend gut qualifiziert sind. Klassische Zielgruppen sind etwa Senioren oder Familien, die wissen möchten, wie sie Unfälle in ihrem Alltag vermeiden oder deren Folgen vermindern können. Zudem geht es neben präventiven Aspekten auch um die Schaffung einer konkreten Vorbereitung für den Fall der Fälle (Preparedness), die deutlich persönlicher und zielgruppenspezifischer ist, als ein reiner Erste-Hilfe-Kurs.

1. Nennen Sie 6 Merkmale von Teamarbeit.

1. Das Team hat eine Struktur	4. Die Teamarbeit ist zeitlich begrenzt
2. Die Teammitglieder kommunizieren und interagieren miteinander	5. Es bestehen gegenseitiges Vertrauen und Wertschätzung
3. Die Arbeit miteinander wird durch formelle oder informelle Normen geregelt	6. Teamarbeit hat eine Sach- und eine Beziehungsebene

2. Nennen Sie 4 Gründe für gestörte Teamarbeit.

1. Verantwortungsdiffusion	3. Gruppendenken
2. Mangelhafte Kommunikation	4. Fehlender Zusammenhalt

3. Richtig oder falsch?

Phasen der Teamentwicklung	Richtig	Falsch
1. Die erste Phase der Teamentwicklung wird als „Forming" bezeichnet. Erste Kontakte werden aufgebaut.	✓	
2. Die zweite Phase der Teamentwicklung wird als „Dorming" bezeichnet. Es besteht Unsicherheit über die Rollenverteilung.		✗
3. Die dritte Phase der Teamentwicklung wird als „Norming" bezeichnet. Gemeinsame Regeln in Bezug auf Rollen und Handlungen existieren.	✓	
4. Die vierte Phase der Teamentwicklung wird als „Warming" bezeichnet. Das Team beginnt sich auf der Beziehungsebene zu arrangieren.		✗
5. Die fünfte Phase der Teamentwicklung wird als „Swarming" bezeichnet. Das Team löst sich wieder auf.		✗

2. Die zweite Phase der Teamentwicklung wird als **"Storming"** bezeichnet. Es kommt zu Konflikten um Aufgaben, Ziele und Rollen.
4. Die vierte Phase der Teamentwicklung wird als **"Performing"** bezeichnet. Das Team arbeitet zielgerichtet am gemeinsamen Vorhaben.
5. Die fünfte Phase der Teamentwicklung wird als **"Adjourning"** bezeichnet. Das Team löst sich wieder auf.

4. Erläutern Sie die Besonderheiten der dargestellten Situation in Bezug auf Teamarbeit.

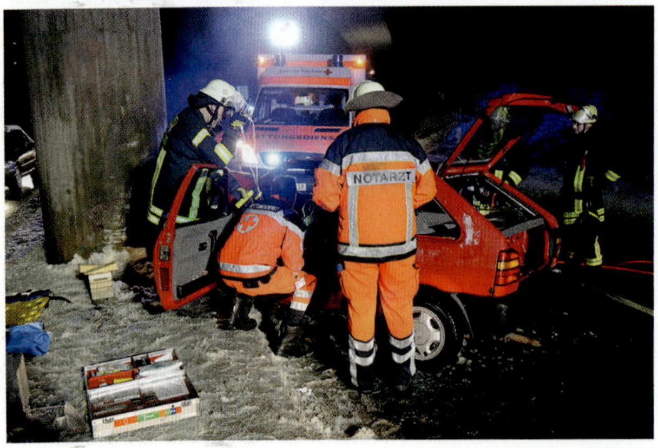

© J. Luxem, Aschaffenburg

Diese Situation ist dahingehend besonders, als dass die Rettungskräfte sich sowohl mit ihrem gewohnten Team, also anderen medizinischen Fachkräften, als auch mit dem eher technisch orientierten Team der Feuerwehr koordinieren müssen. Es entsteht in Folge dessen ein großes multiprofessionelles Team.
Multiprofessionelle Teams zeichnen sich dadurch aus, dass ihre Mitglieder eine hohe fachliche Spezialisierung haben. Dies ist bei der Lösung komplexer Probleme ein Vorteil, weil insgesamt mehr Wissen zur Verfügung steht.
Allerdings gehen damit auch Gefahren einher. Es kann schneller zu Konkurrenzsituationen oder der sogenannten "Verantwortungsdiffusion" kommen. Auch ist gut möglich, dass die Teammitglieder unterschiedliche Fachsprache benutzen und so aneinander vorbeireden.

5. Erläutern Sie die Abbildung.

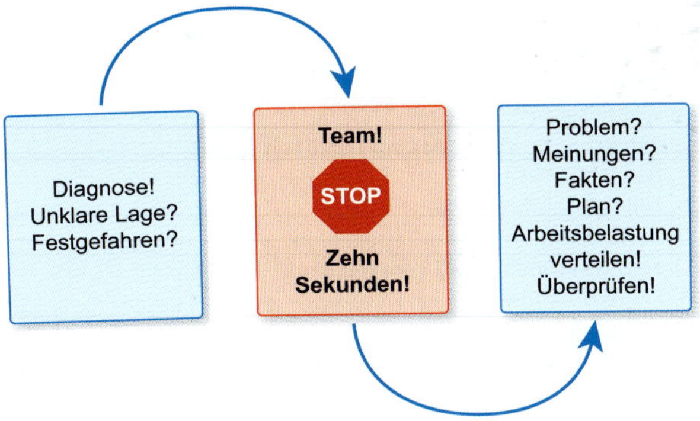

© Rall, M., Glavin, R.J., Flin, R. (September 2008). The '10-seconds-for-10-minutes principle'. Why things go wrong and stopping them getting worse. Bulletin of The Royal College of Anaesthetists, 51, 2614-2616, Mit freundlicher Genehmigung des The Royal College of Anaesthetists

Es handelt sich hierbei um das 10-für-10-Prinzip. Diese Hilfsstrategie besagt, dass sich Einsatzkräfte regelmäßig zur Überprüfung ihrer Arbeit oder wenn akute Probleme auftreten, miteinander beraten sollten. Diese gemeinsame Beratung sollte relativ kurz („10 Sekunden"), aber sehr effizient durchgeführt werden. Die aktuelle Lage, aufgetretene Problemstellungen und die angestrebten Ziele sollten besprochen werden. Darauf aufbauend wird das weitere Vorgehen ermittelt. So kann das Team für die nächsten „10 Minuten" im Sinne des Patienten zusammenarbeiten und möglichen Fehlentscheidungen ein Stück weit vorbeugen.

Das 10-für-10 wird also im Sinne einer gemeinsamen Ablaufplanung durchgeführt. Die genauen Zeitwerte sind dabei natürlich nur orientierender Natur.

6. Ergänzen Sie die Tabelle.

Abkürzung	Begriff	Bedeutung
F	Facts	Sammlung der vorliegenden Fakten zur Problemstellung
O	Options	Handlungsoptionen, die zur Problemlösung zur Verfügung stehen
R	Risks & Benefits	Vor- und Nachteile der jeweiligen Handlungsoptionen
D	Decision	Entscheidung für eine angemessene Handlungsoption
E	Execution	Durchführung der Handlungsoption zur Problembewältigung
C	Check	Überprüfung des Ablaufs und der Effektivität der Maßnahme

7. Erläutern sie die fünf Komponenten einer Sicherheitskultur.

Informierte Kultur	Daten (von Fehlern, unerwünschten Ereignissen und Schädigungen) werden gesammelt und ausgewertet
Berichtende Kultur	Vorkommnisse werden berichtet
Gerechte Kultur	Bestrafung ist die Ausnahme und grober Fahrlässigkeit bzw. vorsätzlichen Regelverletzungen vorbehalten
Flexible Kultur	Die Kultur ist als Reaktion auf Vorkommnisse anpassbar und nicht übermäßig starr
Lernende Kultur	Der Wille dazu zu lernen (und Anpassungen vorzunehmen) besteht

Lösungen

12 Zusammenarbeit mit anderen Berufsgruppen, Behörden und Organisationen

1. Finden Sie die 10 gesuchten Berufsgruppen mit denen Rettungskräfte regelmäßig zusammenarbeiten.

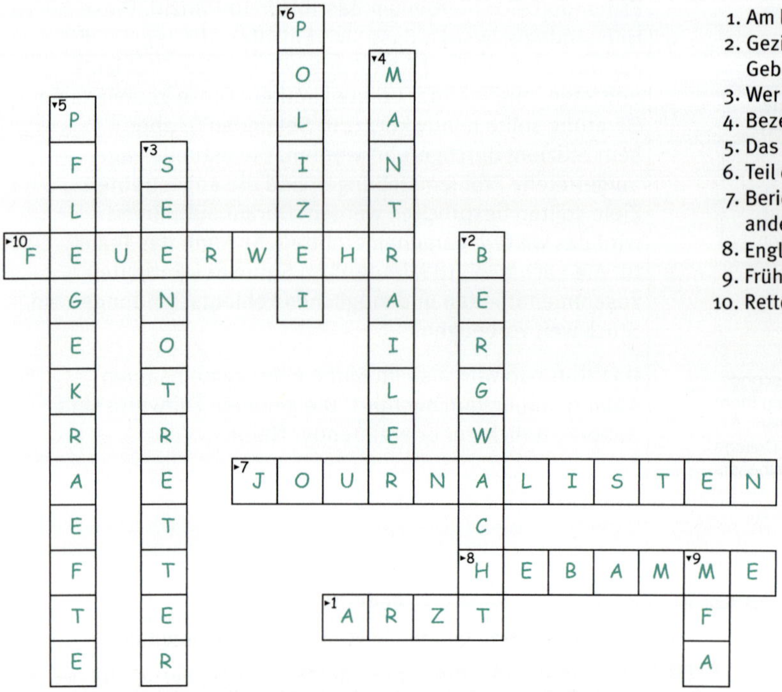

1. Am längsten verkammerter Heilberuf
2. Gezielte (medizinische) Hilfe in Gebirgslandschaften
3. Wer rettet Schiffbrüchige?
4. Bezeichnung der Hunde zur Personensuche
5. Das ICN vertritt ...
6. Teil der Gefahrenabwehr
7. Berichterstatter, deren Tätigkeit unter anderem durch §5 GG geregelt wird.
8. Englisch: Midwife
9. Früher: Arzthelfer/in (Abk.)
10. Retten, Löschen, Bergen, Schützen

2. Sortieren Sie die Begriffe. Beginnen Sie mit dem höchsten Rang.

Gruppenführer – Truppführer – Verbandsführer – Zugführer

Einsatzkräftehierarchie

1. Verbandsführer
2. Zugführer
3. Gruppenführer
4. Truppführer

3. Nennen Sie 4 Aufgaben des Kriseninterventionsteams.

1. Betreuung von Angehörigen	3. Unterstützen bei religiösen Bedürfnissen
2. Begleitung von Hinterbliebenen	4. Psychoedukation

4. Richtig oder falsch?

	Richtig	Falsch
1. Die ärztliche Berufsordnung verbietet unsachliche Kritik eines Arztes am beruflichen Wissen eines anderen Arztes.	✓	
2. Die primäre Aufgabe von Pflegekräften ist die Verrichtung der Grundpflege.		✗
3. Das Motto der Feuerwehr lautet „Retten, Löschen, Bergen, Schützen“.	✓	
4. Die originäre Aufgabe des THW ist die technische Hilfeleistung im Zivilschutz, also im Verteidigungsfall.	✓	

2. Bei Pflegekräften handelt es sich um eine **breit gefasste Berufsgruppe** mit zahlreichen Aufgaben. Die sogenannte Grundpflege kann ein Teil davon sein. Daneben wird die Behandlungspflege durchgeführt und, was wohl einer der wesentlichen Kerne der Profession sein dürfte, der Patient bei der Erhaltung seiner Gesundheit beraten und unterstützt.

5. Planen Sie Ihr Vorgehen bei der dargestellten Einsatzsituation.

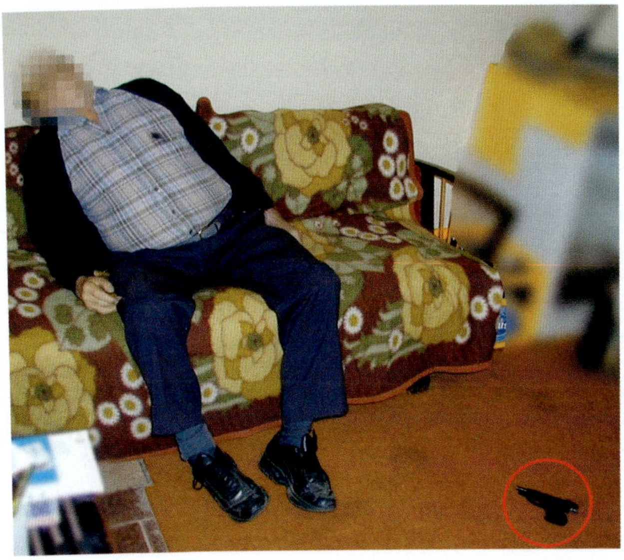

© J. Luxem, Aschaffenburg

Durch die in der Abbildung erkennbare Waffe, ist zunächst einmal auf verstärkten Eigenschutz zu achten. Der Patient darf nicht aus den Augen gelassen werden. Außerdem ist davon auszugehen, dass es sich bei dem Einsatzort um einen Tatort handelt. Das Rettungsteam sollte sich bewusst werden, dass jede Veränderung an diesem die polizeilichen Ermittlungen erschweren kann. Insofern bietet es sich an, dass zunächst ein Kollege den Patienten auf Lebenszeichen überprüft. Sind diese nicht vorhanden und wird notärztlicherseits von einer Therapie abgesehen, ist der Einsatzort zu räumen. Muss interveniert werden, ist jede Veränderung genau zu dokumentieren.

Wichtig: Bedenken Sie, dass nichtärztliches Rettungsfachpersonal nur bei Vorliegen sicherer Todeszeichen von medizinischen Maßnahmen absehen kann!

6. Erläutern Sie die Aufgaben von „Notfallmanagern“ bei der deutschen Bahn.

Notfallmanager sind über ganz Deutschland verteilt. Sie kommen zum Einsatz, wenn es zu Unfällen oder bestimmten Störungen im Bereich von Bahnanlagen gekommen ist. Sie sind so positioniert, dass sie idealerweise innerhalb von 30 Minuten am Einsatzort eintreffen können. Dazu nutzen sie auch ein Fahrzeug mit Sonderrechtsanlage. Ihre vornehmliche Aufgabe ist es, die rettenden Einsatzkräfte vor Schäden zu schützen, indem sie den Zugverkehr einstellen lassen und ggf. Absicherungen gegen den Starkstrom der Streckenleitungen vornehmen. Sie tragen in der Regel orange Warnkleidung und einen weißen Helm. Sie sind damit gut als Ansprechpartner zu erkennen.

Führung im Rettungsdienst

1. Beschreiben Sie die angegebenen Führungsstile und geben Sie Beispiele.

Führungsstil	Beschreibung	Beispiel
Patriarchalischer Führungsstil	Dieser Führungsstil ist durch eine hohe Entscheidungskompetenz des Teamleiters gekennzeichnet. Die Teammitglieder werden angehört, aber nicht partizipativ einbezogen.	„Wenn keiner Einwände hat, werde ich jetzt eine Analgesie durchführen." (Etwaige Einwände führen aber regelhaft nicht zu einer Änderung des Verhaltens)
Partizipativer Führungsstil	Dieser Führungsstil ist durch die Nutzung des Teams als Berater gekennzeichnet. Die Entscheidung wird jedoch vom Teamleiter getroffen.	„Hat jemand Vorschläge, wie wir hier verfahren könnten?" (Auswahl dann durch Teamleiter)
Demokratischer Führungsstil	Bei diesem Führungsstil dient der Teamleiter als Moderator. Die Entscheidung wird gemeinschaftlich getroffen.	„Hat jemand Vorschläge, wie wir hier verfahren könnten?" (Auswahl dann durch Team als Ganzes)
„Laissez-faire"	Dieser Führungsstil ist durch vollkommene Führungslosigkeit gekennzeichnet.	„Mir ist es gleich." (Negativ) „Ich vertraue Euch." (Positiv)

2. Erläutern Sie den Begriff des „situativen Führens".

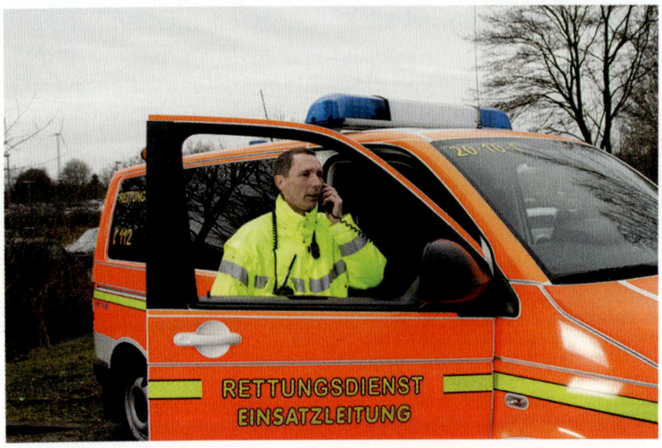

© Retungsdienst-Kooperation in Schleswig-Holstein (RKiSH) gGmbH, Heide / fotografirma

Situatives Führen ist die Anpassung des Führungsstils an den Kontext der Situationen. Ein guter Einsatzleiter ist in der Lage, verschiedene Führungsstile anzuwenden und diese entsprechend der Situation auszuwählen. So kann zum Beispiel in einer enorm zeitkritischen Situation durchaus „Laissez-faire" geführt werden, wenn der Einsatzleiter seinem Team vertraut. In einer Lage mit mehreren Betroffenen kann es zum Beispiel sein, dass sich die Einsatzleitung um eine akute Gefährdung für Einsatzkräfte oder Unbeteiligte kümmern muss. In diesem Fall muss sie sich auf die Kompetenzen ihrer Teammitglieder verlassen können.
Andersherum kann es Settings geben, in denen nach „Befehl und Gehorsam" geführt werden sollte. Wenn etwa das Team sehr unerfahren ist und die aktuelle Situation zu eskalieren droht, kann eine sehr enge Führung lebensrettend für den Patienten sein.

3. Nennen Sie 6 Charaktereigenschaften, die Sie persönlich von einer Führungskraft erwarten.

Diese Frage ist natürlich sehr individuell zu beantworten und entspricht sicherlich vielen unterschiedlichen Einflüssen. Einige mögliche Charaktereigenschaften von Führungskräften wären:

1. Integrität	4. Selbstkontrolle
2. Mut	5. Entscheidungsfreudigkeit
3. Menschlichkeit	6. Vorbildhaftigkeit

4. Geben Sie ein Beispiel für einen „detaillierten Befehl".

„Das Team des 70.83.1 ist für den Patienten am Ende des Ganges verantwortlich. Nehmen Sie direkt die Schaufeltrage mit. Ziel ist die schnelle Verbringung in den Rettungswagen, um den Patienten ins Warme zu bringen. Die Kollegen der Polizei werden Ihnen den Weg weisen."
Dieser Befehl enthält alle relevanten Details: Einheit, Auftrag, Mittel, Ziel, Weg

5. Erläutern Sie den „Führungsvorgang" anhand des abgebildeten Führungskreises.

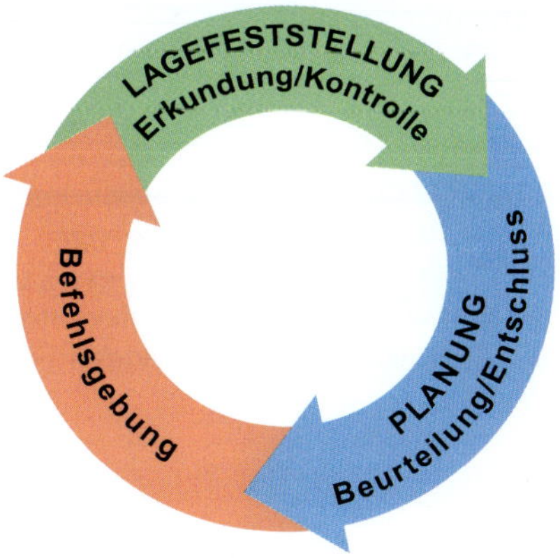

© S. Dangl, München

Der Führungsvorgang wird bewusst als Kreis dargestellt, da so eine Abbildung einer regelmäßigen Kontrolle und Korrektur der angeordneten Maßnahmen erfolgen kann. Grundsätzlich steht am Anfang die Lageerkundung auf deren Basis eine Planungsphase erfolgen kann. Diese besteht aus Beurteilung und Entscheidung. Ist eine Entscheidung getroffen, wird die Durchführung angeordnet. Diese sollte durch immer wiederkehrende Lagefeststellungen auf ihre Effektivität hin geprüft werden.
Es fällt auf, dass sich viele Kreisprozesse (z. B. der PDCA-Zyklus aus dem Qualitätsmanagement) sehr ähneln. Ihnen allen liegt eine starke Betonung von Vorbereitung (Planung) und Nachbereitung (Analyse und Anpassung) zu Grunde. Gerade verfehlte Handlungen in diesen Phasen sind oft für das Scheitern von Prozessen verantwortlich.

6. Beschreiben Sie, welche Unterschiede zwischen den Führungsaufgaben in einem einfachen und in einem komplexen Einsatzgeschehen (MANV) liegen.

Dadurch, dass zu Beginn eines jeden Massenanfalls von Verletzten ein Ungleichgewicht zwischen Aufgaben und Ressourcen besteht, ist eine suffiziente Führung von großer Wichtigkeit. Da nicht alle Patienten gleichzeitig versorgt oder abtransportiert werden können, kommen Einsatzlogistik und Maßnahmendelegation wesentliche Bedeutungen zu. Durch den Einsatzleiter müssen, im Gegensatz zur alltäglichen Einsatzlage, viele kleine Einheiten koordiniert werden. Dieser Zuwachs an Aufgaben bedeutet, dass ein Einsatzleiter bei einem Massenanfall von Verletzten niemals selbst bei der Rettung oder Versorgung der Patienten tätig werden sollte. Seine Ressourcen müssen ausschließlich auf die Organisation verwendet werden. Hierzu kann er auch zusätzliche Kräfte (Abschnittsleiter) einsetzen.
Natürlich gelten diese Besonderheiten auch für die Besatzung des ersteintreffenden Rettungsmittels. Für Notfallsanitäter ohne Führungsausbildung ist ein Großschadenslage eine besondere Herausforderung. Eine Begehung der Einsatzstelle muss erfolgen, eine Vorsichtung durchgeführt und weitere Kräfte nachgefordert werden.
Daher ist auch hier eine wichtige Handlungsvorgabe: Wer führt, behandelt nicht!

7. Erläutern Sie folgende Begriffe.

Führungsspanne	Wirkungsgrad der Führungsverantwortung. Die Führungsspanne (Was/wer wird alles erfasst?) ist in der Aufgabenbeschreibung festgelegt.
Vorplanung	Planung vor dem eigentlichen Einsatzgeschehen (z. B. Passen die Standardabläufe zusammen?)
Ablaufverantwortung	Verantwortung für eine geordnete Durchführung des Einsatzes.
Ergebnisverantwortung	Verantwortung darüber, ein bestimmtes Ergebnis zu erzielen oder zumindest mit aller Kraft darauf hin zu wirken.

14 Übergabe und Übernahme von Patienten

1. Nennen Sie 4 Beispiele für Übergabesituationen im Rettungswesen und beschreiben Sie die generellen Besonderheiten bei diesen Übergaben.

1. Hausarzt an RTW-Besatzung	3. KTW-Besatzung an Gesundheits- und Krankenpfleger
2. RTW-Besatzung an Notarzt	4. RTW-Besatzung an Schockraumteam nach Load-and-Go-Entscheidung

Die Übergabesituationen von Notfallsanitätern zeichnen sich durch eine hohe Homogenität aus. Sie erfolgen etwa an notfallmedizinische Fachkräfte, an ambulant Pflegende oder an polizeiliche bzw. technische Berufe. Dies setzt ein hohes Maß an Kommunikationskompetenz und die Fähigkeit zur kommunikativen Anpassung voraus.

2. Beschreiben Sie den grundsätzlich notwendigen Aufbau von Übergabegesprächen.

Das Übergabegespräch muss so einfach und kurz wie möglich aufgebaut sein, gleichzeitig aber dürfen keine wesentlichen Fakten unterschlagen werden. Dabei ist es notwendig, maßvoll mit eigenen Interpretationen zu sein und so sachbezogen wie möglich zu sprechen. Vitalparameter und Ereignisse müssen in einer logischen Reihenfolge genannt werden. Diese kann zeitbezogen oder prioritätenorientiert sein. Sinnhaft ist eine priorisierte Vorgehensweise. Unauffällige und nicht relevante Vitalparameter oder nebensächliche Ereignisse können weggelassen werden. Nachfragen seitens des übernehmenden Teams sind sinnvoll und sollten nicht als Kritik an der eigenen Übergabe verstanden werden.

3. Richtig oder falsch?

Eine gute Übergabe ...

	Richtig	Falsch
1. ... ist sehr umfangreich.		✗
2. ... umfasst alle relevanten Informationen.	✓	
3. ... enthält möglichst viele eigene Interpretationen.		✗
4. ... ist logisch aufgebaut.	✓	

1. ...ist so kurz, wie möglich und so lang, wie nötig.
3. ...enthält **möglichst wenige** eigenen Interpretationen

4. Ihr Team möchte einen schwerverletzten Patienten im Schockraum der Notaufnahme übergeben. Welche Informationen sollten unbedingt übergeben werden?

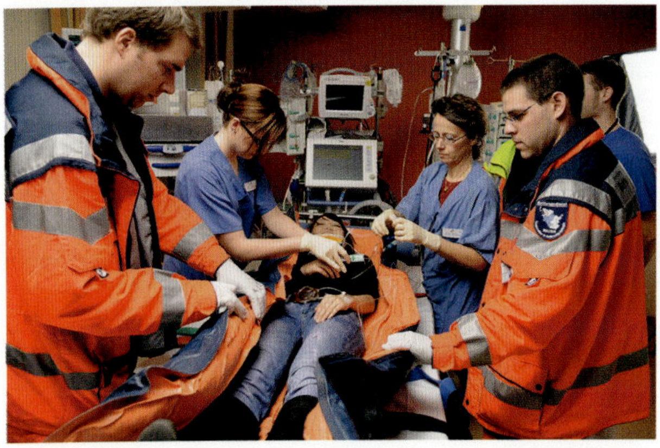

© Rettungsdienst-Kooperation in Schleswig-Holstein (RKiSH) gGmbH, Heide/fotografirma

Eingangs sollten der Patient und der Grund der Rettungsdienstalarmierung vorgestellt werden. Zudem sollte die Verdachtsdiagnose geäußert werden. Untersuchungsergebnisse, Anamneseinformationen und die erfolgten therapeutischen Maßnahmen müssen genannt werden. Etwaige Komplikationen und Besonderheiten sind zu erwähnen und die Übergabe von persönlichen Gegenständen muss erfolgen. Zudem sollte auf die angefertigte Dokumentation verwiesen werden. Gerade im Schockraum setzt sich die Übergabe nach dem ABCDE-Schema immer mehr durch. Dabei können aufgetretene Probleme und die darauffolgenden Interventionen gut parallel genannt werden.

5. Nennen Sie 6 Fehlerquellen, die Übergabesituationen erschweren können.

1. Aus Zeitdruck wird dem Übergabeinhalt keine Beachtung geschenkt.	4. Es findet sich kein Übergabeansprechpartner.
2. Die Inhalte werden unstrukturiert vorgetragen.	5. Die Übergabe erfolgt an eine nicht ausreichend qualifizierte Person.
3. Der Patient möchte die Übergabe selbst machen.	6. Die Einsatzdokumentation ist nicht angemessen durchgeführt worden.

6. Ergänzen Sie den Text.

Klinikeinweisung – Krankheitsbildes – Transports – Übergabe – Informationen – Patientendaten

Ein Ziel einer adäquaten Übergabe ist es, wesentliche Informationen über den Patienten an die nächste Versorgungsebene zu übermitteln. Bei der Übergabe erhält das Klinikpersonal erste wichtige Patientendaten und medizinische Informationen über den Patienten. Dabei stehen insbesondere Informationen über den Grund der Klinikeinweisung, die Genese und Ätiologie des aufgetretenen Krankheitsbildes und zum Verlauf des Patientenzustands während des Transports im Mittelpunkt.

7. Wie würden Sie handeln?

Sie wollen Frau Niebert, eine Patientin mit unklarem Oberbauchschmerz, an den aufnehmenden Arzt übergeben. Diese fällt Ihnen bei der Übergabe jedoch mehrfach ins Wort.

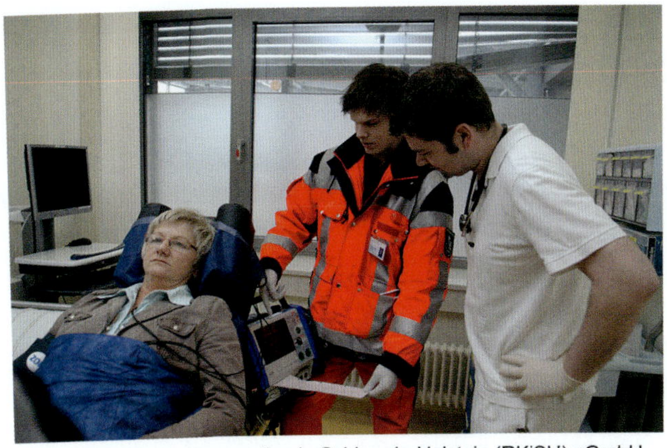

Es ist anzunehmen, dass Frau Niebert Sie so häufig unterbricht, weil sie besorgt ist, dass nicht alle wesentlichen Informationen an den Arzt weitergegeben werden könnten. Sie sollten dies direkt ansprechen und Frau Niebert den Sinn der Übergabe, nämlich den einer kurzen Zusammenfassung der Ereignisse, vermitteln. Auch sollten Sie ihr sagen, dass der Arzt natürlich im Rahmen der Anamnese noch weitere Aspekte von ihr erfragen wird. Verhindern sollten Sie, dass Sie sowohl mit Frau Niebert als auch mit dem Arzt gleichzeitig reden. Dies sorgt für Verwirrung bei allen Beteiligten.

8. Richtig oder falsch?

	Richtig	Falsch
1. Alles was schriftlich dokumentiert wurde, muss nicht Bestandteil der Übergabe sein.		✗
2. Insbesondere die Übergabe von Wertsachen muss ausdrücklich dokumentiert und vom Übernehmenden gegengezeichnet werden.	✓	
3. Juristisch gilt, dass alles was nicht dokumentiert wurde, auch nicht durchgeführt wurde.	✓	
4. Auch anonymisierte Übergabeprotokolle dürfen nicht zu Qualitätssicherungszwecken verwendet werden.		✗

1. Die schriftliche Dokumentation und die Übergabe müssen **weitestgehend unabhängig voneinander** betrachtet werden.
4. Anonymisierte Übergabeprotokolle dürfen zu Qualitätssicherungszwecken verwendet werden.

Lösungen

Notfall- und Gefahrensituationen

1. Nennen Sie 2 Merkmale eines Notfalls.

1. Kontinuitätsunterbrechung
2. Ergebnisoffenheit

2. Lösen Sie das Rätsel.

Tipp: Es geht um Gefahren im Einsatz.

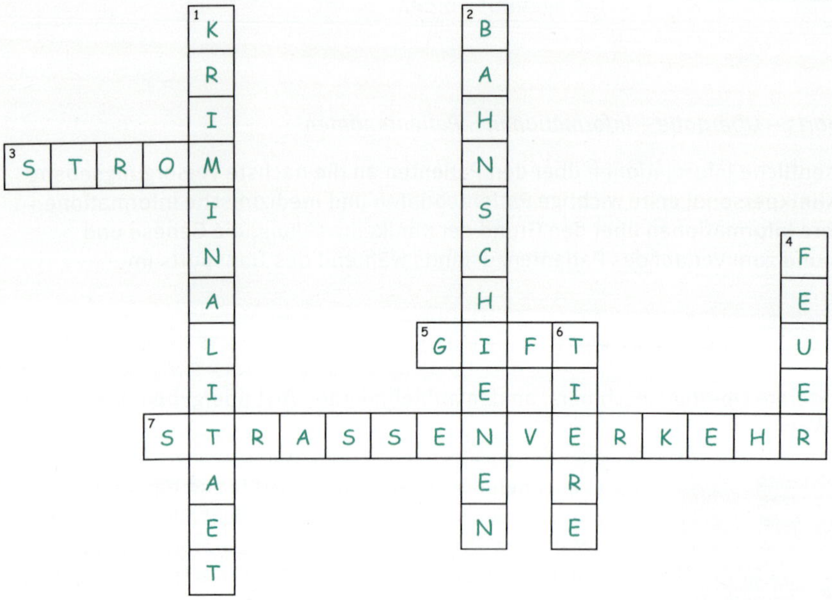

1. Anderes Wort für Verbrechen
2. Strecke eines Zuges
3. Übertragung von Elektronen
4. Oxidationsreaktion, bei der Hitze entsteht
5. Grund für Romeos Tod
6. Gibt es häufig in Haushalten
7. Umfasst Autos, Radfahrer und Fußgänger

3. Erläutern Sie, wieso selbst sehr friedliche Hunde im Notfallereignis eine potenzielle Gefahr für Rettungsdienstmitarbeiter darstellen können.

Hunde haben in der Regel ein inniges Verhältnis zu ihren Besitzern. Zumeist begreifen sie diese als Bestandteil ihres Rudels. Ist ein Hundebesitzer erkrankt oder verletzt, wird dies vom Hund registriert, da dieser dessen Verhaltensänderungen wahrnimmt. Hieraus kann eine große Verunsicherung für den Hund resultieren. Wenn dazu zum Beispiel noch das Rettungsdienstpersonal kommt, welches womöglich neben dem verletzten Hundebesitzer kniet oder Maßnahmen an ihm durchführt, kann dies vom Hund als Angriff auf ein Rudelmitglied gewertet werden.
Selbstverständlich sind die meisten Hunde sehr verständig und stellen keine Gefahr dar. Dennoch sollten sie in einen anderen Raum gebracht werden, um die Patientenversorgung nicht zu behindern.

4. Nennen Sie die Formeln für „Geschwindigkeit“ und „Beschleunigung“.

Geschwindigkeit
$v = s/t$ (Geschwindigkeit ist gleich Weg durch Zeit)

Beschleunigung
$a = v/t$ (Beschleunigung ist gleich Geschwindigkeit durch Zeit)

5. Beschriften Sie die Abbildung

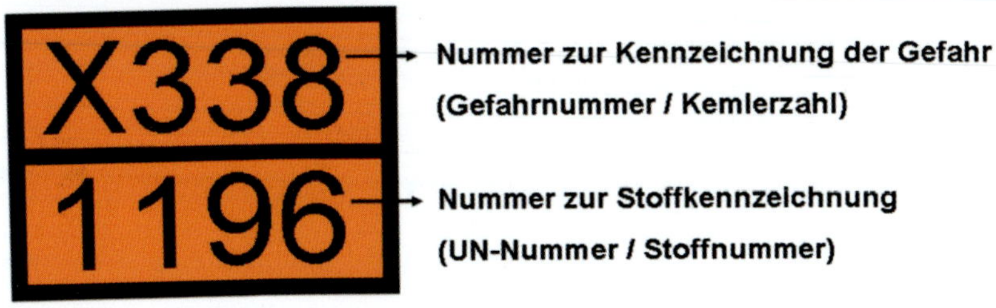

6. Erläutern Sie das „Prinzip der drei Kollisionen“ bei einem Pkw-Unfall

Zunächst kollidiert bei einem Pkw-Unfall der Pkw mit einem Gegenstand der Umwelt (z. B. einem Baum). Durch die Massenträgheit kollidieren nun die Fahrzeuginsassen mit den Fahrzeuginnenwänden. Zudem ist es wichtig zu wissen, dass die meisten Organe des Menschen flexibel aufgehängt sind. Dementsprechend unterliegen auch sie dem Trägheitsprinzip und kollidieren (an dritter Stelle) mit der Körperinnenwand. Im Ergebnis kann dies zu Einklemmung durch Fahrzeugverformung (1. Kollision), sowie zu äußeren und inneren Verletzungen (2. und 3. Kollision) führen.

7. Welche besonderen Erwägungen sind bei Schussverletzungen durch Sie zu tätigen?

Zunächst ist natürlich der Eigenschutz von großer Bedeutung. Wenn dieser sichergestellt ist, muss überlegt werden, mit welcher Art von Waffe und aus welcher Distanz die Verletzung verursacht wurde. Umso großkalibriger die Waffe und umso kürzer die Distanz ist, desto höher der Gewebeschaden. Die Eintrittsstellen können sehr klein sein. Es muss überprüft werden, wie viele von ihnen vorliegen. Zudem sollte zu jeder Eintrittsstelle nach einer Austrittsstelle gesucht werden. Schätzen Sie außerdem die Blutung ein und überlegen Sie, welche Strukturen (Organe oder Blutgefäße) regelhaft im Schusskanal und dessen näherer Umgebung liegen. Schusswunden sollten so schnell wie möglich klinisch behandelt werden.

Gefahrenabwehr

1. Unterscheiden Sie zwischen „Kontamination“ und „Infektion“.

Eine Kontamination liegt vor, wenn eine Person oder ein Objekt mit Krankheitserregern, oder allgemein mit schädigenden Stoffen, besiedelt bzw. verunreinigt wurde. Von einer Kontamination geht das Risiko der Übertragung mit schlimmstenfalls nachfolgender Infektion aus. Eine Infektion bezeichnet eine Besiedelung eines Organismus mit nachfolgender Immunreaktion. Dies führt entweder zu einer (Teil-)Immunität des Organismus oder zur Ausbildung einer Infektionskrankheit. Auch eine verborgene Infektion ist möglich.

2. Nennen Sie 6 nach dem Infektionsschutzgesetz meldepflichtige Infektionserkrankungen.

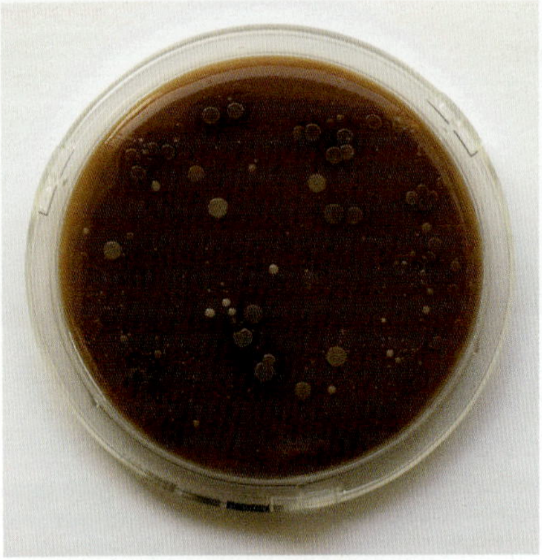

© A. Walle, Hamburg

1. Tollwut
2. Botulismus
3. Meningokokken-Meningitis
4. Masern
5. Pertussis
6. Pest

3. Richtig oder falsch?

Desinfektion und Sterilisation

	Richtig	Falsch
1. Bei der Desinfektionsmittelauswahl ist in jedem Fall auch das Gesundheitsrisiko für Anwender und Patienten einzubeziehen.	✓	
2. Zu den thermischen Desinfektionsverfahren zählen Kochen, Dampfdesinfektionsverfahren und Verbrennen.	✓	
3. Die am häufigsten eingesetzten chemischen Desinfektionsmittel sind Alkohole und Steroide.		✗
4. Es gilt stets, dass zunächst desinfiziert und im Anschluss daran gereinigt wird.		✗

3. Die am häufigsten eingesetzten chemischen Desinfektionsmittel sind Alkohole und **Aldehyde.**
4. Es gilt stets, dass **zunächst gereinigt** und im Anschluss daran desinfiziert wird.

4. Beschreiben Sie den Ablauf einer hygienischen Händedesinfektion.

Verreiben Sie 3–5 ml Lösung in den Händen. Denken sie dabei auch an Fingerkuppen und Nagelpfalz. Lassen Sie das Desinfektionsmittel nach Herstellerangaben einwirken. Desinfektionsmittel sollten nie abgetrocknet werden. Das Waschen der Hände mit antiseptischer Seife sollte nur nach starker Verunreinigung erfolgen. Abgetrocknet werden muss dann stets mit einem Einmalhandtuch. Vorgang bei Bedarf wiederholen. Auch wenn gängige Händedesinfektionsmittel rückfettend sind, ist es ein wichtiger Aspekt des persönlichen Gesundheitsschutzes, an die Hautpflege der Hände zu denken.

5. Ergänzen Sie die Tabelle.

Gefahrenschema (AAAABCEEEE)

Abkürzung	Begriff	Abkürzung	Begriff
A	Ausbreitung	C	Chemische Gefahren
A	Atemgifte	E	Elektrizität
A	Atomare Gefahren	E	Einsturz von Bauteilen
A	Angstreaktionen	E	Explosionsgefahren
B	Biologische Gefahren	E	Erkrankung und Verletzung

6. Nennen Sie mindestens 8 mögliche Hilfsmittel bzw. Werkzeuge zur technischen Rettung.

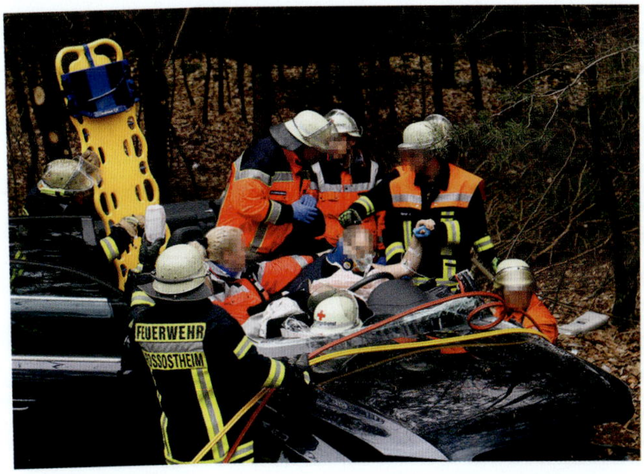

© R. Hettler, Aschaffenburg

1. Brechstange
2. Fangleine
3. Hebekissen
4. Schaufeltrage
5. Rettungsschere
6. Rettungsspreizer
7. Schleifkorbtrage
8. Drehleiter
9. Bolzenschneider

7. Ergänzen Sie die Tabelle.

Öffnungsform	Erläuterung
Zugangsöffnung	Hierbei wird ein Zugang zum Patienten geschaffen, durch den eine erste Einschätzung der Situation und einfache Maßnahmen der Therapie (z.B. Sauerstoffgabe) erfolgen können.
Versorgungsöffnung	Diese Öffnung dient der erweiterten Patientenbehandlung. Sie sollte ausreichend groß sein, um benötigte Personen und Material in das Fahrzeug aufnehmen zu können.
Befreiungsöffnung	Diese Öffnung dient der Rettung des Patienten aus dem verunfallten Fahrzeug. Sie muss so groß sein, dass der Patient schonend und achsengerecht aus dem Fahrzeug befreit werden kann.

8. Planen Sie Ihr Vorgehen.

Sie werden zu einem Notfall in einem Dachgeschoss gerufen. Sie werden von einem Angehörigen eine schmale Wendeltreppe zum obersten Zimmer hinaufgeführt. Der Patient ist nicht gehfähig, muss aber in jedem Falle transportiert werden.

Ihr Team benötigt Unterstützung. Je nach Beschaffenheit der Treppe kann erwogen werden, weitere Kräfte zur Tragehilfe nachzufordern. Wenn dies nicht möglich ist, sollten Sie die Feuerwehr nachfordern. Diese kann wahlweise einen Abtransport mit Hilfe einer Drehleiter vornehmen oder aber durch bauliche Veränderungen am Haus (zum Beispiel ein Demontieren der Treppe) einen Abtransportweg eröffnen. Dabei wird sich stets für die Variante mit dem geringsten Schaden und Risiko entschieden. Weitere Faktoren, wie das Vorhandensein von Fenstern oder die Bepflanzung bzw. Bebauung der Umgebung, müssen bei der Planung einbezogen werden.

Lösungen

Diagnostik

1. Ergänzen Sie die Tabelle.

Abkürzung	Begriff	Bezieht sich auf die Beurteilung der...
S	Scene	Einsatzstelle
S	Safety	Sicherheit
S	Situation	konkreten Situation

2. Ordnen Sie die Maßnahmen links den einzelnen Schritten des Primary Assessments auf der rechten Seite zu.

- Manuelle Stabilisierung der Halswirbelsäule
- Auskultation
- Messung der Sauerstoffsättigung
- Temperaturmanagement
- Stillen einer bedrohlichen Blutung
- Entkleidung
- Pulskontrolle
- Erheben der GCS
- Prüfung der Rekapillarisierungszeit
- Einlegen eines Wendl-Tubus
- Einsatz des FAST-Schemas

Exsanguinating Hemorrhage (X)	• Stillen einer bedrohlichen Blutung
Airway (A)	• Manuelle Stabilisierung der Halswirbelsäule • Einlegen eines Wendl-Tubus
Breathing (B)	• Auskultation • Messung der Sauerstoffsättigung
Circulation (C)	• Pulskontrolle • Prüfung der Rekapillarisierungszeit
Disability (D)	• Erheben der GCS • Einsatz des FAST-Schemas
Exposure/Environment (E)	• Temperaturmanagement • Entkleidung

3. Erläutern Sie, welche Beurteilung Sie durch die gezeigte Untersuchung vornehmen können.

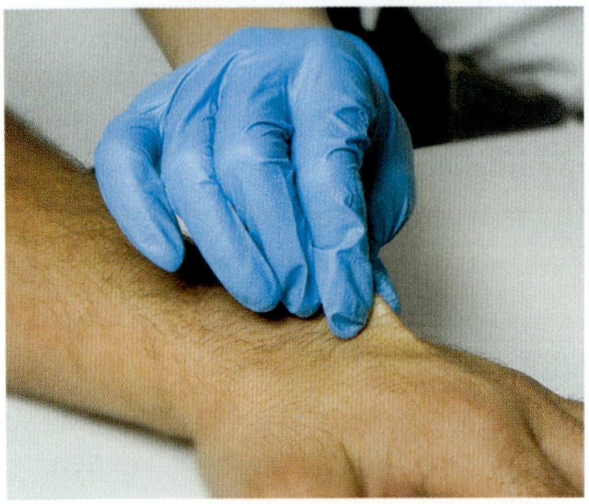

© GraphikBureau, Kronsgaard

Diese Untersuchung dient der Beurteilung des Hautturgors, also dem Spannungszustand der Haut. Dieser ist maßgeblich durch eingelagerte Flüssigkeit bestimmt, was dazu führt, dass die Spannung der Haut mit zunehmendem Flüssigkeitsverlust vermindert wird.
Bei der Untersuchung wird eine Hautfalte mit Daumen und Zeigefinger angehoben, bleibt diese stehen (auch: „stehende Hautfalte"), spricht man von einem verminderten Hautturgor, welcher auf eine Exsikkose hindeutet.

Lösungen

4. Richtig oder falsch?

Blutzuckermessung

	Richtig	Falsch
1. Durch Auspressen der Punktionsstelle bei einer Blutzuckerbestimmung steigt die Wahrscheinlichkeit eines falsch-erhöht angezeigten Blutzuckerspiegels.		✗
2. Noch vorhandenes Desinfektionsmittel hat keinen Einfluss auf die Messung des Blutzuckerspiegels.		✗
3. Der erste Tropfen sollte bei der Messung abgewischt werden, um das Messergebnis zu verbessern.	✓	

1. Durch Auspressen der Punktionsstelle bei einer Blutzuckerbestimmung steigt die Wahrscheinlichkeit eines **falsch-erniedrigt** angezeigten Blutzuckerspiegels.
2. Noch vorhandenes Desinfektionsmittel **hat einen Einfluss** auf die Messung des Blutzuckerspiegels.

5. Beschreiben Sie die Durchführung einer auskultatorischen Blutdruckmessung.

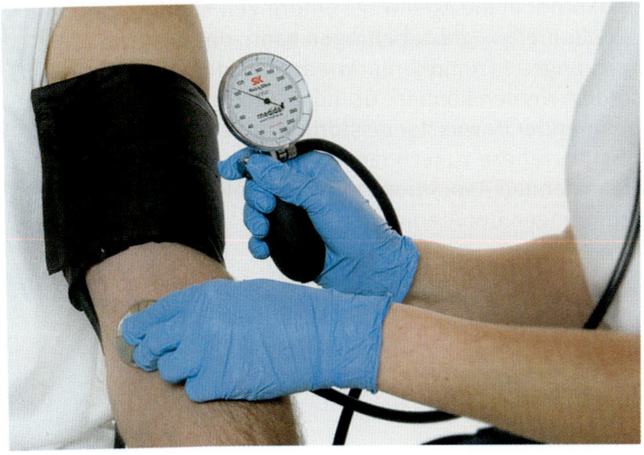

© GraphikBureau, Kronsgaard

Der Patient sollte sich in ruhiger sitzender oder liegender Position befinden. Die Manschette wird nun locker (2-Finger-Regel) um den Oberarm des Messarms, welcher auf Herzhöhe gehalten wird, gelegt. Die Manschette wird aufgepumpt, während der Radialispuls getastet wird. Wenn dieser nicht mehr spürbar ist, wird der Manschettendruck noch um 20–30 mmHg erhöht. Im Anschluss daran wird die Membran eines Stethoskops über die A. brachialis in der Ellenbeuge platziert. Der Druck wird langsam abgelassen. Sobald dabei pulssynchrone Geräusche zu hören sind, kann der systolische Blutdruck abgelesen werden. Wenn diese Geräusche wieder verschwinden, kann der diastolische Blutdruck abgelesen werden.

6. Ihr Patient verfügt über einen Blutdruck von 90/40 mmHg. Ermitteln Sie den mittleren arteriellen Druck (MAP/MAD) und geben Sie Ihren Rechenweg an.

Der MAP beträgt: 56,6 mmHg
Formel: Diastolischer Druck + 1/3 (systolischer Druck – diastolischer Druck)
Es wird die Druckdifferenz zwischen Systole und Diastole benötigt: 90 – 40 = 50
... dieser Wert wird durch 3 dividiert: 50/3 = 16,6
... und zu der Diastole addiert: 40 + 16,6 = 56,6
(Anmerkung: Die Einheiten wurden zur besseren Übersichtlichkeit im Rechenweg weggelassen.)

7. Diskutieren Sie, inwieweit es sinnvoll ist, bei einem Patienten mit einem stumpfen Bauchtrauma noch am Einsatzort ein EKG abzuleiten.

Patienten mit stumpfen Verletzungen der großen Blutungsräume, wie Becken und Bauch, sind im höchsten Maße gefährdet, einen Volumenmangelschock zu erleiden und an diesem zu versterben. Dem entgegen steht die Möglichkeit, dass je nach Unfallmechanismus eine Mitbeteiligung des Herzens vorliegen könnte, bei der ein EKG zumindest hinweisend von Bedeutung sein könnte. Da allerdings eine definitive Therapie der vermuteten Blutung nicht am Einsatzort geschehen kann, müssen Transportverzögerungen vermieden werden. Als Kompromiss würde sich anbieten, das EKG auf dem Transport abzuleiten, sofern die entsprechende Zeit zur Verfügung steht. Im Zweifel geht der Transport immer vor. Insbesondere schwersttraumatisierte Patienten profitieren besonders von einer sehr kurzen Prähospitalzeit. Dabei zählt sprichwörtlich "jede Sekunde".

18 Atemwegsmanagement

1. Nennen Sie 6 Hinweise auf ein A-Problem.

1. Schwellungen im Hals-Rachenbereich	4. Inverse Atmung
2. Schnarchende Atemgeräusche	5. Bewusstlosigkeit
3. Gurgelnde Atemgeräusche	6. Husten

2. Welche Maßnahme ist während eines Bolusgeschehens mit ineffektivem Husten und noch ansprechbarem Patienten zunächst indiziert?

✓Rückenschläge

3. Korrigieren Sie die 5 Fehler im Text.

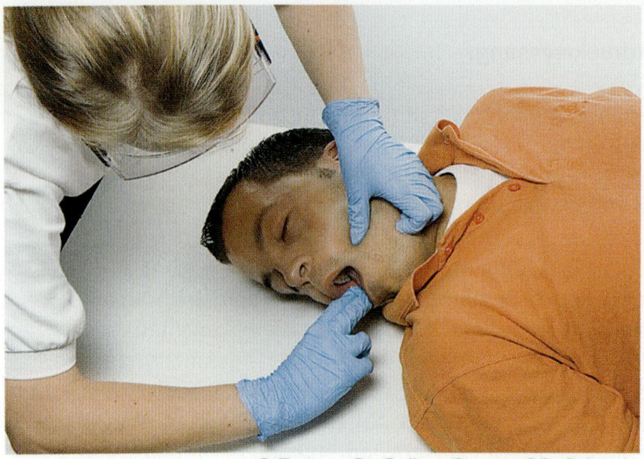

© Rettung St. Gallen, Gossau SG, Schweiz

Bei Patienten mit Bewusstseinsstörungen stellt der Ausfall der Schutzreflexe eine besondere Bedrohung dar. So sorgt zum Beispiel der Schluckreflex regelhaft dafür, dass keine Fremdkörper in die Atemwege eindringen können, während der Hustenreflexe dazu beitragen kann, dass bereits eingedrungene Fremdkörper wieder aus den Atemwegen befördert werden können. Grundsätzlich gilt, dass mit zunehmender Bewusstseinsstörung mit einer Abnahme der Schutzreflexe zu rechnen ist. Mögliche Konsequenzen hieraus können Aspirationen mit nachfolgenden Entzündungen der Atemwege sein.

4. Ergänzen Sie die Tabelle.

Hinweis: Es genügen orientierende Angaben.

System zur Sauerstoffapplikation	Max. FiO_2 in %
Beatmungsmaske mit Demand-Ventil	100
Sauerstoffmaske mit Reservoirbeutel	80–95
Einfache Sauerstoffmaske	35–60
Nasenbrille	24–44
Raumluft	21

5. Beschriften Sie die Abbildung.

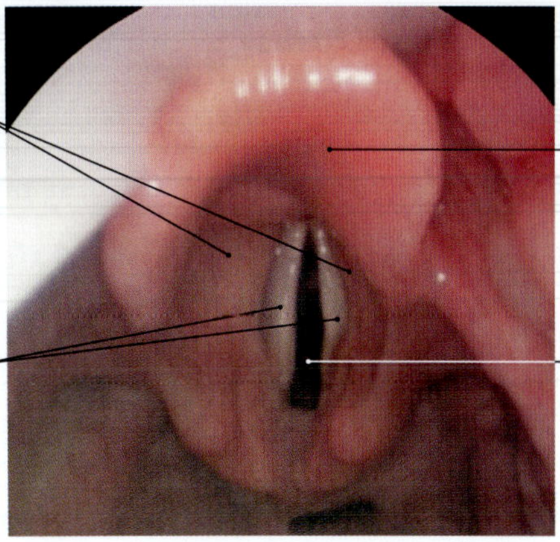

© R.Larsen, Homburg in: Larsen: Anästhesie

6. Nennen Sie 10 Materialien, die vor einer Intubation gerichtet werden müssen.

1. Endotrachealtubus in der korrekten Größe
2. Blockerspritze
3. Führungsstab
4. Gleitmittel
5. Laryngoskopgriff mit korrektem Spatel
6. Fixiermaterial mit Beißschutz
7. Absauggerät (einsatzbereit mit Katheter)
8. Beatmungsbeutel mit Filter
9. Beatmungsmasken
10. Sauerstoff

7. Planen Sie Ihr Vorgehen.

Sie entschließen sich, nachdem eine Beutel-Masken-Beatmung nicht möglich ist und ein Larynxtubus nicht etabliert werden kann, bei einer jungen reanimationspflichtigen Patientin zur endotrachealen Intubation. Sie können die Stimmritze gut einstellen und wollen gerade den Tubus platzieren, als sie sehen, dass sich Erbrochenes im Rachen sammelt.

Die Intubation sollte unbedingt beendet werden. Ein hektisches Zurückziehen des Tubus hätte die fatalsten Konsequenzen für die Patientin. Dabei zählt weniger das präzise als das rasche Vorschieben und Platzieren des Tubus. Zudem sollte direkt eine Blockung des Cuffs erfolgen. Liegt der Tubus nun in der Trachea, ist dies die günstigere Ausgangslage. Nach der endotrachealen Absaugung kann direkt beatmet werden. Liegt der Tubus im Ösophagus, ist dieser abgedichtet.
Das Erbrochene wird aller Wahrscheinlichkeit nach über den Tubus abgeleitet werden. Es erfolgt ein zügiges Freisaugen der Mundhöhle und die Platzierung eines weiteren Tubus in die Trachea. Auch eine Kopftieflage kann einer Aspiration vorbeugen, da das Erbrochende der Schwerkraft folgend abfließen kann, ohne in die Atemwege zu gelangen. Dies erschwert allerdings die Sichtbedingungen.
Alles in allem handelt es sich hier um eine dramatische und höchst anspruchsvolle Situation, der man nur mit ausreichendem Training im Vorfeld begegnen kann. Hier ist jeder einzelne Rettungsdienstler gefragt, für eine regelmäßige Fortbildung im Atemwegsmanagement zu sorgen.

8. Erläutern Sie die Vor- und Nachteile der Videolaryngoskopie.

Seit einigem Jahren hält die Videolaryngoskopie auch Einzug in die präklinische Notfallmedizin. Die notwendigen Geräte sind inzwischen so klein, dass sie problemlos transportiert und eingesetzt werden können. Der Intubationserfolg ist mit Hilfe der Videolaryngoskopie nachweislich höher. Allerdings werden die Schwierigkeiten der Technik oftmals unterschätzt, was teilweise zu drastischen Konsequenzen führt. Gerade der Umgang mit hyperangulierten Spateln muss intensiv geübt werden.

Weitere Vorteile sind:
- Schonung der HWS
- Einsatz bei laufenden Thoraxkompressionen möglich
- Intubation auch in untypischen Situationen möglich (da Sichtachse flexibler)

Weitere Nachteile sind:
- Bild auf Monitor bei falschem Lichteinfall möglicherweise kaum erkennbar
- Beschlagen der Kamera bei kühler Außentemperatur
- Kontamination und Verlegung der Kamera

19 Maschinelle Beatmung

1. Erläutern Sie den Begriff „Compliance" in Bezug auf die menschliche Atmung.

Mit Compliance ist die Volumendehnbarkeit der Lunge gemeint. Sie beschreibt die Veränderung des Volumens in der Lunge in Abhängigkeit zum Druck, der hierbei auf sie ausgeübt werden muss. Ein sinnvolles Beispiel zum Vergleich ist das Aufblasen eines Luftballons. Die Veränderung des Volumens im Luftballon ist abhängig vom aufgewendeten Druck. Es fällt auf, dass zu Beginn und am Ende des Aufblasvorgangs mehr Druck aufgewendet werden muss. Am Anfang fehlt die notwendige Vordehnung des Ballons, am Ende liegt dessen Dehnungskapazität nur noch eingeschränkt vor.

2. Nennen Sie 6 grundsätzliche Mechanismen, die eine akute oder chronische Ateminsuffizienz bedingen können.

1. Störungen des Atemantriebs	4. Thoraxdeformationen
2. Störung der Übertragung von Nervensignalen auf die Atemmuskulatur	5. Veränderung des Atemwiderstandes
3. Beeinträchtigung der Atempumpe bei regelhaft konfiguriertem knöchernem Thorax	6. Funktionsverlust des Lungenparenchyms

3. Richtig oder falsch.

	Richtig	Falsch
1. Bei der Volumendehnbarkeit handelt es sich um eine statische Größe, die lediglich pathologisch verändert ist.		✗
2. Umso größer die Compliance der Lunge ist, desto leichter lässt sie sich beatmen.	✓	
3. Die Resistance beschreibt den Strömungswiderstand, der bei der Atmung bzw. Beatmung überwunden werden muss.	✓	
4. Bei einer Halbierung des Durchmessers einer Röhre, nimmt der Widerstand auf das 24-Fache zu.		✗
5. In den Atemwegen des Menschen treten sowohl laminare als auch turbulente Strömungen auf.	✓	

1. Bei der Volumendehnbarkeit handelt es sich um eine **dynamische** Größe.
4. Bei einer Halbierung des Durchmessers einer Röhre, nimmt der Widerstand auf das **16-Fache** zu.

4. Beschriften Sie die Abbildung.

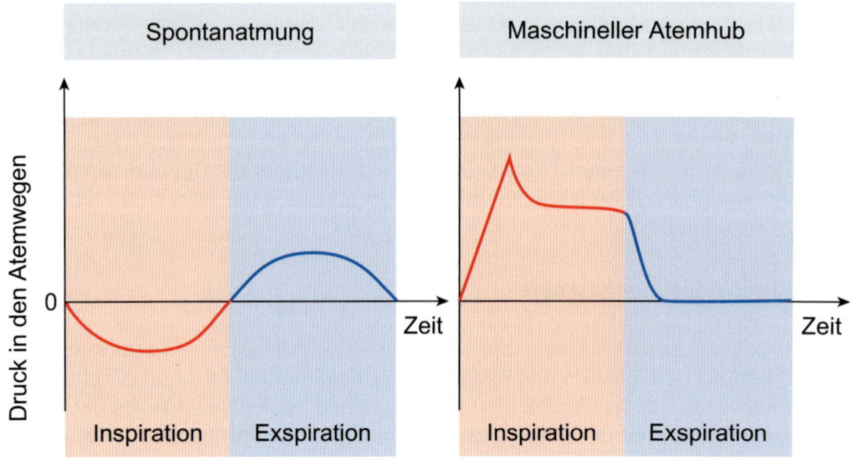

Lösungen

5. Erläutern Sie die nachstehenden Begriffe.

NIV
NIV steht für nicht-invasive Ventilation und meint eine apparative Unterstützung der Spontanatmung ohne Intubation oder andere künstliche Atemwegshilfen. Sie wird über eine Gesichtsmaske durchgeführt.

Invasive Beatmung
Eine invasive Beatmung erfolgt stets über eine Atemwegshilfe, welche oral, nasal oder tracheal in den Körper eingeführt wurde. In der Regel erfolgt zuvor eine Narkoseeinleitung.

6. Wie lang wäre die Inspirationsphase, wenn Sie einen Patienten mit einer Beatmungsfrequenz von 14/min und einem Atemzeitverhältnis von 1:3 (I:E) beatmen wollen? Geben Sie auch Ihren Rechenweg an.

Zunächst wird die Länge eines Atemzugs berechnet. Dazu wird 60 durch die Beatmungsfrequenz geteilt (60/14 = 4,3). Der so ermittelte Wert wird durch 4 geteilt, da die Inspiration ein Viertel des gesamten Atemzugs ausmacht (4,3/4 = 1,075). Die Inspirationsphase beträgt somit gerundet 1,1 Sekunden.

7. Beschriften Sie die Abbildung.

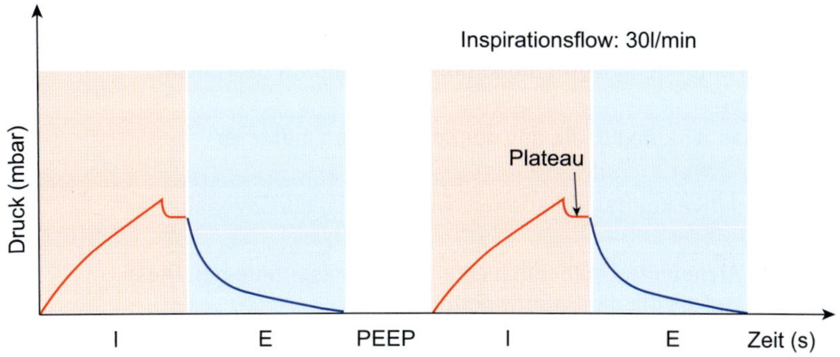

8. Entscheiden Sie anhand relevanter Indikationen und Kontraindikationen, ob eine NIV-Therapie für den Patienten geeignet sein könnte.

Sie treffen in einem Einfamilienhaus auf einen Patienten mit Atemnot. Auf Nachfrage gibt er an, dass er unter einer „chronischen Bronchitis“ leide. Es ist eine deutlich verstärkte Atemarbeit zu erkennen. Die Sauerstoffsättigung beträgt unter hochdosierter Sauerstoffgabe lediglich 80 %.

Als Indikationen für den Einsatz einer NIV werden unter anderem eine SpO_2 von unter 90 % bei Gabe von 6 oder mehr Litern Sauerstoff pro Minute, sowie der Einsatz der Atemhilfsmuskulatur angesehen. Beides scheint in diesem Fall gegeben zu sein. Kontraindikationen wären ein vorliegender Herz-Kreislaufstillstand oder ein Atemstillstand, deutliche Bewusstseinsstörungen, das Fehlen von Schutzreflexen, maligne Herzrhythmusstörungen, gastrointestinale oder pulmonale Blutungen, Gesichtsverletzungen oder ein bestehender Pneumothorax. Da insbesondere Patienten mit COPD oder Lungenödemen von NIV-Therapien profitieren und zudem keine Kooperationsminderung vorliegt, sollte diese erfolgen.

Medikamentöse Therapie

1. Nennen Sie die 8 Bestandteile der sogenannten „8-R-Regel“.

1. Richtiges Medikament (Namensähnlichkeiten)	5. Richtige Applikationsart (i. m., i. v., rektal, etc.)
2. Richtiger Patient (Kontraindikationen)	6. Richtige Lagerung (verschlossen, kein Frostschaden)
3. Richtige Menge (Körpergewicht, Alter, Grunderkrankung)	7. Richtige Applikationstemperatur (Infusionen)
4. Richtige Konzentration (Einheiten, g, mg, %)	8. Richtige Vorbereitung (gelöst, gemischt)

2. Nennen und beschreiben Sie 3 verschiedene Wirkweisen von Pharmaka (Pharmakodynamik).

1. Bei den rezeptorvermittelten Wirkungen besetzt das Pharmakon einen spezifischen Rezeptor und wirkt an diesem blockierend (antagonistisch) oder aktivierend (agonistisch).
2. Bei der Hemmung von Ionenkanälen verhindert das Pharmakon das freie Fließen von Ionen und ist somit in der Lage, Signalvorgänge zu beeinflussen.
3. Bei der Beeinflussung von Enzymen verändert das Pharmakon Stoffwechselprozesse innerhalb des Organismus. Auch hier kann zwischen „aktivierend“ und „blockierend“ unterschieden werden.

3. Richtig oder falsch?

	Richtig	Falsch
1. In der Pharmakologie versteht man unter dem Begriff Indikation den Grund für den Einsatz eines Arzneimittels.	✓	
2. Als Nebenwirkungen bezeichnet man Wirkungen, die aus der Kombination mehrerer Arzneimittel resultieren.		✗
3. Man unterscheidet absolute und relative Kontraindikationen, welche auch als Gegenanzeigen bezeichnet werden.	✓	
4. Hilfsstoffe steuern dem jeweiligen Arzneimittel manchmal eigene Wirkungsanteile bei. Diese sind jedoch von geringerer Bedeutung als die der Hauptwirkstoffe.	✓	
5. Generika werden vornehmlich in der Geriatrie eingesetzt, da sie speziell auf die Bedürfnisse älterer Patienten angepasst sind.		✗
6. Packungsbeilage und Fachinformation enthalten dieselben Angaben, liegen allerdings in verschiedenen Formaten vor.		✗

2. Als Nebenwirkungen bezeichnet man Wirkungen, die neben der eigentlich gewünschten Hauptwirkung auftreten. Oft liegt diesem Effekt derselben Mechanismus zu Grunde. Daher ist der Ausdruck **„unerwünschte Arzneimittelwirkungen“** etwas präziser.
5. **Generika sind „nachgebaute“ Medikamente**, bei deren Vorbildern der Patentschutz ausgelaufen ist.
6. Packungsbeilage und Fachinformation enthalten **unterschiedliche Angaben**. Fachinformationen sind explizit für medizinische Fachkräfte vorgesehen.

4. Beurteilen Sie, inwieweit es angemessen sein kann, ein Medikament in einer Notfallsituation trotz vorliegender relativer Kontraindikation zu verabreichen.

Im Rahmen von Notfallsituationen kommt es immer wieder zu Momenten, in denen das Rettungsteam auf Patienten mit langen Krankheitsgeschichten und einer Vielzahl von eingenommenen Dauermedikamenten trifft. Im Rahmen dessen kann es vorkommen, dass die notwendige Therapie zur Behandlung des Notfallbildes eine potentiell nachteilige Wirkung auf den Patienten haben könnte. Oftmals ist die unmittelbare notfallmedizinische Therapie allerdings die einzige Möglichkeit, den Patienten vor schweren gesundheitlichen Schäden zu schützen. Es gilt, eine sorgfältige Risiko-Nutzen-Analyse durchzuführen und sein Handeln nach dieser auszurichten. So kann zum Beispiel auch ein Patient mit schwerer Herzinsuffizienz im Rahmen einer Anaphylaxie mit Adrenalin behandelt werden, um ihn vor dem Erstickungstod zu bewahren. Das Risiko einer Zunahme der myokardialen Schädigung durch die Adrenalinwirkung wird hier billigend in Kauf genommen.

5. Beschreiben Sie die korrekte Applikation eines Medikamentes über einen MAD.

Zunächst sollte geprüft werden, ob der Patient für eine nasale Wirkstoffapplikation geeignet ist. Die Nasenschleimhaut sollte normal beschaffen sein, sie sollte außerdem nicht durch Schleim oder Verkrustungen blockiert sein. Auch sollten weder Verletzungen der Nase vorliegen noch eine vorangegangene Einnahme von Vasokonstriktoren (Nasensprays, Drogen, ...) erfolgt sein. Nun sollte der MAD auf eine mit dem gewünschten Wirkstoff befüllte Luer-Lock-Spritze aufgedreht werden. Bei der Wahl der Wirkstoffkonzentration ist darauf zu achten, dass pro Nasenloch maximal 1 ml Flüssigkeit appliziert werden darf. Der MAD wird nun eingeführt, dabei dichtet er den Naseneingang durch den Schaumstoffkonus ab. Die Applikation sollte möglichst zügig erfolgen, um einen entsprechend feinen Sprühnebel zu erzeugen. Das Nasenloch kann jetzt gewechselt werden, um die zweite Hälfte des Wirkstoffes einzubringen.

6. Welche im Rettungsdienst verfügbaren Medikamente dürfen über einen intraossären Zugang verabreicht werden?

✓ G40 %
✓ Amiodaron
✓ Adrenalin
✓ Metoprolol
✓ Urapidil
✓ Dimenhydrinat

7. Nennen Sie 8 Nebenwirkungen, die bei einer Hemmung der Cyclooxygenase zu erwarten sind.

1. Schwindel	5. Diarrhö
2. Hörstörungen	6. Ödeme
3. Bronchokonstriktion	7. Diureseminderung
4. Magenbeschwerden	8. Thrombozytenaggregationshemmung

8. Erläutern Sie, warum Benzodiazepine zu den im Rettungsdienst eher häufig genutzten Substanzen zählen.

Benzodiazepine verfügen über ein breites Wirkspektrum. Dieser Umstand macht sie in vielen Situationen zu wertvollen präklinisch einsetzbaren Medikamenten. Ihre wohl wichtigste Indikation ist der zerebrale Krampfanfall. Daneben verfügen sie über sedierende und amnestische Effekte, welche im Rahmen von Analgosedierungen vor schmerzhaften Manövern zum Tragen kommen. Ihre anxiolytische Komponente wird häufig genutzt, um den Sauerstoffbedarf des Organismus zu senken.

9. Mit welchen Nebenwirkungen sollten Sie bei der Gabe eines Parasympatholytikums rechnen? Nennen Sie 6 Beispiele.

1. Mydriasis	4. Blutdruckschwankungen
2. Tachykardie	5. Hemmung der Speichelsekretion
3. Schwindel	6. Agitiertheit

21 Analgesie im Rettungsdienst

1. Beschriften Sie die Abbildung.

Tipp: Es werden sowohl anatomische als auch funktionelle Begriffe gesucht.

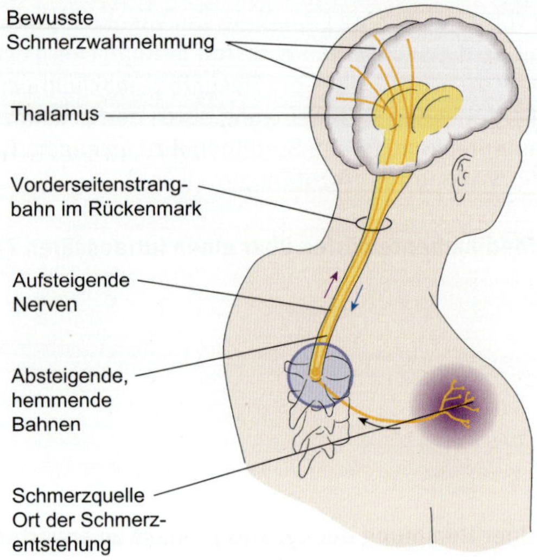

2. Ergänzen Sie den Text.

viszeral – Tiefenschmerz – zwei – mechanische – Schutzfunktion – Gewebeschädigung – Oberflächenschmerz

In akuter Form übt der Schmerz eine sehr nützliche Warn- und Schutzfunktion aus. Schmerz entsteht, wenn mechanische, thermische, chemische oder elektrische Reize eine gewisse Schwelle überschreiten und dadurch eine Gewebeschädigung hervorrufen. Schmerz lässt sich nach seinem Entstehungsort in somatisch und viszeral unterscheiden. Der viszerale Schmerz geht von den Eingeweiden der großen Körperhöhlen aus. Ein Beispiel für viszerale Schmerzen wären Koliken. Beim somatischen Schmerz lassen sich zwei Qualitäten unterscheiden. Im Falle des sogenannten Oberflächenschmerzes wird die Schmerzempfindung in der Haut wahrgenommen, während beim Tiefenschmerz die Empfindung von Muskeln, Gelenken, Bindegewebe oder Knochen ausgeht.

3. Planen Sie Ihr Vorgehen?

Sie werden zu einem häuslichen Unfall gerufen. Der zweijährige Lukas ist über eine Türschwelle gestolpert und hat sich eine Verletzung des Arms zugezogen. Erläutern Sie, welche Maßnahmen Sie ergreifen können, um ihm die Schmerzen zu nehmen bzw. erträglicher zu machen.

Zunächst steht eine adäquate psychische Betreuung im Vordergrund. Diese reduziert Stress und Angst, welche als schmerzverstärkende Faktoren gelten. Dabei sollte sowohl empathisch als auch selbstsicher vorgegangen werden. Darauffolgend kann versucht werden, physikalische Manöver, wie das Hochlagern oder Ruhigstellen des betroffenen Arms, anzuwenden. Sollten diese Maßnahmen keine ausreichende Besserung mit sich bringen und der Schmerz anhaltend belastend für Lukas sein, sollte über eine Analgesie nachgedacht werden. Diese könnte zum Beispiel mit Hilfe eines MADs schmerzarm erfolgen.

4. Nachstehend ist die „Numerische Rating Skala (NRS)“ bzw. die „Numerische Analog Skala (NAS)“ abgebildet. Welcher Bereich der Skala hat dabei welche Bedeutung in Bezug auf die Therapie?

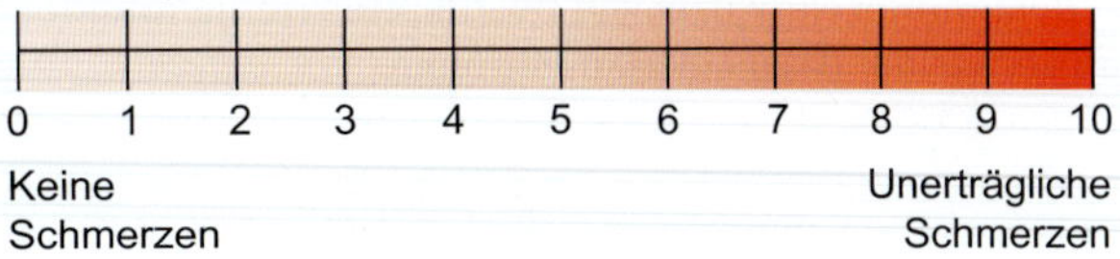

© H. Hübner, Berlin

Grob kann die numerische Rating Skala in 3 Bereiche unterteilt werden. Dabei gilt ein Schmerz von unter oder gleich 3 nicht als medikamentös therapiebedürftig. Der Bereich von 4–7 Punkten bezieht sich auf in der Regel therapiebedürftige Schmerzen mittlerer Intensität. Bei 8–10 Punkten kann von starken Schmerzen ausgegangen werden, die dringend behandelt werden sollten.

5. Nennen Sie 4 weitere Beispiele für Schmerzskalen.

1. CRIES (crying, requires oxygen administration, increased vital signs, expression, sleeplessness)	3. VAS (Visuelle Analogskala)
2. Smiley- und Gesichterskalen (Gesichterskala nach Hicks, Smiley-Skala nach Pothmann, etc.)	4. BESD (Beurteilung von Schmerzen bei Demenz)

6. Ergänzen Sie die Tabelle.

Organsystem/Funktionsbereich	Auswirkungen von Schmerz
Herz-Kreislauf-System	Gesteigerter myokardialer Sauerstoffverbrauch
	Verminderte elektrische Stabilität
Atmungssystem	Zunahme der alveokapillären Diffusionsstrecke
	Herabgesetzte Atemmechanik
Stoffwechsel	Hyperglykämie
	Vermehrtes Anfallen von Kataboliten

7. Erläutern Sie, inwieweit Ketamin in das WHO-Stufenschema eingeordnet werden kann.

Das WHO-Stufenschema wird in 3 Stufen unterteilt. Die Basis bilden dabei nicht-opioide Analgetika. Auf der zweiten Stufe stehen schwach wirksame Opioide. Die dritte Stufe bilden stark wirksame Opioide. Da Ketamin kein Opioid ist, müsste es formal auf Stufe 1 eingeordnet werden. Allerdings nimmt es als Anästhetikum mit starker analgetischer Komponente eine Sonderstellung ein.

8. Entscheiden Sie, welches Analgetikum hier eingesetzt werden könnte.

Herr Müller, ein 45-jähriger Notfallpatient, klagt über stärkste Nierenkoliken. Er hat keine Vorerkrankungen, nimmt außer Vitaminpräparaten für Raucher keine Medikamente und leidet nicht unter Allergien. Die Symptome kennt er bereits aus der Vergangenheit.

Herr Müller sollte im Idealfall mit Metamizol behandelt werden. Es verfügt über ein stark analgetisches Wirkprofil und enthält eine spasmolytische Komponente. Es darf in keinem Fall bei Überempfindlichkeiten oder Blutbildungsstörungen eingesetzt werden. Diese liegen allerdings nicht vor, was eine Anwendung zulässt. Gegen den Einsatz von Opioiden spricht deren Nebenwirkungsprofil, welches unter anderem eine mögliche Tonuserhöhung an den ableitenden Harnwegen umfasst. Diese Nebenwirkung ist allerdings umstritten, sodass in der Praxis bei stärksten Schmerzen gelegentlich durchaus Opioide verabreicht werden.

Anästhesie im Rettungsdienst

1. Unterscheiden Sie die Begriffe.

Regionalanästhesie

Bei der Regionalanästhesie wird ein bestimmter Nerv bzw. ein bestimmtes Nervenbündel ausgeschaltet, sodass eine komplette „Region" betäubt ist. Man verwendet dazu Lokalanästhetika.

Allgemeinanästhesie

Die Allgemeinanästhesie schaltet Bewusstsein, Schmerzempfinden und Abwehrreaktionen im ganzen Körper aus. Der Patient befindet sich dabei in einem scheinbar schlafähnlichen Zustand.

2. Beschriften Sie die Abbildung.

Hinweis: Es werden die Komponenten einer Narkose gesucht.

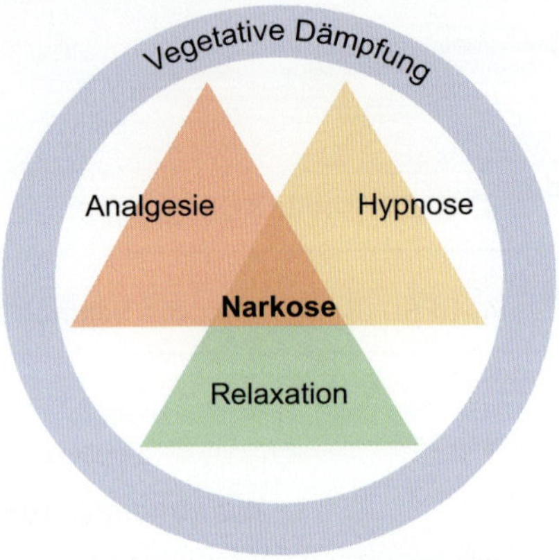

© H. A. Adams, A. Flemming: Analgesie, Sedierung und Anästhesie in der Notfallmedizin, Anästhesiologie & Intensivmedizin 2015; 56: 75–90/
Deutsche Gesellschaft für Anästhesiologie und Intensivmedizin (DGAI), Nürnberg

3. Nennen Sie 6 Elemente der Narkoseüberwachung.

1. Patientenbeobachtung	4. Blutdruckmessung (in der Regel oszillometrisch)
2. Pulsoxymetrie	5. EKG-Überwachung
3. Kapnografie	6. Tidalvolumen in Kombination mit Beatmungsdruck

4. Begründen Sie die Entscheidung.

Sie werden zu einem Verkehrsunfall gerufen. Frau Aydin, eine 47-jährige Radfahrerin, wurde seitlich von einem Pkw erfasst. Bei Eintreffen ist sie somnolent und hypoton. Die Untersuchungen legen den Verdacht auf ein vorliegendes Thoraxtrauma in Kombination mit einem Beckentrauma nahe. Der Notärztin entscheidet sich vor Ort zur Narkoseeinleitung. Dabei wählt sie eine Kombination aus Rocuronium, Midazolam und Esketamin.

Ziel einer Narkose in diesem Falle ist es, die Patientin von ihren Schmerzen abzuschirmen und optimal zu oxygenieren. Dabei besteht die Problematik, dass eine Kreislaufbeeinträchtigung unbedingt vermieden werden muss. Midazolam und Esketamin erfüllen das entsprechende Wirkprofil. Rocuronium wurde ausgewählt, um die Intubationsbedingungen zu verbessern. Es verfügt über eine sehr schnelle Anschlagszeit, was die Narkoseeinleitung nicht unnötig verzögert.
Hinweis: Es handelt sich hier nur um eine Beispielanästhesie, die immer abhängig vom jeweiligen Patienten und vom Narkosedurchführenden ist.

5. Definieren Sie den Begriff „RSI“ in Bezug auf die Notfallnarkose.

RSI meint „Rapid Sequence Induction“ und steht für eine sogenannte „Blitz-“ oder auch „Ileuseinleitung“. Ziel ist die zügige Intubation bei einem nicht-nüchternen Patienten. Bei einer RSI werden Material und Patient auf das genaueste vorbereitet, um während der eigentlich Narkoseeinleitung so effizient wie möglich arbeiten zu können. Eine Schlüsselrolle kommt der Präoxygenierung durch hohen Sauerstoffffluss oder CPAP zu. Bei Kindern können auch sehr sanfte Atemhübe erfolgen, um die Oxygenierung dauerhaft aufrecht zu erhalten.

6. Nennen Sie 6 Indikationen für eine Notfallnarkose im Rettungsdienst.

1. Schwerster Asthmaanfall	4. Narkose im Status epilepticus
2. Erhöhter Hirndruck	5. Schweres Lungenödem
3. Massive Schmerzen	6. Schwere myokardiale Insuffizienz

7. Beschreiben Sie die Vorbereitung einer Notfallnarkose.

Die Narkoseeinleitung sollte idealerweise im RTW stattfinden. Ein Monitoring bestehend aus EKG, Blutdruckmessung und SpO_2 wird durchgeführt. Zudem muss die Kapnografie bereit liegen. Der venöse Zugang sollte sicher fixiert und durchgängig sein. Wenn es die Zeit zulässt, ist ein zweiter Zugang zu etablieren. Das Material für Intubation und Beatmung muss gerichtet sein. Die Medikamente sind entsprechend der lokalen SOP bzw. der Weisung des Notarztes zu richten. Während der gesamten Vorbereitung sollte eine Präoxygenierung durchgeführt werden. Außerdem sollten alle Rückfallebenen bedacht werden. So ist stets mit Kreislaufstörungen oder einem schwierigen Atemweg zu rechnen. Das entsprechende Material muss bereitliegen.

8. Beschriften Sie die Abbildung und zeichnen Sie ein, in welche Richtungen Sie die Struktur bewegen würden, wenn der Notarzt Sie im Rahmen eines Intubationsversuches zu einem BURP-Manöver auffordert. Unterscheiden Sie zudem BURP-Manöver und Sellick-Handgriff.

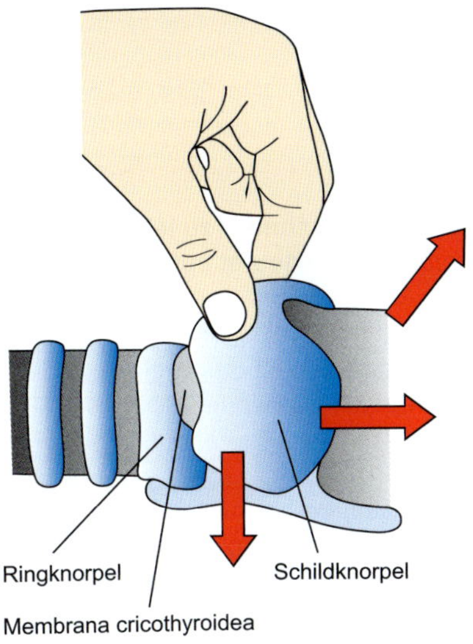

© H. Hübner, Berlin

Beim BURP-Manöver handelt es sich um eine Technik, um die Sichtbedingungen auf den Luftröhreneingang zu verbessern. Der Intubierende laryngoskopiert und hält den Tubus bereit, während ein Assistent den Schildknorpel händisch manipuliert. Die Bewegungsrichtungen finden sich im Akronym „BURP“ („Backward“, „upward“, “rightward” = nach hinten, nach oben und nach rechts).
Der Sellick-Handgriff ist ein nicht mehr empfohlenes Manöver, um das Aspirationsrisiko zu senken. Die Idee war, dass durch frontalen Druck auf das Krikoid eine Kompression des Ösophagus erreicht werden kann. Nach aktuellem Forschungsstand wird das Aspirationsrisiko nicht vermindert. Zudem führt der Sellick-Handgriff zu einer schlechteren Sicht für den Intubierenden und damit zu einer potentiellen Zeitverzögerung.

23 Reanimation und Stabilisierung des Kreislaufs

1. Gesucht werden 10 mögliche Ursachen für einen Herz-Kreislaufstillstand.

K	F	U	E	J	J	N	E	L	E	K	T	R	I	Z	I	T	A	E	T
F	K	G	R	Y	G	F	Y	S	Y	K	L	L	Z	F	R	P	V	X	U
A	C	W	F	V	N	W	N	J	R	B	A	I	V	H	L	Y	H	F	V
T	S	G	R	U	E	A	B	G	K	V	E	N	H	T	S	I	J	J	W
E	C	Q	I	K	J	O	W	H	N	E	W	H	I	G	J	M	C	R	F
M	H	C	E	M	L	D	X	P	T	R	P	A	R	T	Q	H	U	D	T
W	O	T	R	N	T	U	E	I	N	G	E	L	N	T	Y	M	T	C	A
E	C	W	U	Q	M	J	V	Y	Q	I	B	A	S	I	J	A	B	L	E
G	K	B	N	J	K	A	Z	L	X	F	G	T	T	I	E	D	M	F	E
S	L	K	G	N	Y	H	Q	Q	U	T	I	I	A	J	R	J	P	K	W
V	S	T	E	R	F	I	L	V	V	U	O	O	M	S	E	U	Q	R	U
E	Q	X	N	M	F	L	Q	U	S	N	B	N	M	A	U	U	G	V	G
R	N	W	S	X	V	H	M	U	Z	G	S	S	S	Z	X	Q	G	Y	S
L	L	Y	M	O	U	G	D	T	M	E	W	T	C	P	W	N	J	K	G
E	S	H	V	T	P	D	X	Q	H	N	G	R	H	R	L	Z	V	T	K
G	V	K	S	T	D	C	X	K	K	G	F	A	A	T	P	B	Y	B	D
U	X	J	K	B	W	L	C	R	Q	I	B	U	E	U	A	Q	U	D	B
N	M	A	A	T	R	A	U	M	A	W	T	M	D	B	C	R	U	C	N
G	M	M	R	B	T	K	R	N	N	O	V	A	E	E	S	F	U	W	B
G	I	H	H	M	J	L	B	V	D	R	U	G	N	H	Y	N	C	P	A

2. Planen Sie Ihr Vorgehen.

Sie werden Zeuge einer Notfallsituation auf einem Bahnsteig. Ein älterer Mann scheint unter Brustschmerz zu leiden. Als Sie ihn ansprechen, sinkt er plötzlich in sich zusammen. Eine unmittelbar durchgeführte Atemkontrolle deutet auf das Bestehen einer Schnappatmung hin.

Der Patient ist flach auf den Rücken zu positionieren. Der Oberkörper sollte frei gemacht werden. Ziel ist das zügige Anwenden einer qualitativen Herzdruckmassage. Hierzu wählen Sie das untere Sternumdrittel als Druckpunkt. Die Kompressionen sollten mit einer Frequenz von 100–120/min, bei einer Drucktiefe zwischen 5 und 6 cm, erfolgen. Bitten Sie einen Passanten parallel darum, den Rettungsdienst zu verständigen und einen AED zu holen. Dieser sollte, sobald verfügbar, eingesetzt werden. Bis dahin fahren Sie mit der Herz-Lungenwiederbelebung in einem Verhältnis von 30 Kompressionen zu 2 Beatmungen fort. Die Beatmungen sollten jeweils ca. 1 Sekunde lang sein. Der Thorax sollte sich sichtbar heben und senken. Die Herzdruckmassage darf nicht länger als nötig unterbrochen werden.

3. Was muss auch beim ALS durchgängig gewährleistet werden?

Eine möglichst unterbrechungsfreie Fortführung der Thoraxkompressionen.

4. Benennen Sie die EKG-Bilder und entscheiden Sie, welche Rhythmen einer Defibrillation bedürfen.

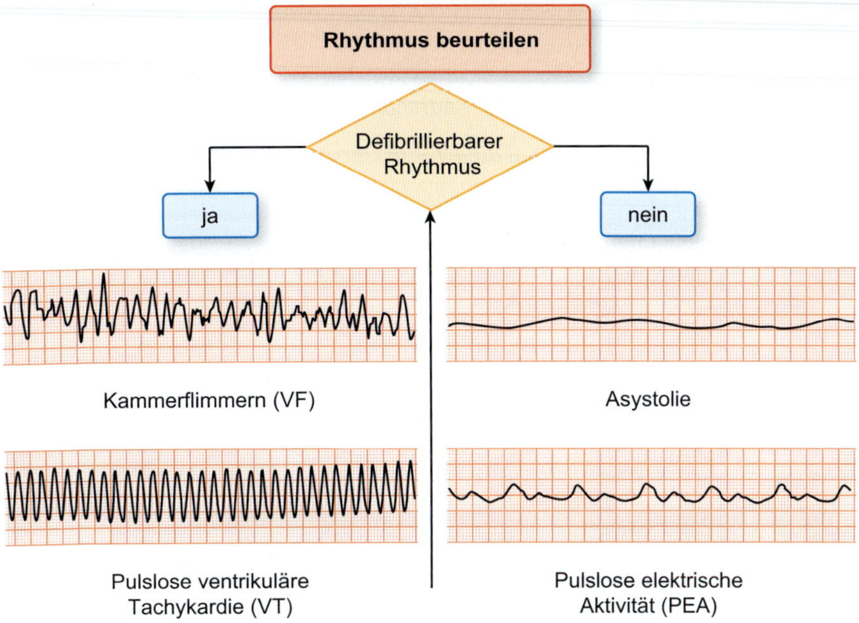

© H. Hübner, Berlin

5. Erläutern Sie, welche Medikamente regelhaft bei einer Reanimation nach ERC eingesetzt werden. Geben Sie auch den angedachten Zeitpunkt der Medikamentengabe an.

Regelhaft werden im Rahmen eines Advanced Life Supports die Medikamente Adrenalin und Amiodaron eingesetzt. Bei Asystolie oder PEA erfolgt die Gabe von 1 mg Adrenalin sobald möglich und wird alle 3–5 Minuten wiederholt. Amiodaron findet hier keine Anwendung. Bei einer pulslosen ventrikulären Tachykardie und Kammerflimmern erfolgt die erste Medikamentengabe nach dem dritten erfolglosen Schock. Es werden 1 mg Adrenalin und 300 mg Amiodaron appliziert. Nach dem 5. Schock kann die Amiodarongabe mit 150 mg einmalig wiederholt werden. Die Adrenalingabe erfolgt auch hier alle 3–5 Minuten.

6. Richtig oder falsch?

	Richtig	Falsch
1. Ergänzend zur Beutel-Masken-Ventilation kann in verschiedenen Notfallsituationen die Intubation mit einem endotrachealen Tubus erwogen werden.	✓	
2. Sobald eine Atemwegshilfe eingelegt ist, sollten die Kompressionen durchgängig erfolgen.	✓	
3. Die supraglottischen Atemwegshilfen stellen den Goldstandard der erweiterten Atemwegssicherung dar.		✗
4. Die endotracheale Intubation bietet als einziges Verfahren einen kompletten Aspirationsschutz.	✓	
5. Die einschlägigen Fachgesellschaften empfehlen die Anwendung der endotrachealen Intubation nicht für den geübten Anwender.		✗
6. Ein Abfallen des $etCO_2$ kann als Zeichen eines ROSC gedeutet werden, da nun weniger CO_2 im Organismus gebildet wird.		✗

3. Die **endotracheale Intubation** stellt den Goldstandard der erweiterten Atemwegssicherung dar.
5. Die einschlägigen Fachgesellschaften empfehlen die Anwendung der endotrachealen Intubation **nur für den geübten Anwender** (z. B. nach DGAI: 100 Intubationen für den Kompetenzgewinn und dann 10 Intubationen pro Jahr zum Kompetenzerhalt).
6. **Der Anstieg des $etCO_2$** kann als Zeichen eines ROSC gedeutet werden, da die Lunge nun besser durchblutet wird.

7. Nennen Sie 4 Instabilitätskriterien.

1. Anzeichen eines Schocks	3. Synkope und Bewusstseinstrübung
2. Angina pectoris, Infarktsymptomatik	4. Anzeichen für eine Herzinsuffizienz (Zeichen des Rückwärtsversagens)

8. Ergänzen Sie den Text.

Konsequenzen – Asystolie – Analgosedierung – Schrittmacherpads – Adrenalin – kardiologische – bradykarden – Atropin

Bei den bradykarden Arrhythmien ist besonderes Augenmerk auf die AV-Blockierungen zu legen. Diese können ohne pathologische Auswirkungen auftreten aber auch mit schwersten Konsequenzen, wie einer massiven Herzinsuffizienz oder einem Herz-Kreislaufstillstand einhergehen. Stabile Patienten sollten zügig in eine kardiologische Abteilung transportiert werden. Bei drohender Asystolie kann eine medikamentöse Therapie angedacht werden. Gängige Medikamente wären Atropin und Adrenalin in einer starken Verdünnung. Ratsam ist es in diesem Fall auch, die Schrittmacherpads auf die Patientenbrust zu kleben und eine Analgosedierung bereit zu halten.

9. Planen Sie Ihr Vorgehen.

Sie werden zu einem Patienten mit Brustschmerzen gerufen. Bei Ihrem Eintreffen ist der Patient bedingt ansprechbar. Atmung und Puls sind vorhanden. Das EKG zeigt Ihnen folgendes Bild:

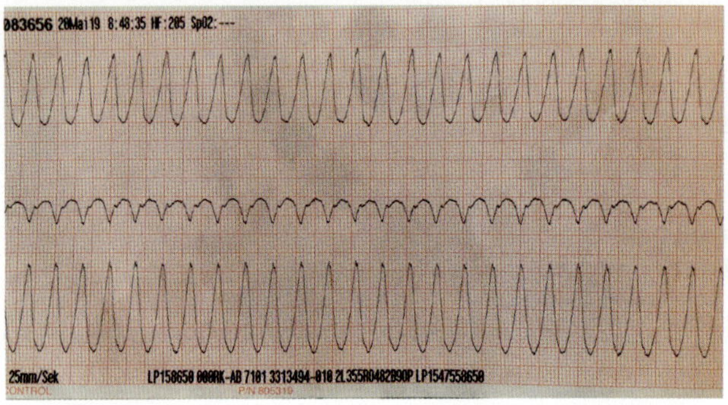

© J. Luxem, Aschaffenburg

Es handelt sich aller Wahrscheinlichkeit nach um eine regelmäßige Breitkomplextachykardie. Da der Patient Instabilitätszeichen aufweist, ist eine Notfallkardioversion unumgänglich. Insgesamt können bis zu 3 Kardioversionsversuche durchgeführt werden. Initial sollten 120–150 Joule (biphasisch) verwendet werden. Bei der zweiten und dritten Kardioversion wird die Energie entsprechend gesteigert. Nach jeder Kardioversion ist eine Erfolgskontrolle durch EKG und Pulspalpation zwingend erforderlich. Sofern zeitlich möglich, kann eine Analgosedierung durchgeführt werden. Sollte die Kardioversion versagen, sollte eine Amiodaroninfusion (300 mg über 10–20 Minuten) verabreicht werden. Nach dieser kann eine erneute Kardioversion versucht werden.

Lösungen

10. Wofür steht der Begriff „ROSC“?

ROSC steht für „Return Of Spontaneous Circulation”, also „Wiedereinsetzen des Spontankreislaufs“.

11. Nennen Sie mindestens 6 Anzeichen dafür, dass ein ROSC eingetreten ist.

1. Blutdruckanstieg (Feststellbar im Rahmen einer intraarteriellen Blutdruckmessung)	4. Bewegungen des Patienten (Abwehrbewegungen, Augen öffnen, etc.)
2. Geordneter Herzrhythmus mit vorhandenem Puls	5. Mit- und Gegenatmen während der Beatmung
3. Spontaner schneller Anstieg des etCO2-Wertes	6. Ultraschallverifikation der Herzbewegung (mit Output)

12. Richtig oder falsch?

	Richtig	Falsch
1. Nach dem Feststellen eines ROSC sollte umgehend eine Untersuchung nach dem ABCDE-Schema durchgeführt werden.	✓	
2. Bei „A“ wird die eingelegte Atemwegshilfe nochmals auf ihre Lage überprüft und ggf. fixiert.	✓	
3. Bei „B“ wird der Kapnografiewert erfasst. Dieser sollte bei 45-50 mmHg liegen, um oxidativen Stress zu vermeiden.		✗
4. Bei „C“ erfolgen die Messung des Blutdrucks, die Ableitung eines 12-Kanal-EKG und die Durchführung eines Schellong-Tests.		✗
5. Bei „D“ sollte der Bewusstseinszustand erfasst und nötigenfalls eine Sedierung durchgeführt werden.	✓	
6. „E“ umfasst das Temperaturmanagement. Die Körpertemperatur sollte zwischen 35 und 37 °C eingestellt werden.		✗

3. Bei „B“ wird der Kapnografiewert erfasst. Dieser sollte im Normalbereich zwischen **35 und 45 mmHg** liegen.
4. Der Schellong-Test ist ein hinweisender Test zur klinischen Prüfung von niedrigen Blutdruckwerten. Er ist **im Notfall nie indiziert.**
6. „E“ umfasst das Temperaturmanagement. Die Körpertemperatur sollte zumeist **zwischen 32 und 36 °C** eingestellt werden.

13. Nennen Sie 2 Störungsbilder, bei denen eine Hypothermie hochproblematisch ist und erläutern Sie Ihre Angaben.

- Trauma
- Sepsis

In beiden Fällen kommt es zu Störungen der Blutgerinnungsfunktion. Diese wird durch eine Unterkühlung nochmals verschlimmert. Bei Traumapatienten stellt die Hypothermie eines der drei Elemente der sogenannten „letalen Trias“ dar. Diese besteht zudem noch aus der Koagulopathie und der Azidose. Alle drei Phänomene bedingen und verstärken sich gegenseitig. Auch bei der Sepsis ist die Störung der Gerinnungsfunktion ein führendes Problem.

14. Bewerten Sie die Situation.

Sie haben einen Patienten nach einem Verkehrsunfall erfolgreich reanimiert. Allerdings ist der Kreislauf anhaltend instabil, sodass der Patient mehrfach wieder mit den Blutdruckwerten einbricht. Welche möglichen Störungen können hier zu Grunde liegen? Wie gehen Sie weiter vor?

Bei Traumapatienten, die reanimationspflichtig sind, stehen vier mögliche Ursachen im Vordergrund: Hypoxie, Hypovolämie, Spannungspneumothorax und Herzbeuteltamponade. Sie sollten aktiv nach diesen Ursachen suchen.
- Im Rahmen einer Hypoxie ist der Herzrhythmus eher bradykard, zudem ist die SpO_2 erniedrigt. Hier müssen Sie die Beatmungssituation optimieren.
- Im Rahmen einer Hypovolämie ist der Herzrhythmus eher tachykard, außerdem können die großen Blutungsräume auffällig sein. In diesem Fall müssen Sie eine permissive Hypotension durchführen.
- Im Rahmen eines Spannungspneumothorax ist eine Lungenhälfte nicht belüftet und es treten Zeichen des Rückstaus auf. Eine Entlastungspunktion oder die Anlage einer Thoraxdrainage sind dringend indiziert.
- Im Rahmen einer Herzbeuteltamponade kann im EKG evtl. eine Niedervoltage gesehen werden. Außerdem könnten die Herztöne abgeschwächt sein. Die Kompetenzen für die Durchführung von präklinischen Thorakotomien oder Perikardpunktionen sind oft nicht vorhanden. Es sollte über die Vorhaltung einer mechanischen Reanimationshilfe nachgedacht werden.

Alle Patienten profitieren von einem schnellen Transport in einen aufnahmebereiten Schockraum. Dieser muss ggf. auch unter Reanimation durchgeführt werden.

24 Wundbeurteilung und Wundversorgung

1. Geben Sie in der Tabelle an, um welche Wundart es sich jeweils handelt.

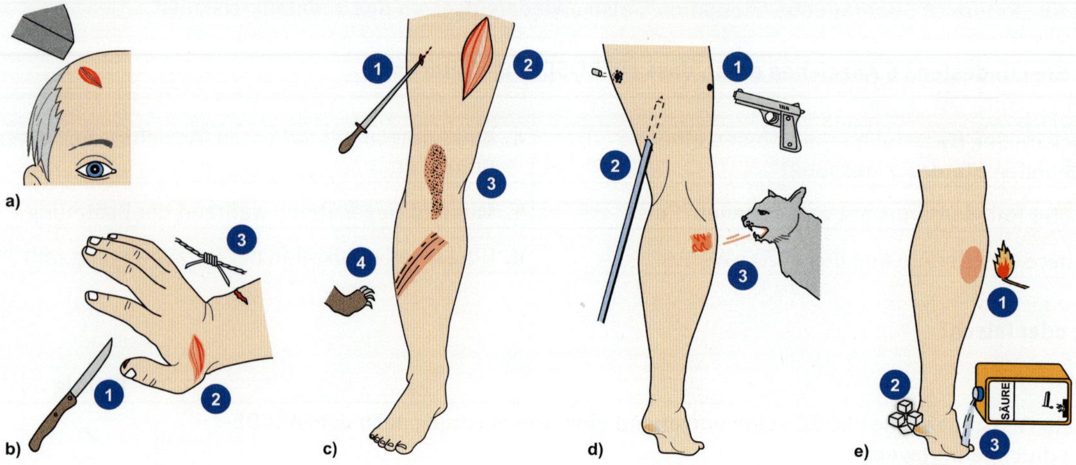

a)	Platzwunde	**c.4)**	Kratzwunde
b.1)	Schnittwunde	**d.1)**	Schusswunde
b.3)	Risswunde	**d.2)**	Pfählungsverletzung
c.1)	Stichwunde	**e.2)**	Erfrierung
c.2)	Ablederung	**e.3)**	Verätzung

2. Nennen Sie 6 Kriterien, die bei der Beurteilung von Wunden zu beachten sind.

1. Wundart	4. Wundtiefe
2. Lokalisation	5. Kontamination
3. Wundränder	6. Art der Blutung

3. Planen Sie Ihr weiteres Vorgehen in Bezug auf die Wundversorgung.

Frau Simmental hat sich bei einem Grillunfall zweit- und drittgradige Verbrennungen zugezogen, welche den gesamten rechten Unterarm umfassen. Ihre Atmung ist beschleunigt, aber suffizient. Es bestehen keine Hinweise auf eine drohende Kreislaufbeeinträchtigung. Die Schmerzen (NRS 9) belasten sie sehr.

Sofern möglich, sollte Frau Simmental aufgefordert werden, ihren Arm so zu positionieren, dass er mit einem Brandwundenverbandtuch umschlossen werden kann. Dabei ist auf unbedingte Sterilität zu achten. Zur Fixierung des Verbandtuches eignen sich eine lockere Umwicklung mit einer Mullbinde oder das Aufbringen eines Klebestreifens. Ziel ist, dass der Wundbereich vor Außeneinflüssen, wie Schmutz oder Wind, geschützt wird. In keinem Fall sollte eine Kühlung durch Rettungsdienstmitarbeiter erfolgen. Auch der Einsatz spezieller Sets, wie Water Jel®, erfolgt nicht durch Rettungsfachpersonal.

Hinweis: Parallel zur Wundversorgung sollte eine medikamentöse Schmerzbehandlung angestrebt werden.

4. Beschriften Sie die Abbildung (Heilungsstadien und Hautschichten) und ordnen Sie zu, bei welcher Heilungsform es sich um eine „primäre" und bei welcher es sich um eine „sekundäre Wundheilung" handelt.

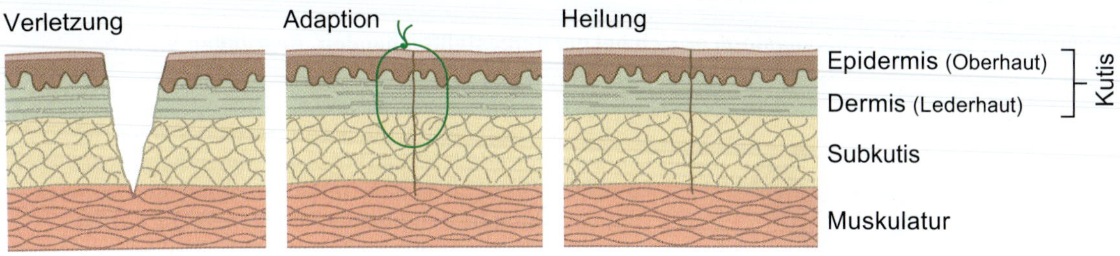

a Wundheilungsform: Primäre Wundheilung

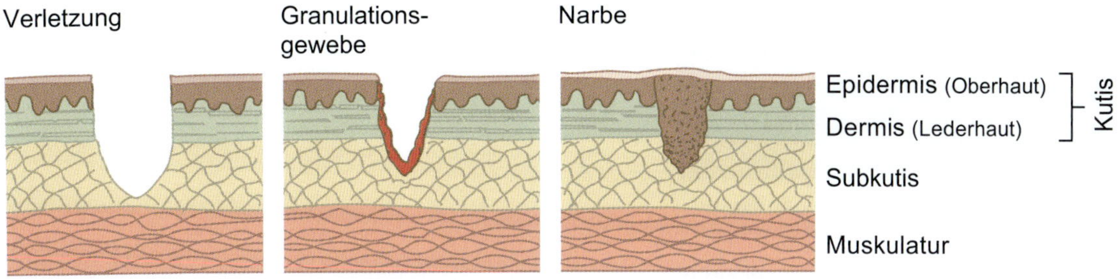

b Wundheilungsform: Sekundäre Wundheilung

5. Nennen Sie die 3 Elemente eines Wundverbandes.

1. Sterile Wundauflage
2. Polstermaterial
3. Fixiermaterial

6. Nennen Sie 5 Aspekte der Wundversorgung, die nicht an der Einsatzstelle erfolgen dürfen.

1. Die eingehende Wundtoilette	4. Das Reponieren von vorgefallenen Organanteilen
2. Die Entfernung von Fremdkörpern aus der Wunde	5. Das Berühren der Wunde mit den Fingern / Händen
3. Die Desinfektion der Wunde	

7. Schildern Sie die Möglichkeiten, die Ihnen zur Versorgung der Wunde zur Verfügung stehen.

Herr Lauenberger ist in einer Tagespflegeeinrichtung gestürzt und hat sich eine Kopfplatzwunde zugezogen. Sie können daneben keine weiteren Verletzungen feststellen. Auch sind Bewusstsein, Atmung und Kreislauf nicht beeinträchtigt.

Die Versorgung der Kopfplatzwunde ist abhängig von der Schwere der Verletzung. Insbesondere die Stärke der Blutung und die Maße/Beschaffenheit der Verletzung sind zu berücksichtigen. Während bei einer sehr kleinen Wunde eine Versorgung mittels einer Kompresse und einem Pflasterstreifen erfolgen kann, muss bei größeren Verletzungen über die Anlage eines Kopfverbandes nachgedacht werden. Dieser kann mittels Verbandbinden, einem Dreiecktuch oder einer fertigen Kopfbandage erfolgen. Sollte die Blutung sehr stark sein, muss die Anlage eines Druckverbandes oder einer iTClamp erfolgen.
Schwieriger ist die Frage, ob Herr Lauenberger vor Ort belassen werden kann. Muss die Wunde chirurgisch verschlossen werden, ist ein Transport unumgänglich. Sollte es sich nur um eine Abschürfung handeln und Herr Lauenberger den Transport ausdrücklich ablehnen, sollte er seinen Willen schriftlich zu Protokoll geben und gegenzeichnen. Dies setzt allerdings seine Einwilligungs-/Verweigerungsfähigkeit voraus.

25 Lagerung und Transport

1. Wie erfolgt die Lagerung einer schwangeren Patientin zur Vorbeugung eines Vena-cava-Kompressionssyndroms?

✓ Linksseitenlage

2. Entscheiden Sie, um welche spezielle Lagerungsform es sich bei der dargestellten handelt. Begründen Sie Ihre Entscheidung.

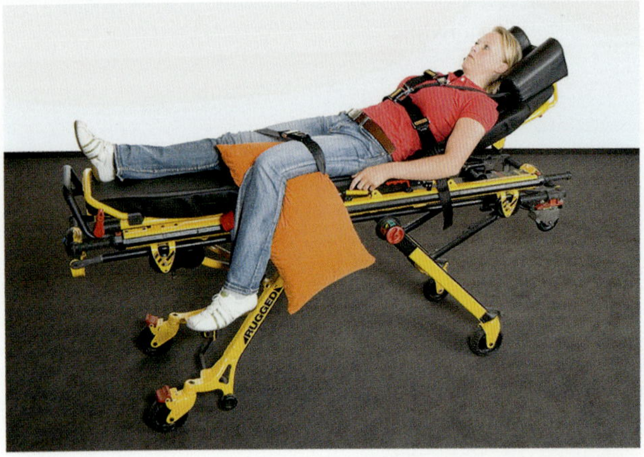

© GraphikBureau, Kronsgaard

Es handelt sich hierbei um die Lagerung bei Verdacht auf einen arteriellen Verschluss des linken Beines. Da durch den Verschluss eine Unterversorgung des Gewebes mit Sauerstoff besteht, ist die Tieflagerung die einzige Möglichkeit eine minimale Restdurchblutung durch Kollateralen zu gewährleisten. Da das Bein zunehmend druckempfindlich wird, erfolgt eine Unterpolsterung. Auch eine Analgosedierung sollte erfolgen.

3. Beschreiben Sie die Durchführung der Recovery-Position.

Der Patient befindet sich in Rückenlage. Der dem Behandler zugewandte Arm wird nach oben angewinkelt und neben dem Kopf des Patienten positioniert, so dass Schulter und Oberarm eine gerade Linie bilden und der Unterarm im rechten Winkel dazu steht. Der abgewandte Arm wird über den Patienten bewegt und kommt mit der Hand an der zugewandten Wange des Patienten zu liegen. Nun wird das abgewandte Bein angewinkelt und aufgestellt. Im Anschluss daran kann der gesamte Patient in Richtung des Behandlers gedreht werden. Der Kopf wird überstreckt und mit der Hand abgestützt. Zudem erfolgt eine Öffnung des Mundes.

4. Planen Sie Ihr weiteres Vorgehen in Bezug auf Lagerung und Immobilisation des Patienten.

Sie erreichen einen Unfallort, bei dem ein 21-jähriger Motorradfahrer auf ein Stauende aufgefahren ist. Er liegt seitlich auf der mittleren Fahrbahn. Unfallzeugen kümmern sich um den bewusstlosen Patienten, der über Atmung und Puls verfügt. Bewegt wurde der Patient noch nicht. Der Verkehr ist zum Erliegen gekommen

Beim dargestellten Unfallmechanismus ist mit einer Verletzung der Wirbelsäule zu rechnen. Insofern ist eine Immobilisierung unerlässlich. Diese kann sowohl mit einem Spineboard als auch mit einer Kombination aus Schaufeltrage und Vakuummatratze erfolgen. Die Auswahl richtet sich dabei nach der jeweiligen Einsatzsituation, der Verfügbarkeit der Einsatzmittel und dem Vorhandensein regionaler Protokolle. In jedem Falle muss der Patient achsengerecht gedreht und in Neutralposition immobilisiert werden. Auch eine entsprechende Fixierung ist unerlässlich, um Sekundärtraumatisierungen zu verhindern.

5. Unterscheiden Sie die Begriffe.

Primäreinsatz
Bezeichnet den Transport eines Patienten vom Notfallort in ein geeignetes Krankenhaus.

Sekundäreinsatz
Bezeichnet den Transport eines Notfallpatienten aus einem Krankenhaus, dessen Möglichkeiten für eine Versorgung nicht ausreichen, in eine Klinik, die entsprechend ausgestattet ist.

6. Korrigieren Sie die Fehler im Text.

Unter einer Einweisungsfahrt versteht man den Transport eines Patienten zu einer klinischen Weiterbehandlung, die von einem Arzt verordnet wurde, der zuvor mit der Behandlung des Patienten betraut war. Entsprechend sind für den Krankentransport und die aufnehmende Klinik meist schon Unterlagen vorbereitet, die dem Personal des Krankentransports übergeben werden. Dazu gehören der Transportschein, mit dem die Transportleistung später abgerechnet werden kann, sowie die Klinikeinweisung und weitere Befunde wie EKG, Labor oder aktuelle Arztbriefe. Bis zum Eintreffen des KTW ist der einweisende Arzt meist nicht mehr vor Ort. Erfolgt die Einweisung aus der Praxis heraus, kann noch eine kurze Übergabe des Patienten durchgeführt werden. Je nach Krankheitsbild wird der Patient liegend oder sitzend im Tragestuhl transportiert.

7. Richtig oder falsch?

	Richtig	Falsch
1. Load and Go zielt darauf ab, den Patienten bei mangelnder Versorgungsmöglichkeit vor Ort und dringender Interventionsnotwendigkeit schnell zu transportieren.	✓	
2. Load, Go and Treat zielt darauf ab, erst mit dem Transport zu beginnen, wenn alle Interventionen, die vor Ort getätigt werden können, durchgeführt worden sind.		✗
3. Stay and Play bedeutet, dass lediglich eine ambulante Behandlung, z.B. die Senkung eines erhöhten Blutdrucks, erfolgt.		✗
4. Beim Notfallpatient erfolgt vorab, wenn möglich, eine telefonische Voranmeldung in der Klinik, um eine reibungslose Weiterbehandlung zu ermöglichen.	✓	

2. Load, Go and Treat zielt darauf ab, den **Transport so früh wie möglich** zu beginnen und alle notwendigen Maßnahmen soweit möglich währenddessen durchzuführen.
3. Stay und Play bedeutet, dass die **Therapie vor Ort** erfolgt und der Transport nur eine sekundäre Bedeutung hat.

8. Sie transportieren einen Patienten aus einer Arztpraxis wegen starkem Nasenbluten in ein Krankenhaus. Diskutieren Sie, inwieweit die gezeigte Lagerung Ihnen angemessen für den Transport erscheint.

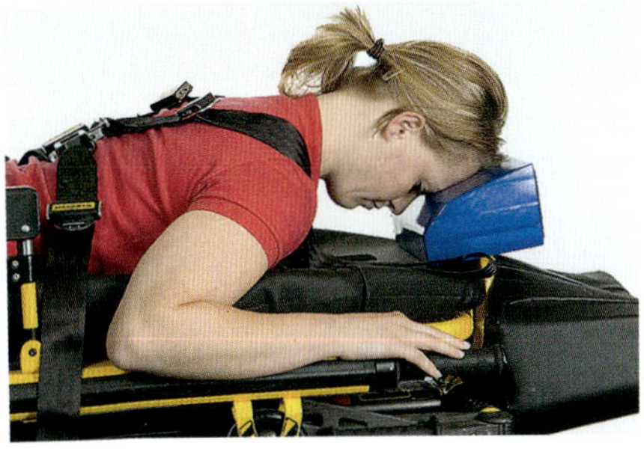

© GraphikBureau, Kronsgaard

Die Bauchlagerung ist eine Möglichkeit Patienten zu lagern, die unter schweren Blutungen aus Mund, Rachen oder Nase leiden. Ziel ist es, einen gewissen Schutz vor Aspirationen zu bieten. Zu bedenken ist allerdings, dass der Atemweg auf diese Weise nur bedingt einsehbar ist. Ein ständiges Reassessement der Patientin und eine kontinuierliche Überwachung sind hier obligat. Patienten mit Bewusstseinsstörungen dürfen nicht in Bauchlage transportiert werden. Zudem wirken die physikalischen Kräfte abrupter Bremsmanöver stärker auf die Wirbelsäule der Patientin. Dementsprechend wäre die Fahrweise anzupassen.

1. Nennen und beschreiben Sie die 4 Schnittebenen, in denen der menschliche Körper betrachtet werden kann.

1. Frontalebenen (Parallele Schnittebenen zur Stirn)
2. Transversalebenen (Parallele Schnittebenen zum Scheitel und zu den Fußsohlen)
3. Medianebene (Teilt den Körper in genau zwei Hälften)
4. Sagittalebenen (Verlaufen parallel zur Medianebene)

2. Definieren Sie den Begriff „Syndrom".

Ein Syndrom kennzeichnet das Vorliegen verschiedener Symptome, die zusammen einen Symptomkomplex bilden, welcher immer in derselben Zusammenstellung vorkommt.

3. Ordnen Sie die Begriffe zu.

Multiple Sklerose	Ileus
Intrazerebrale Blutung	Lungenembolie
Leberzirrhose	Lungenfibrose
Essentielle Hypertonie	Uterusatonie

Akut	Chronisch
Intrazerebrale Blutung	Multiple Sklerose
Ileus	Leberzirrhose
Lungenembolie	Essentielle Hypertonie
Uterusatonie	Lungenfibrose

4. Erklären Sie den Begriff Ätiologie und schlussfolgern Sie, welche Ätiologie in diesem Falle vorliegen könnte.

Ätiologie: Bei einer Ätiologie handelt es sich um die Ursache einer Erkrankung.

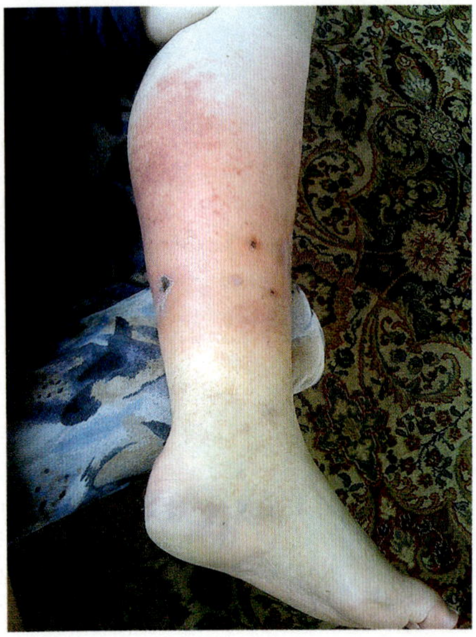

© J. Luxem, Aschaffenburg

Zu erkennen ist, dass die Haut geschwollen und gerötet ist. Zu überprüfen wäre noch, ob Überwärmung und Schmerz vorliegen. Ein Funktionsverlust ist anzunehmen. Aller Wahrscheinlichkeit nach handelt es sich also um eine Entzündung.
Der scharfe Umriss deutet auf ein Erysipel hin. Erysipele sind bakterielle Infektionen von Lymphwegen und oberen Hautschichten. Sie entstehen meist infolge einer kleinen Verletzung und können sich zur Sepsis entwickeln. Besonders häufig betroffen sind Patienten mit Immunschwäche (z.B. Diabetiker).

Ätiologisches Zusammenspiel von Verletzung, Erreger und Abwehrlage des Patienten. Den genauen Prozess beschreiben Pathogenese und Pathophysiologie.

5. Fill in the missing words.

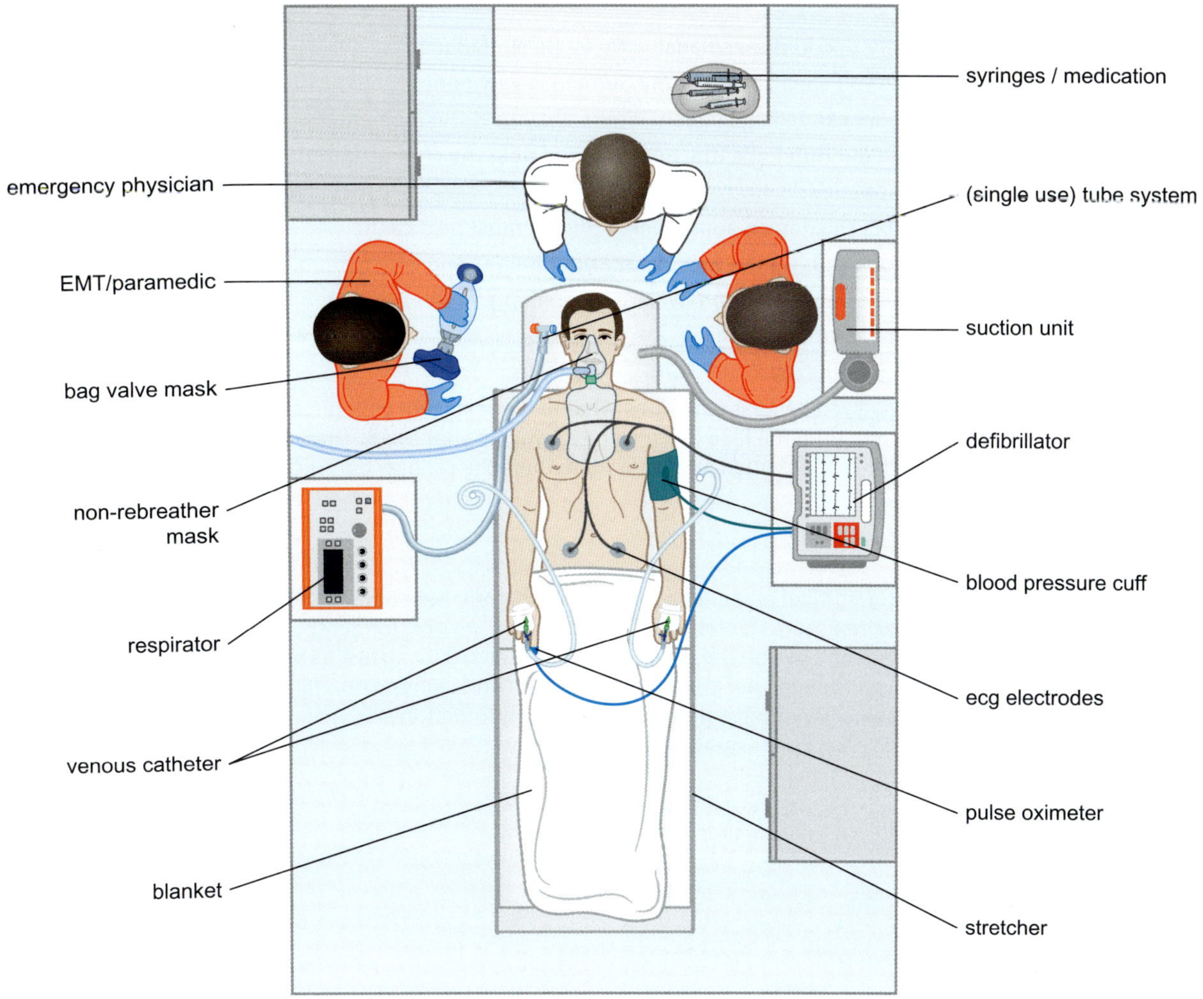

6. What is the team doing?

The team is preparing for an emergency anaesthesia. The patient is already getting oxygen while lying on the stretcher. Furthermore an adequate patient monitoring is established. The monitoring consists of a six-channel ECG, the pulse oximeter and a NIBP ("non-invasive blood pressure") measurement. Suction unit and emergency ventilator are ready to use. The medication is carefully arranged in the background. The paramedics are ready to assist. Soon the emergency physician will start the procedure.

7. Read the dialogue.

The emergency call

Leitstellendisponent	„Feuerwehr und Rettungsdienst – Wo ist Ihr Notfallort?“
Anrufer	“Hello, do you speak English? My German is very poor.”
Leitstellendisponent	“Yes, Sir. We can talk in English. Where are you at the moment?”
Anrufer	“We are in our Hotel. It’s the ‘Ambassador’ near the central station.”
Leitstellendisponent	“What happened?”
Anrufer	“My child is choking on something. I think it must be a cashew.”
Leitstellendisponent	“An ambulance is on the way. What’s your name? And which room number do you have?
Anrufer	“My name is Peter Salomon. We are in room 515.”
Leitstellendisponent	“How old is your son?”
Anrufer	“He is 16 months old.”
Leitstellendisponent	“Ok, I’ll give you some instructions what to do next. Turn your phone on speaker. Pick up your son and turn him face down so he’s lying on your thigh. Then strike him five times between the shoulder blades. We’ll try to force the cashew out. Did you get that?”

8. Summarize the dialogue’s content in German.

Herr Salomon, ein englischsprachiger Vater, ruft bei einer Integrierten Leitstelle an. Sein Sohn habe sich vermutlich an einer Cashewnuss verschluckt und droht nun zu ersticken. Der Disponent erfragt früh, wo der Notfallort sei, um zeitnah Hilfe entsenden zu können. Auch fragt der Disponent, wie alt der Sohn ist, um dessen Größe abzuschätzen. Danach erteilt er Anweisungen an Herrn Salomon. Er solle sein Telefon auf Lautsprecher stellen und seinen Sohn mit dem Gesicht zum Boden auf seinen Oberschenkel legen. Danach soll er ihm fünf Mal zwischen die Schulterblätter schlagen. Dabei ist das Ziel, dass die Cashewnuss sich löst und die Atemwege wieder frei gibt.

9. Solve the crossword puzzle.

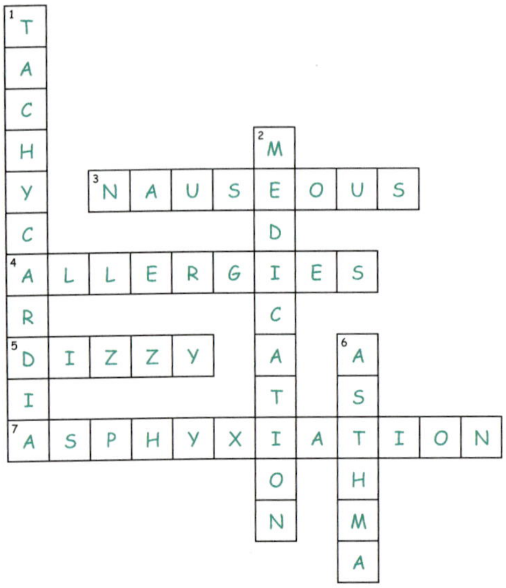

Across:

3. Feeling inclined to vomit
4. A damaging immune response by the body to which it has become hypersensitive
5. Having a sensation of spinning around and losing one‘s balance ("Feeling ...")
7. A condition of severely deficient supply of oxygen to the body

Down:

1. A high heart rate
2. Do you take any ...?
6. A bronchial disease

10. Translate the words.

Emergency bag checklist	
occlusive dressings	okklusive Wundauflagen
sterile 10 x 10's	sterile Kompressen 10 x 10 cm (Achtung: Angaben manchmal auch in Inch vorhanden)
adhesive tape	Pflasterrolle
sterile eye pads	sterile Augenabdeckung
triangular bandages	Dreiecktücher
sterile burn sheets	sterile Wundauflagen für Verbrennungen
sterile gauze rolls	sterile Mullbinden
abdominal pads	Bauchtupfer/Wundauflagen für Bauchverletzungen
diagnostic pen light	Diagnostikleuchte/Pupillenleuchte
gloves	Handschuhe

11. Describe what the paramedic is doing in English.

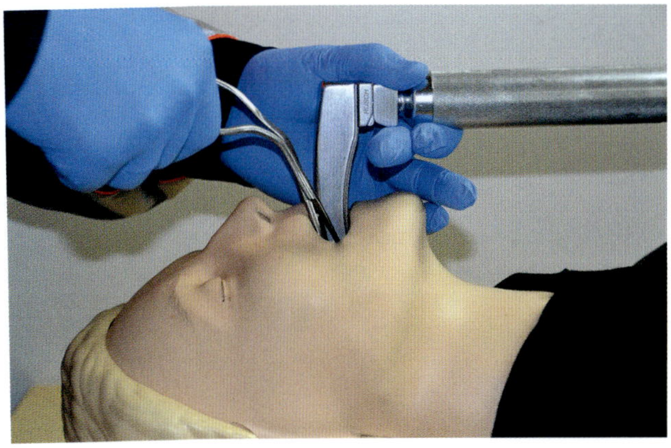

© H. Kampen-Wilczek

The paramedic is using a laryngoscope and a Magill's forceps to remove a foreign object, maybe a food bolus, from the airway of a training mannequin. He has introduced the laryngoscope in the right mouth's corner. After that he moved it to the left so that the tongue shifted left as well. Now he was able to look deep into the throat of the mannequin. Next he introduced the Magill's forceps with the right hand. Soon he should be able to identify the object and to grasp it.

12. True or false?

Mixed claims

	True	False
1. Pulse pressure is the difference between the systolic and the diastolic pressures. It is normally approximately 75 mmHg.		✗
2. The respiratory drive is controlled by the autonomic nervous system, which is in charge of involuntary actions of the body.	✓	
3. Every patient that presents with an acute neurologic deficit could suffer from a stroke.	✓	
4. Metabolic encephalopathy is a brain pathology with associated neuron damage caused by infections.		✗

1. Pulse pressure is the difference between the systolic and the diastolic pressures. It is normally approximately **40 mmHg.**
4. Metabolic encephalopathy is a brain pathology with associated neuron damage caused by **metabolic** processes.

Kardiozirkulatorische Notfälle

1. Nennen Sie 6 mögliche Störungen des Herz-Kreislaufsystems.

1. ACS	4. Herzrhythmusstörungen
2. Entzündungen	5. Herzinsuffizienz
3. Herzbeuteltamponade	6. Herzklappenfehler

2. Beschriften Sie die Abbildung und tragen Sie ein, um welches Krankheitsbild es sich handelt.

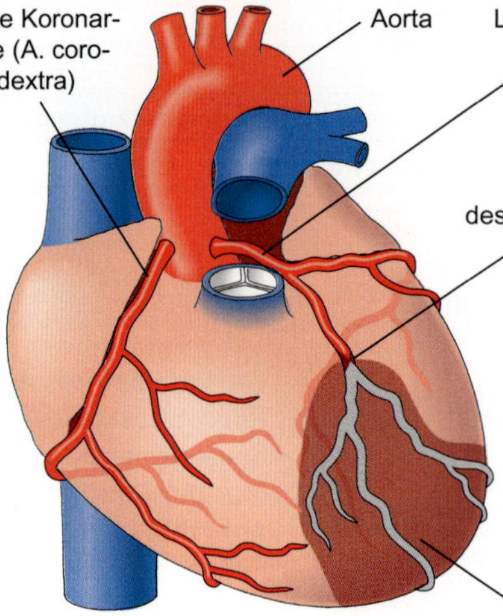

© G.Raichle, Ulm

Krankheitsbild: Myokardinfarkt

3. Unterscheiden Sie die Begriffe.

STEMI
Myokardinfarkt mit Veränderungen der ST-Strecke.
Definition:
- ST-Streckenhebung ≥ 0,1 mV in mindestens 2 benachbarten Ableitungen
- Besonderheit! Für V2 und V3 gilt:
  - ST-Streckenhebung ≥ 0,25 mV bei Männern unter 40 Jahren
  - ST-Streckenhebung ≥ 0,2 mV bei Männern ab 40 Jahren
  - ST-Streckenhebung ≥ 0,15 mV bei Frauen, altersunabhängig

Im Rettungsdienst gilt jede ST-Streckenhebung als STEMI-verdächtig!

NSTEMI
Myokardinfarkt ohne ST-Streckenhebungen. Es können allerdings andere EKG-Veränderungen auftreten (z. B. ST-Streckensenkungen oder Veränderungen der T-Welle). Das Troponin ist erhöht.

Instabile AP
Angina pectoris, die entweder erstmalig aufgetreten oder schwerer ist als gewöhnlich. Sie tritt auch in Ruhe auf und das Ansprechen auf Nitrate ist reduziert. Das Troponin ist negativ bzw. unterhalb des Schwellenwerts bei hochsensitivem Troponin.

4. Sie werden zu Frau Seybert, einer 76-jährigen Patientin mit Brustschmerz gerufen. Sie hat offensichtliche Symptome eines ACS. Nennen Sie die maximale Zeit, die Sie nun für die leitliniengerechte Stellung der Diagnose zur Verfügung haben.

Die Zeit bis zur Diagnose durch ein 12-Kanal-EKG in Kombination mit der entsprechenden Klinik (Symptomlage) sollte nicht länger als 10 Minuten betragen. Im Anschluss sollten Sie Frau Seybert zügig in ein Krankenhaus mit PCI-Möglichkeit bringen.

5. Nennen Sie die 2 möglichen letalen Folgen eines Myokardinfarktes.

1. Herzrhythmusstörungen = Durch Schädigung der Erregungsbildung oder -fortleitung können kreisende Erregungen entstehen, die zu Kammerflimmern oder ventrikulären Tachykardien führen.
2. Herzmuskelversagen = Durch eine flächige Schädigung des Herzmuskels fehlt die nötige Kraft für einen ausreichend effektiven Pumpvorgang.

6. Ergänzen Sie den Text.

Erkennen – zentral – Subjektive – bedrohlich – Palpitationen – peripher – Puls – 12

Das Erkennen bestimmter Herzrhythmusstörungen ist in der Notfalldiagnostik von herausragender Bedeutung. Hierzu ist immer die Auswertung eines EKGs mit mindestens 12 Ableitungen notwendig. Weder das Pulsoxymeter noch das EKG können für sich alleine eine sichere Aussage zum Puls machen. Dieser sollte immer zunächst peripher und, wenn dort nicht tastbar, auch zentral getastet werden, wobei hierbei bei bewusstseinsklaren Patienten grundsätzlich das Einverständnis einzuholen ist. Bei allen Herzrhythmusstörungen ist abzuklären, ob die Rhythmusstörung symptomatisch bzw. vital bedrohlich ist, da dies das weitere Vorgehen wesentlich beeinflusst. Subjektive Wahrnehmungen von „Herzstolpern" oder „Herzklopfen" werden als Palpitationen bezeichnet. Ihre Ursachen können harmlos (z. B. SVES), aber auch gefährlich sein (z. B. VT).

7. Ergänzen Sie die Tabelle.

Herzinsuffizienzstadien

Stufe	Beschreibung
NYHA I	Keine Einschränkung der körperlichen Aktivität. Normale körperliche Aktivität führt nicht zu Luftnot, Müdigkeit oder Palpitationen.
NYHA II	Leichte Einschränkung der körperlichen Aktivität. Beschwerdefreiheit unter Ruhebedingungen. Bei normaler körperlicher Aktivität kommt es zu Luftnot, Müdigkeit oder Palpitationen.
NYHA III	Deutliche Einschränkung der körperlichen Aktivität. Beschwerdefreiheit unter Ruhebedingungen; aber bereits bei geringer physischer Aktivität kommt es zum Auftreten von Luftnot, Müdigkeit oder Palpitationen
NYHA IV	Beschwerden liegen auch in Ruhe vor. Unfähigkeit, körperliche Aktivität ohne Beschwerden auszuüben.

8. Benennen und erläutern Sie die abgebildete Lagerung.

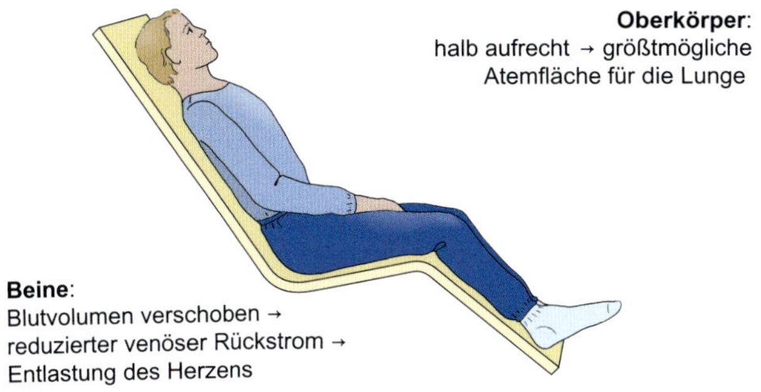

Es handelt sich hierbei um die sogenannte Herzbettlagerung, bei der der Patient mit erhöhtem Oberkörper und herabhängenden Beinen gelagert wird. Die Konsequenz ist eine Verminderung des venösen Rückstroms, was zu einer Vorlastsenkung führt. Dies drosselt die Flüssigkeitszufuhr zum Lungenkreislauf, was sich positiv auf die Entwicklung eines Lungenödems auswirkt. Zudem ist die Position atemerleichternd. Die Sauerstoffgabe sollte bei Dyspnoe und schlechter SpO_2 (weniger als 90 %) erfolgen.

Respiratorische Notfälle

1. Ergänzen Sie den Text.

Partialinsuffizienz – Ausatemluft – Sauerstoff – Kohlendioxidabgabe – Insuffizienz – Ventilationsstörungen

Durch die Atmung wird Sauerstoff aus der Einatemluft ins Blut aufgenommen und Kohlendioxid an die Ausatemluft abgegeben. Bei einer signifikanten Störung dieses Prozesses spricht man von einer respiratorischen Insuffizienz. Ist nur die Sauerstoffaufnahme gestört, so spricht man von einer respiratorischen Partialinsuffizienz. Sind sowohl Sauerstoffaufnahme als auch Kohlendioxidabgabe behindert, nennt man dies eine respiratorische Globalinsuffizienz. Die Ursachen können Regulationsstörungen, Diffusionsstörungen, Ventilationsstörungen oder Perfusionsstörungen sein.

2. Nennen Sie zu jeder Ursache je ein Beispiel.

Ursachen von respiratorischen Störungen	
Regulationsstörungen	Opioidintoxikation
Diffusionsstörung	Lungenödem
Ventilationsstörung	Asthma bronchiale
Perfusionsstörung	Lungenembolie

3. Unterscheiden Sie die Begriffe.

Zentrale Zyanose
Bei der zentralen Zyanose liegt eine generalisierte Hypoxämie vor. Sie ist besonders gut im Bereich des Gesichtes zu erkennen.

Periphere Zyanose
Die periphere Zyanose äußert sich durch eine Blaufärbung der Extremitäten. Sie entsteht durch eine vermehrte Blutausschöpfung bei bestehender verminderter Durchblutung des betroffenen Areals.

4. Ordnen Sie das richtige Atemmuster zu.

Bezeichnung	Atemmuster
Normale Ruheatmung	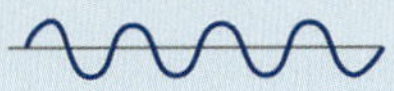
Kußmaul-Atmung	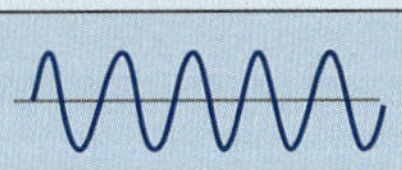
Cheyne-Stokes-Atmung	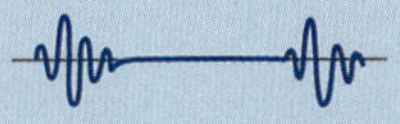
Biot-Atmung	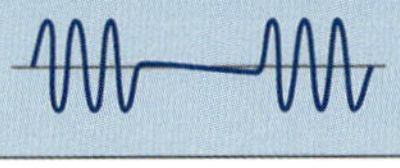

5. Ergänzen Sie die Tabelle.

Unterschiede zwischen COPD (links) und Asthma bronchiale (rechts)

Alter bei Erstdiagnose	meist > 40 J.	meist Kindheit/Jugend
Rauchen als Risikofaktor	Hauptursache	untergeordnete Rolle
Auftreten der Dyspnoe	belastungsabhängig	anfallsartig
Allergie	selten	häufig
Obstruktion	nicht vollständig reversibel	vollständig reversibel

6. Erläutern Sie die Entstehung eines Lungenemphysems.

Durch kontinuierliche Entzündungsprozesse kommt es zu einem Verlust von Lungengewebe. Dies geht auch mit einer Zerstörung der Alveolarwände einher. Infolgedessen verändert sich die Struktur der Alveolen. Sie schließen sich zu größeren Blasen, den sogenannten „Bullae“ (Singular: Bulla) zusammen, was mit einer Verminderung ihrer Gesamtoberfläche und einer entsprechenden Abnahme der Diffusionsfläche einhergeht.

7. Ergänzen Sie den Text.

Sauerstoffangebot – Nasenbrille – Reservoir – Bewusstseinsstörungen – Medikamente – Sauerstoffgabe – Hyperkapnie – exazerbierten – höhergradigen

Die Therapie der akut exazerbierten COPD ist vielschichtig. Zunächst sollte versucht werden, das Sauerstoffangebot an den Organismus zu erhöhen. Dies geschieht mit der Gabe von Sauerstoff über eine Nasenbrille, eine Inhalationsmaske oder eine Sauerstoffmaske mit Reservoir. Die Sauerstoffgabe sollte so hoch wie nötig, aber so zurückhaltend, wie möglich erfolgen. Bei Patienten mit höhergradigen COPD-Formen, sollte der SpO_2-Wert in einem Bereich zwischen 88 % und 92 % eingestellt werden, um eine Hyperkapnie zu vermeiden. Sollte dies nicht ausreichen, muss der Flow allerdings höher eingestellt werden. Nun ist dringend auf etwaige Bewusstseinsstörungen zu achten. Neben der Sauerstofftherapie kommen noch verschiedene Medikamente zum Einsatz.

8. Sie wollen eine High-Flow-CPAP-Behandlung durchführen. Beschreiben Sie Ihr Vorgehen.

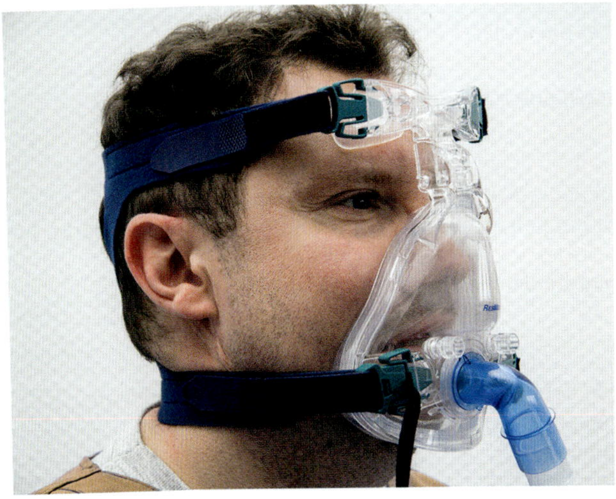

© S. Dreesen, Essen

Zunächst ist der Patient über die Maßnahme aufzuklären. Die CPAP-Maske sollte nach Herstellerangaben vorbereitet und der Sauerstoffflow entsprechend eingestellt werden. Der PEEP sollte zu Beginn 5 mbar betragen. Die Maske muss manuell vor das Gesicht des Patienten gehalten werden. Es erfolgt eine langsame Gewöhnung an den erhöhten Druck. Zudem kann eine Druckunterstützung (z. B. ASB) aktiviert werden. Diese sollte ebenfalls mit niedrigen Drücken (z. B. 5 mbar) beginnen. Unterstützt werden kann dies durch Medikamente wie etwa Morphin. Wenn der Gewöhnungsvorgang abgeschlossen ist, kann die Maske fixiert werden.

29 Akutes Abdomen und gastrointestinale Notfälle

1. Nennen Sie 6 mögliche Ursachen eines akuten Abdomens.

1. Perforation	4. Blutung im Bauchraum
2. Organentzündung	5. Darmischämie
3. Darmverschluss	6. Erkrankungen der Nieren und Harnwege

2. Beschriften Sie die Abbildung.

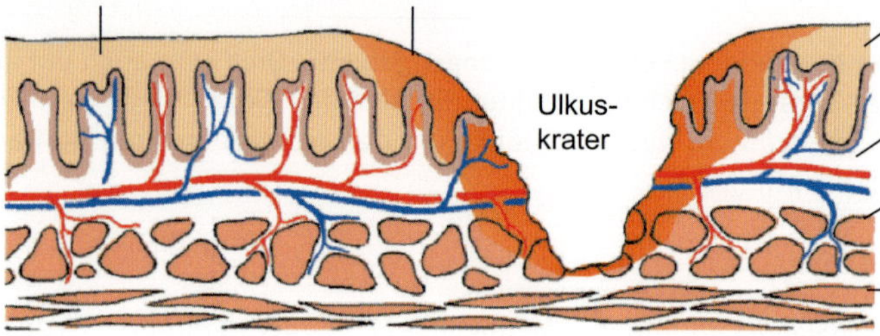

3. Richtig oder falsch?

	Richtig	Falsch
1. Patienten mit akutem Abdomen sollten flach gelagert werden, um den Schmerzen entgegenzuwirken.		✗
2. Die Anlage einer Magensonde sollte präklinisch insbesondere bei oberen GI-Blutungen erfolgen, um einen Überblick über die verlorene Blutmenge zu erhalten.		✗
3. Bei Vorliegen gastrointestinaler Blutungen ist eine permissive Hypertension anzustreben.		✗
4. MCP ist beim mechanischen Ileus kontraindiziert. Es sollte daher ein anderes Antiemetikum verwendet werden	✓	
5. Pethidin kann bei Koliken eingesetzt werden, wenn die Schmerzen durch Metamizol nicht beherrschbar sind.	✓	

1. Patienten mit akutem Abdomen sollten mit **angezogenen Beine**n oder nach Wunsch gelagert werden.
2. Die Anlage einer Magensonde sollte präklinisch bei oberen GI-Blutungen **nicht erfolgen**. Die Blutung könnte verstärkt werden und der Transport wird verzögert.
3. Bei Vorliegen gastrointestinaler Blutungen ist eine **permissive Hypotension** anzustreben.

4. Planen Sie Ihr Vorgehen.

Sie werden zu einem Notfalleinsatz gerufen. Frau Aisem erwartet Sie bereits an der Tür. Ihr Mann leide seit Jahren an Alkoholismus und blute nun aus dem Mund. Sie stellen bei Herrn Aisem eine milde Blutung bei der Inspektion des Mund-Rachenraumes fest, deren Ursprung Sie nicht genau ergründen können.

Bei Ihrem Patienten besteht der hochgradige Verdacht auf eine obere gastrointestinale Blutung. Im Rahmen der Alkoholismus von Herrn Aisem kann es zu einer Leberzirrhose gekommen sein, die zu einem Blutstau im Pfortadersystem geführt haben kann. Als Folge hieraus könnten die Venen in der Speiseröhre ausgesackt sein. Man würde dann von sogenannten Ösophagusvarizen sprechen. Eine Verletzung dieser Blutgefäße kann zu massiven Blutverlusten führen. Auch wenn die vorgefundene Blutung nur mild ist, kann sich diese abrupt verstärken. Die Gabe von Sauerstoff, die Anlage eines i.v.-Zugangs und ein schneller Transport sind obligat.

5. Ergänzen Sie den Text.

Bauchschmerzen – Erkrankungsdauer – Perforation – gynäkologischen – Krankenhaus – symptomatisch – Peritonitis – häufigsten

Die Appendizitis ist einer der häufigsten Gründe für ein akutes Abdomen. Typisch für sie sind Bauchschmerzen mit dem Fokus auf den rechten Unterbauch. Dabei kann der Schmerz jedoch auch an anderer Stelle beginnen und mit zunehmender Erkrankungsdauer in den rechten Unterbauch wandern. Die größte Gefahr der Appendizitis ist die Perforation, aus der sich eine Peritonitis entwickeln kann. Die Therapie erfolgt symptomatisch. Ziel ist eine schnelle chirurgische Versorgung in einem geeigneten Krankenhaus. Daneben ist die Abgrenzung zu anderen Erkrankungen, insbesondere gynäkologischen Störungsbildern, von großer Bedeutung.

6. Beschriften Sie die Abbildung.

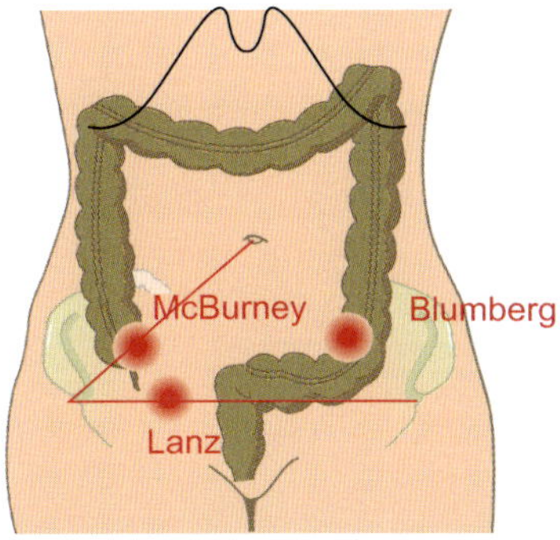

7. Planen Sie Ihr Vorgehen.

Frau Arnold klagt über reißende Schmerzen, die sich diffus über den Bauch ausbreiten und in den Rücken ziehen. Ihre Atmung ist beschleunigt, aber suffizient. Sie ist tachykard und hypoton. Die Schmerzen hätten plötzlich eingesetzt. Vorerkrankungen habe sie, bis auf gelegentliche Rückenschmerzen, keine. Auch Allergien lägen nicht vor. Sie stellen bei der Untersuchung stark abgeschwächte Leistenpulse fest.

Die Patientin weist Anzeichen eines beginnenden Schockgeschehens auf. Differentialdiagnostisch muss bei stark abgeschwächten Leistenpulsen insbesondere das abdominelle Aortenaneurysma bedacht werden. Präklinisch ist dies jedoch nicht beweisbar. Der Transport muss schnellstmöglich eingeleitet und durchgeführt werden. Neben der hochdosierten Sauerstoffgabe, sollten die Anlage von 2 großlumigen Venenzugängen und eine adäquate Analgesie erfolgen. Als Zielkrankenhaus kommen Kliniken infrage, die sowohl über eine Gastroenterologie als auch über eine Gefäß- und Viszeralchirurgie verfügen. Eine Intensiveinheit und die entsprechende Bildgebung werden vorausgesetzt. Eine Vorabinformation der Klinik ist unabdingbar.

8. Erläutern Sie das Krankheitsbild der Divertikulitis.

Bei Divertikeln handelt es sich um kleine Aussackungen der Darmwand. Divertikel im Darm sind in der Regel sogenannte „Pseudodivertikel", da nur bestimmte Gewebeschichten betroffen sind. Dennoch entstehen kleine Aushöhlungen, in denen sich Stuhlreste sammeln können. Bis hierhin spricht man noch von einer „Divertikulose". Kommt es nun zu Entzündungen, etwa durch den eingelagerten Stuhl, wird von einer „Divertikulitis" gesprochen. Die gefährlichste Komplikation ist hierbei eine Perforation des Darms mit anschließender Peritonitis.

30 Endokrinologische Notfälle

1. Beschriften Sie die Abbildung

Hinweis: Gesucht werden die Spätkomplikationen eines Diabetes mellitus.

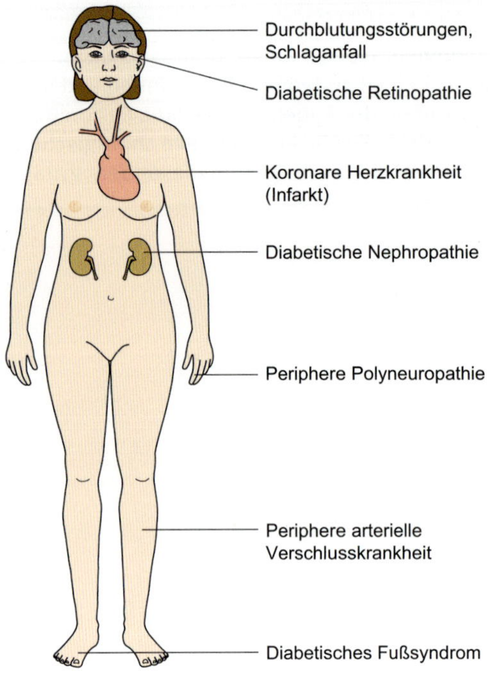

© H. Hübner, Berlin; G. Raichle, Ulm

2. Richtig oder falsch?

	Richtig	Falsch
1. Typisch für Typ-1-Diabetiker ist das hyperosmolare Koma, welches insbesondere durch eine vermehrte Harnausscheidung auffällt.		✗
2. Beim ketoazidotischen Koma liegt der BZ häufig etwa zwischen 250 und 500 mg/dl.	✓	
3. Zudem entwickelt es sich über Stunden bis Tage und weist als typisches Merkmal eine sogenannte Kußmaul-Atmung auf.	✓	
4. Das hyperosmolare Koma wird auch als hyperkapnisches Koma bezeichnet.		✗
5. Als gemeinsame Symptome weisen die beiden Komaformen unter anderem trockene Schleimhäute und Tachykardien auf.	✓	
6. Bei beiden Komaformen sollte präklinisch Altinsulin verabreicht werden.		✗
7. Die aufnehmende Klinik sollte über ein Intensivbett verfügen.	✓	

1. Typisch für **Typ-2-Diabetiker** ist das hyperosmolare Koma, welches insbesondere durch eine vermehrte Harnausscheidung auffällt.
4. Es gibt keinen verbreiteten, weiteren Begriff für hyperosmolares Koma.
6. Insulin sollte **nur unter klinischen Bedingungen** verabreicht werden.

3. Nennen Sie 8 mögliche Symptome einer Hypoglykämie.

1. Automatismen	5. Zittern
2. Krampfanfälle	6. Heißhunger
3. Koordinationsstörungen	7. Tachykardie
4. Reizbarkeit	8. Somnolenz bis Koma

4. Korrigieren Sie die Fehler im Text.

Aldosteron reguliert die Konzentration von Natrium und Kalium im Blut. Es wird bei Flüssigkeits- oder Volumenmangel im Körper vermehrt ausgeschüttet und führt zu einem Austausch von K^+- und H^+-Ionen gegen Natriumionen am Tubulussystem der Niere mit einer Rückresorption von Natrium und Chlorid. Den Ionen Na^+ und Cl^- fließt Wasser in den Körper nach und führt zu einer Normalisierung des Flüssigkeitshaushalts im Körper. Der Mangel an Mineralokortikoiden (Aldosteron) bewirkt eine Hyperkaliämie, Hyponatriämie und einen erhöhten Reninspiegel als Folge der Hypovolämie. Der Patient gerät in eine Dehydratation.

5. Gesucht werden 8 Symptome einer thyreotoxischen Krise.

J	Y	H	D	P	F	A	N	Y	M	P	S	S	S	H	P
Y	T	J	O	F	Y	Q	N	N	**K**	**O**	**M**	**A**	M	W	T
T	I	Y	S	N	L	B	Q	F	P	M	C	A	H	U	N
B	D	**T**	**A**	**C**	**H**	**Y**	**K**	**A**	**R**	**D**	**I**	**E**	K	C	L
Y	Y	Y	E	**D**	**E**	**L**	**I**	**R**	**I**	**U**	**M**	J	**F**	Q	I
Z	N	P	M	L	K	P	G	E	Q	K	B	B	**I**	B	H
C	T	C	C	R	O	I	R	I	G	P	V	**D**	**E**	E	G
A	**U**	**N**	**R**	**U**	**H**	**E**	N	Z	D	X	D	**I**	**B**	X	J
Y	X	Q	E	F	F	A	F	F	J	B	Q	**A**	**E**	D	Z
H	D	B	X	T	D	W	W	N	M	T	B	**R**	**R**	B	Q
L	X	U	N	Y	Z	W	J	Q	I	H	P	**R**	K	P	F
S	**U**	**E**	**B**	**E**	**L**	**K**	**E**	**I**	**T**	M	F	**H**	O	I	J
P	K	W	M	H	G	T	R	Y	S	Z	R	**O**	N	Q	P
M	K	B	N	B	X	H	U	X	Y	Q	U	**E**	J	W	O
H	**E**	**R**	**Z**	**I**	**N**	**S**	**U**	**F**	**F**	**I**	**Z**	**I**	**E**	**N**	**Z**
B	M	D	E	E	F	J	S	W	B	Y	N	B	Q	X	U

6. Erläutern Sie das Krankheitsbild des „Morbus Addison".

Beim Morbus Addison handelt es sich um eine Insuffizienz der Nebennierenrinden. Diese hat zur Folge, dass zu wenig Aldosteron gebildet wird. Aldosteron ist für die Rückresorption von Natrium aus dem Tubulussystem der Niere in das Interstitium verantwortlich. Es ist somit am Erhalt der Körperflüssigkeit und an der Aufrechterhaltung des Blutdrucks beteiligt. Zudem besteht ein Mangel an Kortisol, welches als Stresshormon zur Bewältigung von Belastungen benötigt wird. Aus diesem Grunde steht das Auftreten einer Addison-Krise oftmals im zeitlichen Zusammenhang mit Stressereignissen (Infektionen, Traumata, etc.).

7. Nennen Sie mindestens 4 mögliche Symptome einer Addisonkrise.

1. Hypotonie	3. Hypoglykämie
2. Exsikkose	4. Abdominelle Beschwerden

Lösungen

31 Traumatologische Notfälle

1. Geben Sie an, um welche Struktur es sich handelt und mit welchem Blutverlust gerechnet werden muss.

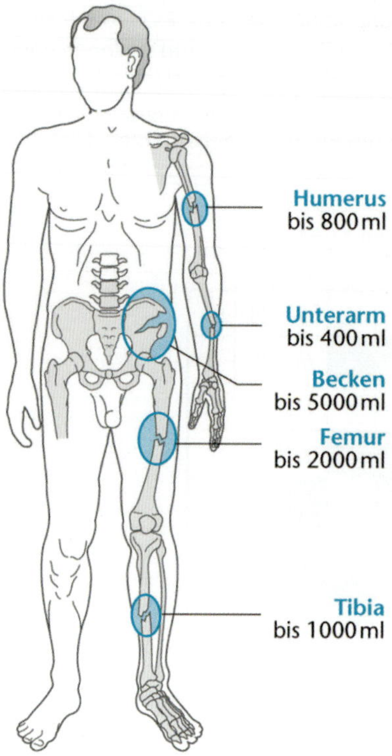

2. Nennen Sie 4 sichere Frakturzeichen.

1. Fehlstellung	3. Abnorme Beweglichkeit
2. Krepitation	4. Sichtbare Knochenfragmente

3. Planen Sie Ihr Vorgehen.

Frau Seidel ist über eine Türschwelle gestürzt und hat nun Schmerzen im rechten Arm. Ihr Primary Assessment ergibt keine Lebensbedrohung. Sie stellen eine offene Fraktur des rechten Handgelenks fest. Frau Seidel hat eine Allergie gegen Soja, leidet unter Diabetes mellitus, der mit Insulin eingestellt ist und hat vor ungefähr einer Stunde die letzte Mahlzeit zu sich genommen.

Nach dem frühen Ausschluss einer etwaig vorliegenden Lebensbedrohung ist die genaue Beurteilung der betroffenen Extremität von entscheidender Bedeutung. Fordern Sie schon frühzeitig weitere Kräfte nach, falls notwendig. Die Einschätzung von Durchblutung, Motorik und Sensibilität (DMS) ist unabdingbar. Offene, dislozierte Frakturen bedürfen einer zeitnahen Reposition, um diese Funktionen aufrecht zu erhalten. Hierzu ist eine adäquate Analgesie erforderlich. Insbesondere beim Einsatz von Opiaten ist eine engmaschige Überwachung von Atmung und Kreislaufverhältnissen vorzunehmen, da eine medikamentenbedingte Atemdepression nach erfolgter Reposition durch das Nachlassen des Schmerzes zunehmen kann. Die betroffene Extremität muss mit Hilfe einer entsprechenden Schienung achsengerecht ruhiggestellt werden. Eine erneute DMS-Kontrolle nach der Schienung ist obligat. Weitere Maßnahmen richten sich nach dem Patientenzustand.

4. Nennen Sie 4 mögliche Hirndruckzeichen.

1. Übelkeit und Erbrechen	3. Krampfanfälle
2. Kopfschmerzen	4. Anisokorie

5. Ergänzen Sie die Tabelle.

Das Schädel-Hirn-Trauma

	SHT Grad 1	SHT Grad 2	SHT Grad 3
Dauer der Bewusstlosigkeit	Kurz	Über Stunden	Über Tage
GCS	15–13	12–9	8–3

6. Unterscheiden Sie die Begriffe.

Epiduralhämatom
Das Epiduralhämatom bildet sich zwischen Dura mater und Schädel. Es weist typischerweise ein sogenanntes „freies Intervall" auf.

Subduralhämatom
Das Subduralhämatom bildet sich zwischen harter und weicher Hirnhaut. Es tritt häufiger auf als das Epiduralhämatom.

Intrazerebrale Blutung
Die intrazerebrale Blutung bildet sich innerhalb der Hirnsubstanz. Sie führt je nach Region sehr schnell zur Ausbildung von Hirndruckzeichen.

7. Überlegen Sie, ob eine Hyperventilation erfolgen sollte und wenn ja, wie diese ausgeführt werden muss.

Herr Kauzmann ist beim Segeln am Kopf verletzt worden. Er wird nach ca. 40 Minuten Bewusstlosigkeit von seiner Mannschaft an Land an Sie übergeben. Es imponieren deutliche Strecksynergismen. Unmittelbar nach dem Transfer in den RTW wird durch den Notarzt eine Narkose eingeleitet und ein Endotrachealtubus platziert.

Da offensichtliche Hirndruckzeichen bei einem SHT höheren Grades vorliegen, ist eine milde Hyperventilation überlegenswert. Sie darf unter keinen Umständen standardmäßig durchgeführt werden, da sie das Ischämierisiko substanziell erhöht. Abgewogen wird also ein erhöhtes Ischämierisiko gegen die Gefahr des Hirnstammschadens durch Einklemmung. In diesem Falle könnte sie wegen des längeren therapiefreien Intervalls und den starken neurologischen Symptomen als „Ultima ratio" erfolgen. Wird sie durchgeführt, sollte ein $etCO_2$ von 25–30mmHg erzielt werden.

Schock und Störungen des Flüssigkeitshaushaltes

1. Ergänzen Sie die Tabelle.

Schock

Oberbegriff	Schockform	Ursache	Möglicher Auslöser
Hypovolämisch	hypovolämischer Schock	intravasaler Volumenmangel	traumatische Blutung
Kardiogen	kardiogener Schock	myokardiales Pumpversagen kardialer Ursache	akuter Myokardinfarkt
Obstruktiv	obstruktiver Schock	myokardiales Pumpversagen extrakardialer Ursache	Herzbeuteltamponade
Distributiv	anaphylaktischer Schock	Störung der Vasomotorik mit erhöhter Kapillar- und Zellmembranpermeabilitat	allergische Reaktion auf i. v.-Medikamente
Distributiv	septischer Schock	Mikrozirkulationsstörung durch Eröffnung arteriovenöser Shunts, gestörte Zellfunktion	Folge einer Harnwegsinfektion
Distributiv	neurogener Schock	Vasomotorikstörungen durch Störungen des sympathischen Nervensystems	Rückenmarksverletzungen

2. Ergänzen Sie den Text.

Verminderung – Förderleistung – Gesamtorganismus – intrakardial – kardiogenen – Sympathikus – Katecholaminausschüttung – kompensatorisch – Widerstand – extrakardial – Rhythmusstörungen – obstruktiver

Die Ursachen für einen kardiogenen Schock liegen intra- oder extrakardial. So kann er etwa durch Rhythmusstörungen (intrakardial) oder eine Herzbeuteltamponade (extrakardial) entstehen. In beiden Fällen ist die Förderleistung des Herzens so stark herabgesetzt, dass eine angemessene Durchblutung des Gesamtorganismus nicht mehr gewährleistet werden kann. Durch diese Verminderung des Herzzeitvolumens kommt es kompensatorisch zu einer Aktivierung des Sympathikus mit Katecholaminausschüttung. Dies führt jedoch zu einer Verschlechterung der Situation, da sich damit der Widerstand, gegen den das Herz an arbeiten muss, erhöht. Liegt eine extrakardiale Ursache vor, wird dies heute eher als obstruktiver Schock bezeichnet.

3. Erläutern Sie den Begriff „Schockspirale".

Mit Schockspirale ist der Teufelskreis gemeint, der im Rahmen eines Schocks zu dessen stetigem Fortschreiten führt. Ein Element der Schockspirale wäre die Übersäuerung der Gewebe durch den Mangel an Sauerstoff, der zu einer Verminderung der Wirkung von Katecholaminen führt, die die Aufgabe haben, die Perfusion und somit auch die Gewebeoxygenierung zu verbessern. Die Gewebeoxygenierung nimmt in der Folge ab, was die Übersäuerung steigert.

4. Planen Sie ihr Vorgehen.

Sie erreichen als RTW eine Einsatzstelle, an die Sie von der Polizei nachgefordert wurden. Ihr Patient sitzt auf einer Bordsteinkante und gibt an, mehrfach mit einem Messer in den Bauch gestochen worden zu sein. Eine größere Wunde am rechten Unterarm wurde bereits durch die Polizei durch Abbinden versorgt. Ihr Patient ist tachypnoeisch und kaltschweißig.

Führen Sie sofort ein Primary Assessment durch und beheben Sie unmittelbar lebensbedrohliche Zustände. Sofern möglich, applizieren Sie Druck auf die Bauchwunden. Applizieren Sie großzügig Sauerstoff und leiten Sie den Transport ein. Je nach Situation und Position zueinander sollte ein Rendezvous mit einem NEF angestrebt werden. Dies ist aber nicht unter allem Umständen zielführend. Ziel ist die schnellstmögliche Schockraumversorgung. Prüfen Sie die Suffizienz der Abbindung und etablieren Sie 2–3 großlumige Venenzugänge, idealerweise bereits während des Transportes. Infundieren Sie ausreichend Volumen unter Berücksichtigung einer permissiven Hypotension. Bereiten Sie sich auf etwaige Komplikationen vor und halten Sie das nötige Equipment bereit. Rechnen Sie auch mit Verletzungen anderer Körperhöhlen (Brusthöhle!), da Sie den genauen Verlauf des Stichkanals nicht kennen.

Schock und Störungen des Flüssigkeitshaushaltes

5. Nennen Sie je 3 Ursachen für eine Dehydratation bzw. Hyperhydratation.

Störungen des Wasser-Elektrolyt-Haushaltes

Dehydratation	Hyperhydratation
Blutverlust	Volumenüberladung durch Infusionen
Starkes Schwitzen	Z. n. Ertrinken in Süßwasser
Polyurie	Trinken von Meerwasser

6. Beschriften Sie die Abbildung.

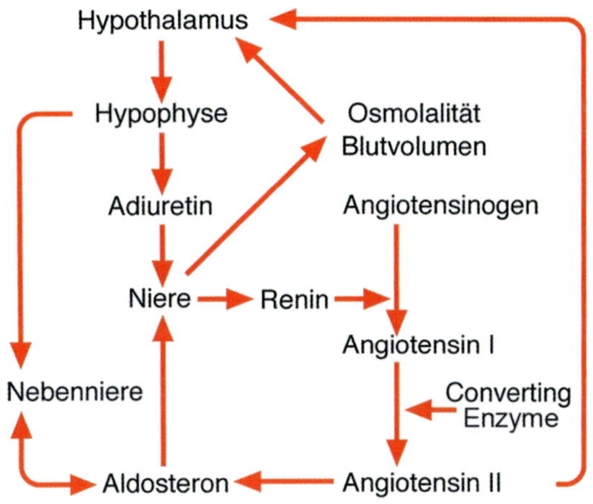

7. Der regelhafte Blut-pH-Wert beträgt …

✓ 7,35–7,45

8. Richtig oder falsch?

	Richtig	Falsch
1. Der septische Schock wird in zwei Phasen unterteilt.	✓	
2. Sie werden als hypertherme und als hypotherme Phase bezeichnet.		✗
3. In der ersten Phase ist die Schocksymptomatik durch die klassischen Sepsis-Zeichen überdeckt.	✓	
4. In dieser Phase ist die Haut dementsprechend rosig, warm und feucht.	✓	
5. In der zweiten Phase steht die schwerwiegende Hypertonie durch eine Verminderung des Herzzeitvolumens im Vordergrund.		✗
6. Die Prognose des septischen Schocks ist ausnehmend schlecht. Lediglich 20 % der Patienten überleben.		✗

2. Sie werden als **hyperdynames** und als **hypodynames** Stadium bezeichnet.
5. In der zweiten Phase steht die schwerwiegende **Hypotonie** durch eine Verminderung des Herzzeitvolumens im Vordergrund.
6. Die Prognose des septischen Schocks ist schlecht. Es überleben primär aber **mehr als 20 %** der Patienten.

Neurologische Notfälle

1. Nennen Sie 6 mögliche Ursachen für Bewusstseinsstörungen.

1. Sauerstoffmangel durch Herzversagen	4. Exsikkose
2. Schlaganfall	5. Hypoglykämie
3. Entzündungen des ZNS	6. Intoxikationen

2. Beschriften Sie die Abbildung.

Hinweis: Gesucht wird die Einteilung der Lähmungen.

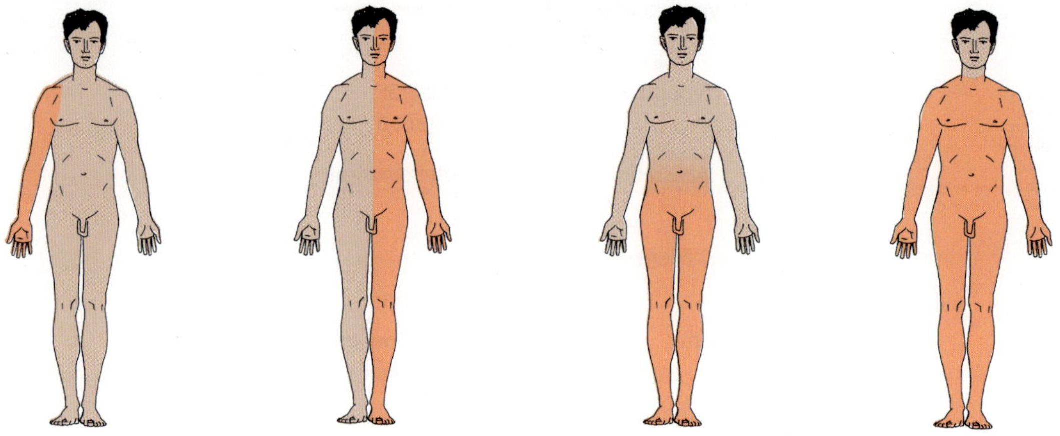

© S. Weinert-Spieß, Neu-Ulm

3. Ermitteln Sie den zerebralen Perfusionsdruck. Geben Sie auch Ihren Rechenweg an.

Ihr Team übergibt eine Patientin mit dem Verdacht auf eine intrazerebrale Blutung mit einem arteriellen Blutdruck von 90/60 mmHg im Schockraum. Die Bemühungen, den Blutdruck präklinisch anzuheben, waren – durch einen begleitenden Blutverlust – nicht erfolgreich. Sie erfahren später, dass die Patientin einen ICP von 25 mmHg aufwies.

Die Formel zur Berechnung des CPP (zerebraler Perfusionsdruck) lautet *CPP = MAP–ICP*. Dementsprechend wird zunächst der arterielle Mitteldruck benötigt. Dieser berechnet sich wie folgend: *MAP = Diastolischer Druck + (Systolischer Druck–Diastolischer Druck)/3*
Mit eingesetzten Werten ergibt sich *60 mmHg + (90 mmHg–60 mmHg)/3 = 70 mmHg*.
Der CPP beträgt somit 45 mmHg *(70 mmHg–25 mmHg = 45 mmHg)*.
Der normale CPP beträgt, je nach Quelle, etwa 60–100 mmHg.

4. Nennen Sie 6 mögliche Symptome einer Subarachniodalblutung.

1. Vernichtungskopfschmerz	4. Krampfanfälle
2. Meningismus	5. Bewusstseinsstörungen
3. Lichtempfindlichkeit	6. Übelkeit und Erbrechen

5. Nennen und erläutern Sie die 3 häufigsten Mechanismen bei der Entstehung von Schlaganfällen.

1. Mikroangiopathie	Bei dieser Störung sind die kleinen Gefäße des Gehirns verengt oder verschlossen. Die betroffenen Läsionen liegen in der Regel subkortikal und die Symptome sind oftmals minder schwer und lokal begrenzt (z. B. Lähmung einer Extremität).
2. Makroangiopathie	Hierbei handelt es sich um die mindestens 50-prozentige Verengung oder den Verschluss eines größeren Gefäßes. Die betroffenen Regionen sind also ausgedehnter, was mit schwereren Symptomen einhergeht.
3. Kardial-embolische Ursache	Durch primär kardiale (Herzklappenentzündung, Vorhofflimmern) oder seltener auch durch nicht primär kardiale Probleme (Persistierendes Foramen ovale) wandert ein Embolus in die zerebrale Strombahn und führt zu einem Verschluss. Die Stärke der Symptome ist bedingt durch Größe und Lokalisation des Verschlusses.

6. Beschriften Sie die Abbildung und erläutern Sie die Durchführung der dargestellten Untersuchungen.

Meningismuszeichen

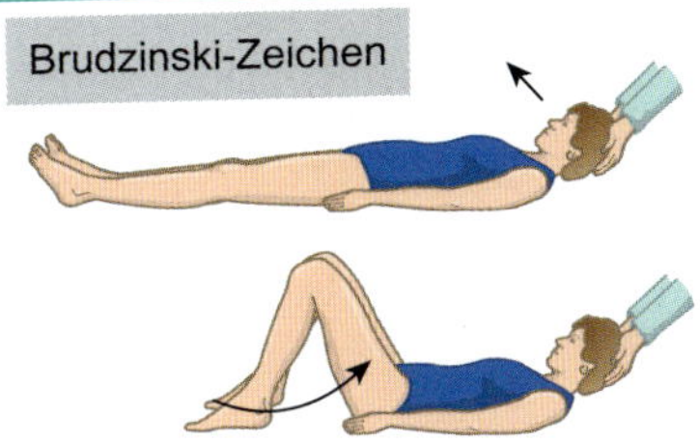

Ein positiver Brudzinski meint, dass sich bei einer passiven Kopfbewegung nach vorne die Beine reflektorisch anziehen.

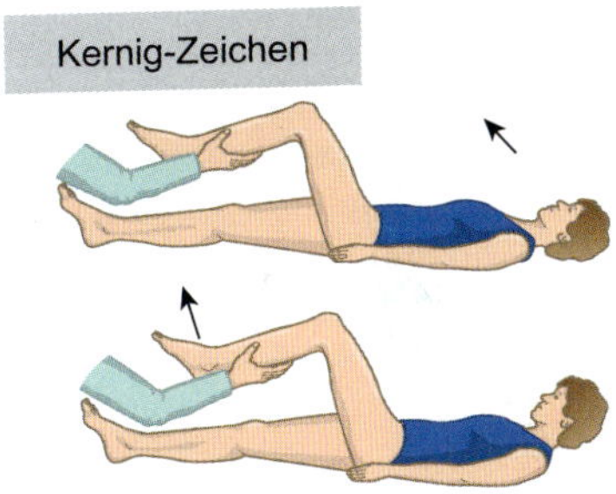

Ein positives Kernig-Zeichen äußert sich durch Schmerzen bei Streckung des Kniegelenks nach oben, wenn dieses zuvor zu 90° gebeugt war. Die Hüfte steht dabei im rechten Winkel zum Körper.

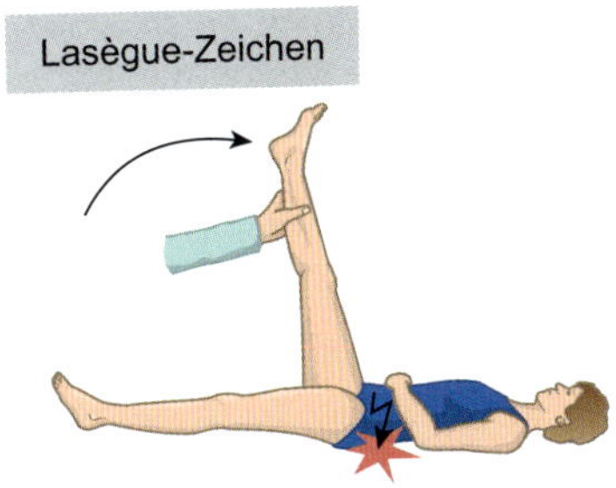

© S. Adler, Lübeck

Ein positives Lasègue-Zeichen tritt bei Anheben des gestreckten Beines auf und äußert sich durch Schmerzen. Wie bei allen vorangegangenen Untersuchungen ist auch hier die Ausgangslage des Patienten eine liegende.

1. Beschriften Sie die Abbildung.

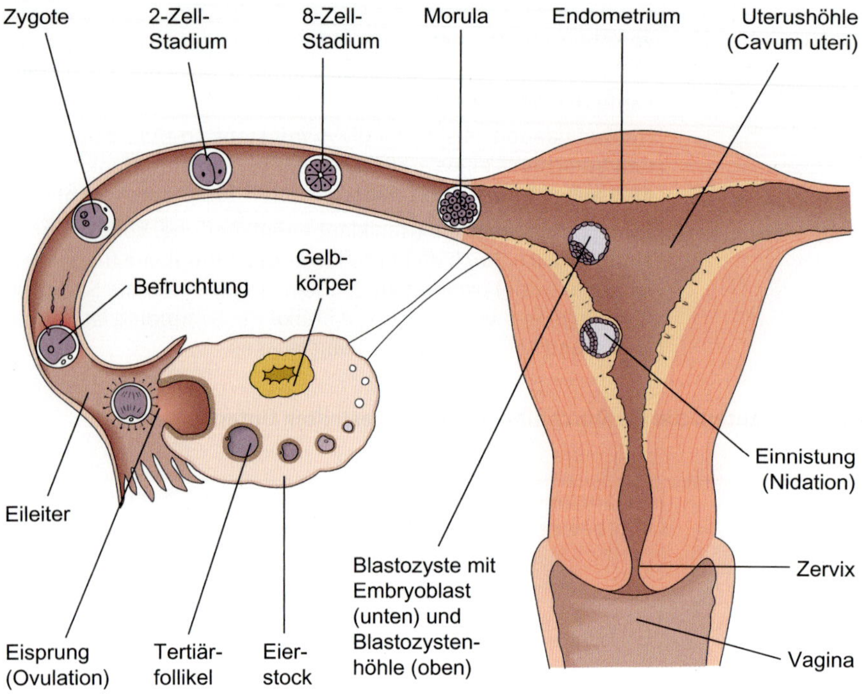

2. Unterscheiden Sie die Begriffe „Totgeburt" und „Fehlgeburt".

Beide Begriffe meinen die Geburt eines Kindes ohne erkennbare Lebenszeichen, wie einer pulsierenden Nabelschnur oder dem Vorhandensein einer Lungenatmung. Die Trennung zwischen Fehl- und Totgeburt erfolgt nach dem Geburtsgewicht. Liegt es unter 500 g (altersunabhängig), spricht man von einer Fehlgeburt. Liegt es darüber, von einer Totgeburt. Zudem wird das Alter herangezogen. Ist die 24. SSW (gewichtsunabhängig) erreicht, handelt es sich um eine Totgeburt. Darunter um eine Fehlgeburt.

3. Planen Sie Ihr Vorgehen.

Sie werden als RTW und NEF zu einer Hausgeburt gerufen. Frau Hassling hat mit Unterstützung ihrer Hebamme und ihres Mannes einen Jungen entbunden. Dieser ist regelhaft entwickelt und gesund. Bei Frau Hassling ist es jedoch zu verstärkten Nachblutungen gekommen. Durch die Hebamme wurde Oxytocin verabreicht. Zudem führt sie bereits den Handgriff nach Credé aus.

Es muss ausgehend vom Leitsymptom mit einer Lebensbedrohung für die Patientin gerechnet werden. Die Uteruskompression sollte unbedingt während des Primary Assessments fortgeführt werden. Da Sie in einem großen Team arbeiten, können die Aufgaben durch den Notarzt sinnvoll verteilt werden. Bereits früh sollte der Transport vorbereitet und eingeleitet werden. Parallel hierzu werden im Idealfall mehrere großlumige Zugänge gelegt. Es wird eine Infusionstherapie im Sinne einer permissiven Hypotension begonnen. Eine Schocklagerung sollte erwogen werden. Eine differenzierte Therapie wird notärztlicherseits koordiniert. Im besten Falle kann die Hebamme den Transport als fachkundige Expertin begleiten. Der Mutterpass sollte mitgenommen, die Plazenta asserviert werden, damit diese im Krankenhaus nachuntersucht werden kann. Auch sollte bedacht werden, was mit dem Neugeborenen geschieht. Bestenfalls kann der Ehemann seinen Sohn mit dem Auto (in einem geeigneten Kindersitz) ins Krankenhaus hinterherfahren. Andernfalls muss ein weiterer RTW angefordert werden.

4. Erläutern Sie die „Endometriose".

Das Endometrium ist die innere Schicht der Gebärmutter, auch Gebärmutterschleimhaut genannt. Dieses Gewebe ist dafür konzipiert, dass sich eine befruchtete Eizelle in es einnisten und heranreifen kann. Das Endometrium ist dementsprechend auch die Gewebeschicht, die im Rahmen der Regelblutung abgestoßen wird. Bei einer Endometriose ist das Gewebe auch außerhalb der Gebärmutter vorhanden, so zum Beispiel im Bauchfell oder im Darm. Im Rahmen der Hormonveränderungen während des weiblichen Zyklus, können dadurch Schmerzen oder Blutungen verursacht werden. Diese sind normalerweise nicht bedrohlich, können präklinisch aber nicht eindeutig differenziert werden.

5. Ergänzen Sie den Text.

Schmierblutungen – Bauchfellentzündung – Endometriums – Tage – Seitenlokalisation – Appendizitis

Die Salpingitis entwickelt sich innerhalb weniger Tage und geht mit starken, dumpfen Unterleibsschmerzen ohne typische Seitenlokalisation, Fieber, Übelkeit, Obstipation und geblähtem Abdomen einher. Bei einem einseitigen Auftreten der Salpingitis, insbesondere im rechten Unterbauch, muss differenzialdiagnostisch immer auch an eine Appendizitis gedacht werden. Neben diesen Symptomen können Schmierblutungen oder vaginaler Ausfluss als Zeichen der Begleitinfektion des Endometriums auftreten. Im Rahmen der Eileiterentzündung besteht immer die Gefahr, dass bei längerem Krankheitsverlauf die Erreger in die freie Bauchhöhle vordringen und dort zu einer Bauchfellentzündung führen.

6. Benennen Sie die nachfolgend gezeigte Lagerungsform und erläutern Sie ihre Funktion.

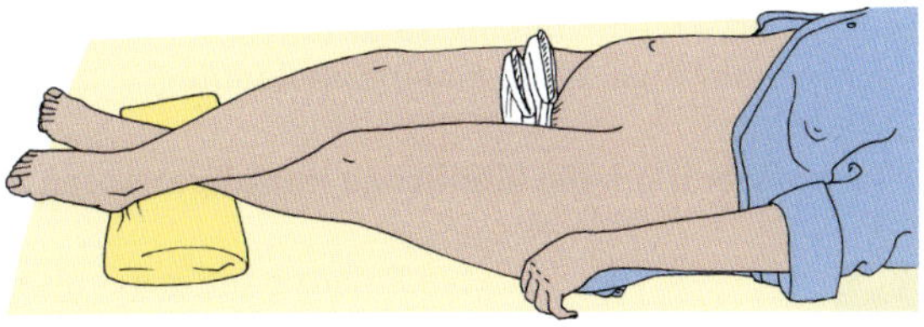

Gezeigt wird die sogenannte Fritsche-Lagerung. Sie wird bei vaginalen Blutungen eingesetzt, um sowohl eine Infektionsbarriere zu bilden als auch eine Kontrolle der verlorenen Blutmenge gewährleisten zu können. Hierzu werden Vorlagen zwischen die Beine der Patientin, welche gekreuzt gelagert werden, platziert. Die Lagerung dient nicht der Blutstillung (etwa bei atonen Blutungen) und sollte daher nicht als therapeutische Option betrachtet werden.

7. Nennen Sie 4 mögliche Ursachen.

Frau Niedermann ruft sie wegen frisch aufgetretener vaginaler Blutungen. Ihr Primary Assessment ergibt keine unmittelbaren lebensbedrohlichen Störungen. Die Patientin sagt, sie habe so eine Situation noch nie erlebt und macht sich entsprechend Sorgen um ihren Zustand.

1. Tumoren	3. Hormonelle Störungen
2. Entzündungen	4. Schwangerschaft

Lösungen

Pädiatrische Notfälle

1. Nennen Sie 4 Ursachen von Krampfanfällen im Kindesalter und markieren Sie die häufigste.

1. Fieberkrämpfe ✓	3. Entzündungen des ZNS
2. Kopfverletzungen	4. Epilepsien

2. Richtig oder falsch?
Kindliche Krampfanfälle

	Richtig	Falsch
1. Es gilt als erwiesen, dass eine Fiebersenkung eine positive Auswirkung auf das Entstehen von Fieberkrämpfen hat.		✗
2. Bei Krampfanfällen mit mehr als 15 Minuten Dauer, fokalen Zeichen oder wiederholten Krampfereignissen liegt nicht mehr ein einfacher, sondern ein komplizierter Fieberkrampf vor.	✓	
3. Auch nach dem Krampfanfall sollten Benzodiazepine verabreicht werden, um die Krampfschwelle zu senken.		✗
4. Die Dosierung für Diazepam-Rektiolen ist gewichtsabhängig, unterhalb von 15 kg werden 5 mg verwendet, darüber 10 mg.	✓	

1. Da ein schneller Fieberanstieg und nicht eine konstant hohe Körpertemperatur die Entstehung von Krämpfen begünstigt, bietet eine Fiebersenkung **keinen Vorteil.**
3. Nach einem Krampfanfall sollten regelhaft keine Medikamente verabreicht werden. Oft krampfen Kinder nur einmal. Eine protektive Wirkung wäre in diesem Falle ein **unnötige Medikamentenbelastung.**

3. Erläutern Sie, welche Bedeutung die Pulsoxymetrie beim kindlichen Notfallpatienten hat.

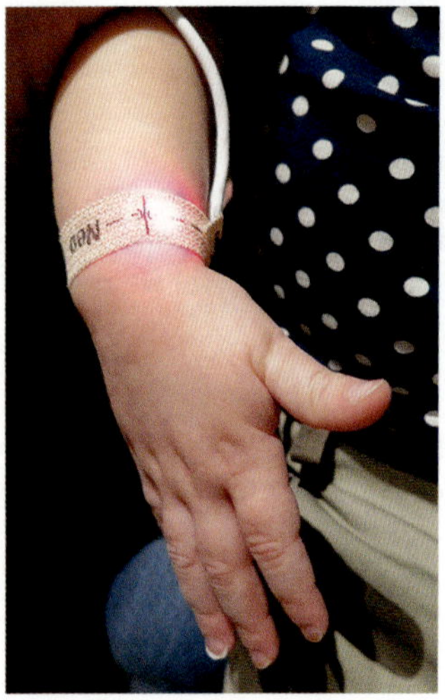

© M. Wilhelm, Gelnhausen

Die Pulsoxymetrie gilt als das wichtigste technische Monitoring beim Kind. Dies liegt zum einen in der Tatsache begründet, dass sie eine hohe Verfügbarkeit aufweist, von den meisten Kindern schnell akzeptiert wird und schmerzfrei durchgeführt werden kann. Zum anderen bietet sie einen guten Aufschluss über Sauerstoffversorgung und Herzfrequenz des Kindes. Diese Parameter haben einen deutlich höheren Aussagewert als Blutdruck- oder EKG-Ergebnisse.

4. Nennen Sie mindestens 6 typische Vergiftungen im Kindesalter.

1. Haushaltschemikalien (Reiniger, Geschirrspültabs, etc.)	4. Medikamente
2. Pflanzen (vor allem Gartenpflanzen)	5. Kosmetika
3. Genussmittel (Alkoholreste, Zigarettenkippen, etc.)	6. (Wildwachsende) Pilze

5. Kreuzen Sie an.
Pseudokrupp oder Epiglottitis?

	Pseudokrupp	Epiglottitis
Plötzlicher Beginn		✓
Geringes Fieber	✓	
Starker Speichelfluss		✓
Bellender Husten	✓	
Schlucken unbeeinträchtigt	✓	
Kloßige Stimme		✓

6. Korrigieren Sie den Text.

Im Vordergrund der Behandlung eines Pseudokruppanfalls steht die Beruhigung der Eltern. Dies hat einen ungemein positiven Effekt auf das Befinden des Kindes. Feuchte, kalte Luft hilft bei der Schleimhautabschwellung im Kehlkopf. Deshalb soll das Kind warm eingepackt und ans geöffnete Fenster gebracht werden. Eine Pulsoxymetrie sollte etabliert werden, nach welcher sich eine etwaige Sauerstofftherapie richtet. Erweiterte Maßnahmen zielen auf die Verminderung der entzündlichen Schwellung im Kehlkopfbereich. Unabhängig vom Schweregrad empfiehlt sich die Verabreichung von Prednisolon-Zäpfchen. Die Dosis ist mit 100 mg in allen Altersstufen gleich.

7. Erläutern Sie die Besonderheiten der Durchführung einer Inhalationstherapie bei kindlichen Notfallpatienten.

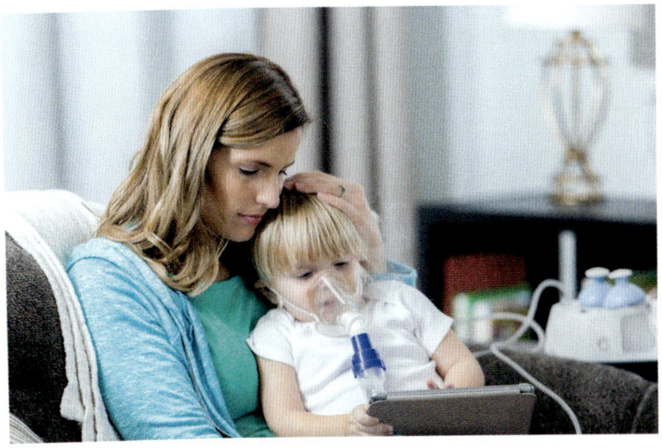

© SDI Productions, Getty Images Deutschland GmbH, München

Notfallsituationen werden von Kindern als enorm bedrohlich wahrgenommen. Bei der Inhalation sollten daher unbedingt die Eltern eingebunden werden. Die Furcht des Kindes vor der Inhalationsmaske kann zum Beispiel dadurch vermindert werden, dass ein Elternteil die Maske vorhält. Auf die Benutzung des Sicherungsbändchens sollte gegebenenfalls verzichtet werden. Auch sollte das Kind für die Inhalation auf dem Arm oder dem Schoß eines Elternteils positioniert werden.

8. Nennen Sie 3 mögliche Rechtfertigungsgrundlagen, um Hinweise auf Kindesmisshandlung zu melden.

1. Einwilligung der Eltern/Personensorgeberechtigten und des Minderjährigen (jedenfalls ab 15 J)
2. Freiwillige Mitteilung der erforderlichen Daten nach § 4 Abs. 3 KKG
   - Bei gewichtigen Anhaltspunkten einer Kindeswohlgefährdung
   - Nach Anhörung und gegen den Willen des Minderjährigen und dessen Eltern/Sorgeberechtigten (nur) an das Jugendamt
3. Rechtfertigender Notstand (§34 StGB)
   Nur bei gegenwärtiger nicht anders abwendbarer Gefahr

Nephrologische und urologische Notfälle

1. Ordnen Sie zu.

Prärenales, intrarenales oder postrenales Nierenversagen?	
Glomerulonephritis	Intrarenales Nierenversagen
Harnleitertumore	Postrenales Nierenversagen
Verbrennungen	Prärenales Nierenversagen
Schock	Prärenales Nierenversagen
Rhabdomyolyse	Intrarenales Nierenversagen
Prostatahypertrophie	Postrenales Nierenversagen

2. Tragen Sie zu jedem dargestellten Organ(-system) zwei mögliche Befunde der chronischen Niereninsuffizienz in die Abbildung ein.

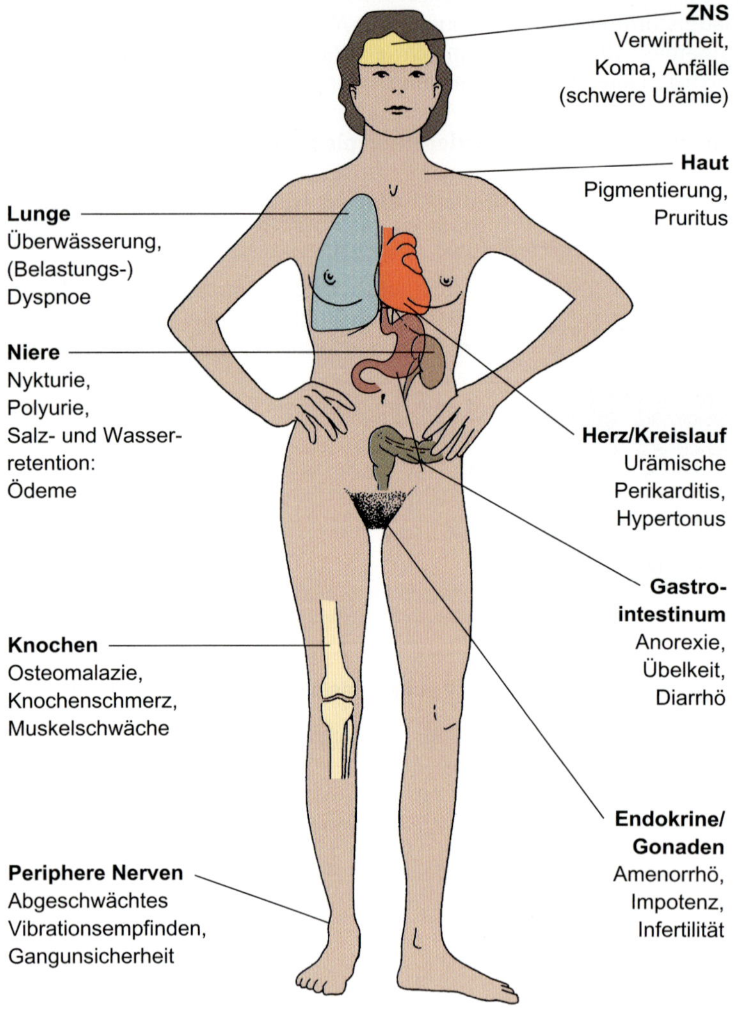

3. Nennen Sie 4 mögliche Ursachen einer Hämaturie.

1. Tumoren	3. Mechanische Einwirkungen
2. Entzündungen	4. Medikamente

4. Erläutern Sie, wovon die Beschwerden des akuten Harnsteins abhängig sind.

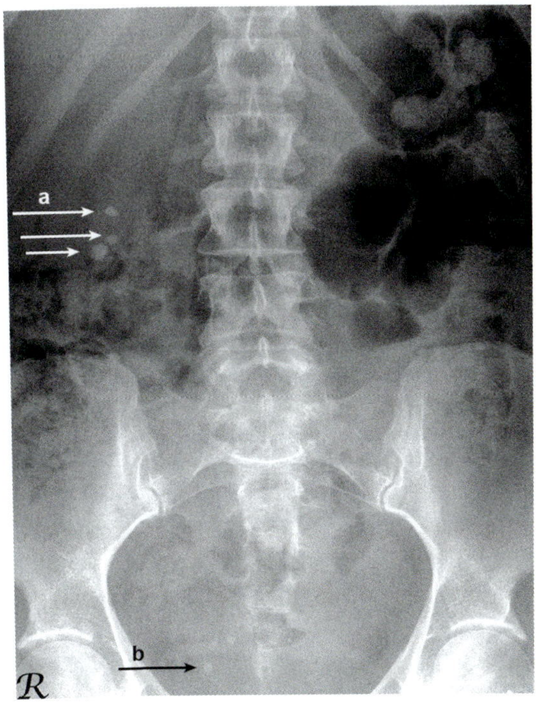

© G. W. Kauffmann, Radiologische Universitätsklinik, Universität Heidelberg

Die Beschwerden des akuten Harnsteins hängen in erster Linie von der Lokalisation und der Größe des Harnsteins im Verhältnis zum Durchmesser des zu durchschreitenden Organsystems ab.
Liegt der Stein im Nierenbecken, macht er womöglich gar keine Symptome. Verlegt er jedoch den Ausfluss, kommt es zur Anurie und kolikartigen Schmerzen.
Die Schmerzen sind meist noch stärker, wenn er den Harnleiter durchwandert.
In der Blase kann der Stein erneut „ruhen", ohne Beschwerden zu verursachen. Er kann aber (wie bei anderen Positionen auch) zu kleineren oder größeren Blutmengen im Urin führen.
Die Harnröhre kann der Stein normalerweise gut passieren, da sie etwas weiter ist, als der Harnleiter. Allerdings kann es auch hier zu Schmerzen beim Wasserlassen kommen.

Lösungen

5. Planen Sie Ihr Vorgehen.

Herr Selim klagt über zunehmende kolikartige Schmerzen in der rechten Flanke. Ihr Primary Assessment ergibt eine beschleunigte Atmung und Herzfrequenz. Der Patient wird von Ihnen dennoch als nicht lebensbedroht eingestuft. Die Schmerzspitzen erreichen ein Maximum von 10 (NRS). Es besteht eine Allergie gegen unbekannte Schmerztropfen. Es liegt eine bekannte COPD vor, die mit Betasympathomimetika (LABA) eingestellt ist.

Das vordringlichste Problem von Herrn Selim sind seine Schmerzen. Seine Symptome deuten auf das Vorliegen einer Nierenkolik hin. Es sollte ein Transport in eine Urologie angestrebt werden. Neben einfachen schmerzlindernden Maßnahmen, wie der angemessenen Lagerung und der Gabe von Sauerstoff, sollte ein venöser Zugang etabliert werden. Die Infusion sollte lediglich zum Offenhalten des Zugangs verwendet werden, um die Schmerzen durch zusätzliche Harnproduktion nicht zu erhöhen. Da Herr Selim eine Allergie auf ein nicht näher bekanntes Schmerzmittel hat, bei welchem es sich um Metamizol handeln könnte, sollte von einer Gabe abgesehen werden. Eine Koliklinderung durch Butylscopolamin kann – je nach regionaler SOP – versucht werden. Allerdings wird die Gabe nicht regelhaft empfohlen.

Ophthalmologische Notfälle

1. Nennen Sie die 4 möglichen Einteilungskategorien des akut roten Auges.

1. Infektion mit oder ohne Trauma	3. Gefäßprozess
2. Entzündung mit oder ohne Trauma	4. Akutes Glaukom

2. Ergänzen Sie den Text.

stumpf – Augapfels – weit – Augeninnendruck – Regenbogenringen – Augeninnendruck – Augenarzt – Glaukoms – steinhart – roten

Die Symptome des Glaukoms beginnen plötzlich und reichen vom roten Auge über das Sehen von Regenbogenringen beim Blick ins Licht und Augenschmerzen bis hin zu gastrointestinalen Symptomen. Es ist lediglich ein Auge des Patienten gerötet, die Hornhaut sieht stumpf aus, die Pupille ist weit gestellt und reagiert nicht oder nur wenig auf Licht. Beim vergleichenden Tasten des Augapfels durch das Oberlid hindurch fällt auf, dass das betroffene Auge steinhart ist. Der Patient muss umgehend einem Augenarzt vorgestellt werden, da bei einem zu lange anhaltenden Augeninnendruck mit dauerhaften Einschränkungen bis hin zur Erblindung gerechnet werden muss. Medikamente, die den Augeninnendruck erhöhen, dürfen nicht verabreicht werden.

3. Um was für ein Notfallbild handelt es sich hier?

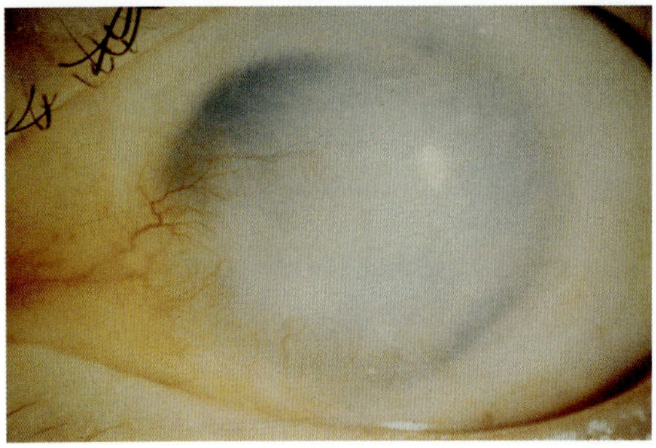

© U. Meyer-Bothling, Hamburg

Hierbei handelt es sich um eine Verätzung der Hornhaut. Zu erkennen ist eine deutliche Linsentrübung und eine Weißfärbung aller Strukturen. Manchmal wird vergleichend vom sogenannten „gekochten Fischauge" gesprochen. Die Prognose bei Verätzungen ist eher schlecht. Gerade auch deswegen sollte nach dem ausgiebigen Spülen, ein zügiger Transport in eine Notaufnahme mit verfügbarem Augenarzt erfolgen.

4. Planen Sie Ihr Vorgehen.

Sie werden als RTW zu einer Werkstatt gerufen. Der Inhaber empfängt Sie und führt Sie in einen Nebenraum. Dort sitzt ein junger Angestellter, der angibt, dass er beim Fräsen einen Metallsplitter ins Auge bekommen habe. Eine Schutzbrille habe er nicht getragen, da er davon ausging, dass seine eigene Brille ausreichen würde.

Untersuchen Sie den Patienten nach dem ABCDE-Schema. Oftmals sind in solchen Situationen keine lebensbedrohenden Befunde zu erwarten. Sagen Sie dem Patienten, dass er seine Augen möglichst wenig bewegen sollte. Idealerweise fixiert er einen nicht beweglichen Punkt im Raum. Untersuchen Sie das Auge nur auf Sicht und versuchen Sie nicht den Fremdkörper zu entfernen. Fragen Sie in jedem Fall, ob die Sehfähigkeit erhalten geblieben ist und decken Sie beide Augen ab. Ggf. sollten eine Schmerzstillung und notfalls eine Sedierung erfolgen. Als Zielkrankenhaus sollten Sie unbedingt eines mit einem dauerhaft anwesenden Augenarzt und OP-Möglichkeit auswählen. Zudem muss der Patient von einem D-Arzt behandelt werden, da es sich um einen Arbeitsunfall handelt.

5. Nennen Sie 4 mögliche ophthalmologische Notfälle.

1. Glaukomanfall	3. Hornhautabschürfung
2. Penetrierende Verletzung	4. Netzhautablösung

6. Richtig oder falsch?

	Richtig	Falsch
1. Typische Symptome einer Hornhautabschürfung sind Fremdkörpergefühle, Schmerzen, Lichtscheuheit und ein harter Augapfel.		✗
2. Bei Fremdkörperverletzungen sollten stets beide Augen abgedeckt werden, um die Mitbewegung des geschädigten Auges bei Bewegungen des gesunden Auges zu unterbinden.	✓	
3. Ungelöschter Kalk darf niemals mit Wasser ausgespült werden, da dies zu einer exothermen Reaktion führt, die das betroffene Auge noch weiter schädigt.	✓	
4. Mit dem Auftreten von Orbitabodenfrakturen ist am ehesten bei Krafteinwirkungen auf den Kiefer zu rechnen, da zwischen Mundhöhle und den Nebenhöhlen nur dünne Knochenschichten liegen.		✗
5. Typische Symptome von Netzhautablösungen sind Lichtblitze und Schlieren im Sichtfeld des Patienten. Einrisse der Netzhaut führen zum sogenannten Rußregen.	✓	

1. Typische Symptome eines **Glaukomanfalles** sind Fremdkörpergefühle, Schmerzen, Lichtscheuheit und ein harter Augapfel.
4. Mit dem Auftreten von Orbitabodenfrakturen ist am ehesten bei Krafteinwirkungen auf den Oberkiefer bzw. das Jochbein zu rechnen, da zwischen **Augenhöhle** und den Nebenhöhlen nur dünne Knochenschichten liegen.

7. Um welches Notfallbild könnte es sich hierbei handeln?

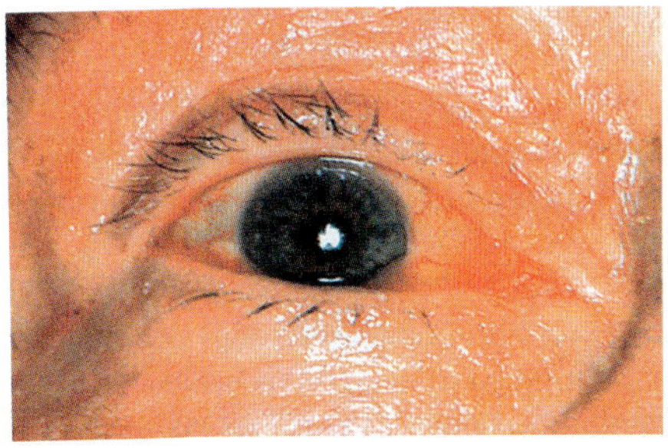

© Myrna LaFleur Brooks, Danielle La Fleur Brooks: Exploring Medical Language: A Student-Directed Approach, 8th edition, Mosby, Elsevier 2011

Hierbei handelt es sich um einen akuten Glaukomanfall, aber auch andere Ursachen der Augenrötungen sind denkbar. Wichtig ist stets die Einordnung des Notfallbildes im Kontext des klinischen Erscheinungsbildes.

Wie bei allen opthtalmologischen Notfällen, die das Augenblicht bedrohen, ist ein schneller Transport von höchster Bedeutung.

8. Planen Sie Ihr Vorgehen.

Sie werden zu Herrn Luxemburg gerufen. Er erwartet Sie bereits mit tränenden, zugekniffenen Augen. Er gibt an, fast blind zu sein. Er habe morgens nach seinen Augentropfen greifen wollen und sich im Halbschlaf versehentlich ein ätherisches Öl eingeträufelt, welches in einer ähnlichen Flasche geliefert wurde.

Untersuchen Sie Herrn Luxemburg zunächst nach dem ABCDE-Schema. Hier sind bei dem Unfallmechanismus keine Besonderheiten zu erwarten. Beurteilen Sie das betroffene Auge. Wenn es gerötet ist, ist dies ein Zeichen dafür, dass die Durchblutung noch vorhanden ist. Im Rahmen einer Verätzung, würde eine Weißfärbung auftreten. Insofern ist eine Rötung per se kein ungünstiges Zeichen. Auch sind einige ätherische Öle für die Anwendung auf Schleimhäuten zugelassen. Die Gefahr durch eine chemische Schädigung oder eine systemische Vergiftung ist daher eher gering. Dennoch sollten Sie Herrn Luxemburg das Auge mit einer entsprechenden Spüllösung oder einer sterilen Infusionslösung gründlich ausspülen und ihn einem Augenarzt vorstellen.

HNO-Notfälle

1. Nennen Sie 4 mögliche HNO-Notfälle.

1. Hörsturz	3. Epistaxis
2. Kehlkopffraktur	4. Akuter Schwindelanfall

2. Nennen Sie mindestens 4 mögliche Ursachen für Blutungen aus einem Ohr.

1. Traumata des Schädels (z. B. Schädelbasisbruch)	3. Traumata des Gehörgangs
2. Entzündungen	4. Tumore (sehr selten!)

3. Erläutern Sie, inwiefern Notfälle im HNO-Bereich mit einer akuten Lebensbedrohung einhergehen können.

Notfälle im HNO-Bereich spielen sich zum Teil im Bereich der oberen Atemwege ab. Diese können durch Blutungen oder Verletzungen aktiv bedroht werden, sodass ein A-Problem die Folge sein kann. Auch darf man bei anderen HNO-Erkrankungen, wie dem akuten Schwindelanfall, das sekundäre Verletzungsrisiko durch Stürze nicht unterschätzen.

4. Ergänzen Sie den Text.

Geräusch – Schwerhörigkeit – Hörminderung – Besserung – Explosionstrauma – Trommelfells – Gehörknöchelchen

Das Knalltrauma ist eine kurz anhaltende Hörminderung, die meist durch ein sehr lautes Schallereignis verursacht wird. Jedes laute Geräusch mit einem entsprechenden Schalldruckpegel kann ein Knalltrauma auslösen. In den ersten Tagen nach dem Knalltrauma kommt es zu einer deutlichen Besserung der Hörminderung. Eine Entwicklung zur Schwerhörigkeit ist nicht zu erwarten. Liegt die Geschwindigkeit der Schalldruckwelle jedoch in einem höheren Bereich (> 2 m/Sek.), ist die Verletzung häufig mit einer Zerreißung des Trommelfells und einer Verletzung der Gehörknöchelchen verbunden und wird als Explosionstrauma bezeichnet, bei der die Entwicklung einer Hörstörung möglich ist.

5. Planen Sie Ihr Vorgehen.

Frau Löffler klagt über eine plötzlich eingesetzte Taubheit auf dem rechten Ohr. Ihr Primary Assessment ergibt keine Lebensbedrohung. Es bestehen keine weiteren Symptome. Die Patientin nimmt Torasemid gegen Wassereinlagerungen in den Beinen ein. Es bestehen keine Allergien.

Offenbar leidet die Patientin an einem Hörsturz. Ein Transport in eine Klinik mit HNO-Abteilung sollte angestrebt werden. Neben einer Monitorüberwachung und einer eingehenden körperlichen Untersuchung zum Ausschluss anderer Ursachen, kann Sauerstoff verabreicht werden. Die Anlage eines Venenzugangs kann ebenfalls erfolgen. Unbedingt ist auf eine etwaige Schwindelsymptomatik zu achten, die ein erhöhtes Sturzrisiko nach sich ziehen kann.

6. Richtig oder falsch?

	Richtig	Falsch
1. In der Regel liegt der Ursprung einer einseitigen Epistaxis im Locus Kiesselbachi.	✓	
2. Hypertonie ist nur selten als Ursache von Nasenbluten zu nennen. Traumatische Blutungen überwiegen hier.		✗
3. Bei Nasenbluten sollte der Kopf des Patienten nach hinten gelegt werden. Zudem kann ein Eisbeutel im Nacken die Blutung vermindern.		✗
4. Eine in Adrenalin (1:10.000) getränkte Wattetamponade darf nicht bei Vorliegen kardiovaskulärer Erkrankungen eingelegt werden.	✓	
5. Kommt die Blutung aus den hinteren Nasenabschnitten, kann eine Tamponade mit einem Blasenkatheter versucht werden.	✓	
6. Eine Kompression der Nasenflügel sollte dringend vermieden werden, um die verlorene Blutmenge dokumentieren zu können.		✗

2. Hypertonien sind die **häufigste Ursache.**
3. Bei Nasenbluten sollte der Kopf des Patienten **nach vorne** gelegt werden. Es ist nicht restlos geklärt, ob eine Eiskompresse im Nacken Abhilfe schafft.
6. Eine Kompression der Nasenflügel ist eine gute Möglichkeit, **Blutungen im vorderen Nasenbereich** zu stillen.

7. Erläutern Sie den Begriff „Nottracheotomie".

Eine Nottracheotomie ist ein Verfahren zur Etablierung eines chirurgisch angelegten Atemwegs bei Vorliegen einer schweren Schädigung der darüber liegenden Strukturen (z. B. Kehlkopf) mit Atemwegsverlegung. Sie ist deutlich komplikationsreicher als die Koniotomie und sollte nur in allergrößter Not von einem sehr erfahrenen Notfallmediziner angewendet werden. Sie wird unterhalb des Kehlkopfes durchgeführt.

8. Um welche Struktur könnte es sich hierbei handeln? Und welche Störung liegt vor?

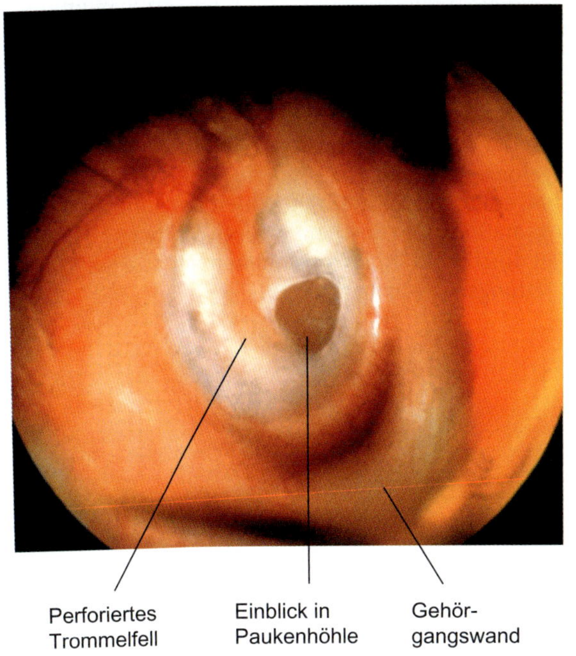

© Reihe Klinik- und Praxisleitfaden, Elsevier/Urban & Fischer

Es handelt sich hierbei um den äußeren Gehörgang. Eine Perforation des Trommelfells ist deutlich zu erkennen.

9. Nennen Sie die klassische Symptomtrias des „Morbus Menière".

1. Schwindel
2. Hörverlust
3. Tinnitus

39

Psychiatrische Notfälle

1. Nennen Sie 4 mögliche Differenzialdiagnosen des Angstsyndroms.

1. Akutes Abdomen	3. Lungenembolie
2. ACS	4. Intoxikation

2. Unterscheiden Sie „Konzentrations-" und „Wahrnehmungsstörungen".

Konzentrationsstörungen stellen eine Beeinträchtigung der Fähigkeit da, sich auf Eindrücke und Denkprozesse zu konzentrieren. Wahrnehmungsstörungen werden als fehlerhafte Verarbeitung von Sinnesreizen, bis hin zum halluzinatorischem Erleben nicht-realer Sinneseindrücke, verstanden. Natürlich kann aber die Fähigkeit zur Wahrnehmung durch eine Konzentrationsstörung herabgesetzt sein.

3. Ergänzen Sie den Text.

Erregungssyndrom – Kräfte – Ursachen – Symptomatik – Patienten – Rücken – Patientenuntersuchung – aggressives – Eigengefährdung

Patienten mit psychomotorischem Erregungssyndrom zeichnen sich durch enorm extrovertiertes, teils aggressives Verhalten aus. Viele Ursachen sind hierfür denkbar. So können zum Beispiel Lebenskrisen, Drogenkonsum oder Angstreaktionen zur Entwicklung der Symptomatik beitragen. Das größte Risiko dieses Zustandes sind Fremd- oder Eigengefährdung. Schon früh sollte über die Hinzuziehung weiterer Kräfte nachgedacht werden. Grundsätzlich gilt, dass einem aggressiven Patienten niemals der Rücken zugewandt wird. Auch verbleibt kein Helfer alleine beim Patienten. Oft muss in diesen Situationen vom Standardverhalten abgewichen werden. So ist zum Beispiel die Patientenuntersuchung oft initial nicht möglich.

4. Planen Sie Ihr Vorgehen.

Herr Abraham hat sich eine Kopfplatzwunde zugezogen und ist von Ihnen entsprechend versorgt worden. Er leidet unter einer anterograden Amnesie. Im RTW beginnt er plötzlich laut zu schreien und sich die Monitorkabel abzureißen.

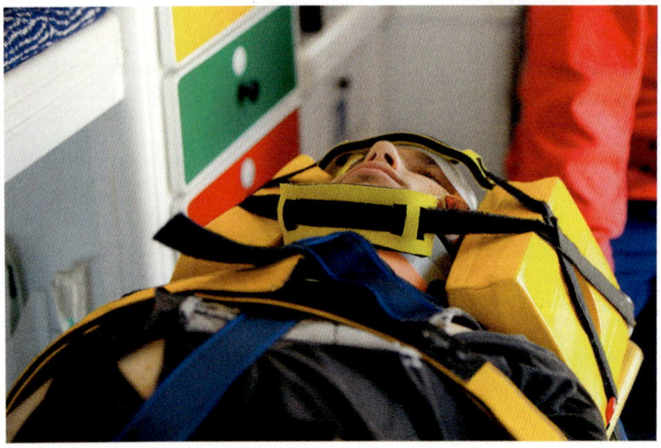

© Adobe Stock / Raalves

Es handelt sich hierbei um eine ungemein schwierige Situation. Der Kontakt zu Herrn Abraham muss sofort gesucht werden. Das Rettungsteam sollte versuchen, ihm seine Situation zu erklären und beruhigend auf ihn einzuwirken. Berührungen, z. B. an der Schulter, sind nur zulässig, sofern diese akzeptiert werden. Hier muss mit viel Sensibilität vorgegangen werden. Weitere Kräfte sollten nachgefordert werden. Eine Sedierung kann angedacht werden, sollte aber letztes Mittel bleiben. Ähnliches gilt für Zwangsmaßnahmen durch die Polizei. Sollte es zu direkter Gewalt durch Herrn Abraham kommen, muss erwägt werden, den Rettungswagen zu verlassen.

5. Ein Patient weist Zittern, Tachykardie, Hyperthermie und Desorientierung auf. Was ist die wahrscheinlichste Diagnose?

✓ Delirantes Syndrom

6. Richtig oder falsch?

	Richtig	Falsch
1. Als hirnorganisches Psychosyndrom werden psychopathologische Syndrome bezeichnet, die aufgrund einer krankhaften Veränderung des Gehirns auftreten.	✓	
2. Demenzen zählen zu den sich akut manifestierenden organischen Psychosyndromen.		✗
3. Typisch für Demenzen sind die Symptomkomplexe kognitive Störungen, neuropsychologische Störungen und Persönlichkeitsveränderungen.	✓	
4. Die am häufigsten vorkommende Demenzform ist die Alzheimer-Demenz. Daneben existieren noch andere Formen.	✓	

2. Demenzen zählen zu den **chronisch-organischen** Psychosyndromen.

7. Erläutern Sie möglichen Folgen einer Depression.

Die möglichen Folgen von Depressionen sind vielfältig und von verschiedenen Faktoren abhängig. So spielen zum Beispiel die Schwere der Erkrankung, die Effektivität der eingeleiteten Therapie, die Stabilität der sozialen Bindungen oder das etwaige Vorhandensein anderer chronischer Leiden eine große Rolle. Die wohl gefürchtetsten Folgen einer Depression sind Suizidhandlungen sowie die soziale Vereinsamung. Während die Suizidalität im Rahmen einer Depression oftmals „von innen" kommt und „von außen" getriggert werden kann, ist die Vereinsamung zumeist eine Reaktion des Umfeldes auf die psychischen Veränderungen der erkrankten Person. Demensprechend können beide möglichen Folgen zeitgleich auftreten und sich sogar gegenseitig verstärken.

8. Erläutern Sie Ihr Vorgehen bei einem akut suizidalen Patienten in Bezug auf dessen psychische Betreuung.

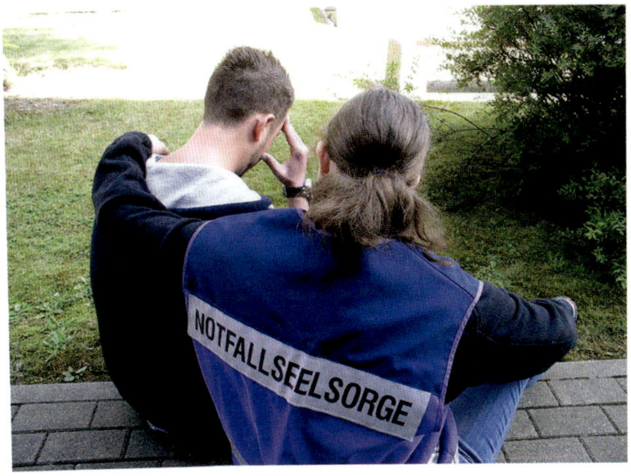

© H. Karutz, Mülheim

Im Kontakt mit akut suizidalen Patienten ist authentisches Auftreten von großer Wichtigkeit. Dennoch sollten Verhaltensweisen wie Ungeduld, vorschnelle Ratschläge, Verurteilungen oder Belehrungen vermieden werden. Der Patient muss das Gefühl bekommen, dass echtes Interesse an seiner Lebenslage besteht. Zudem sollte versucht werden, jede eigene Handlung zu erklären, um keine Verunsicherung zu provozieren.

Es gilt stets, das eigene Handeln transparent zu machen, damit der Patient sich als „Herren der Lage" betrachtet und nicht impulsiv reagiert.

Zur Unterstützung bei der Gesprächsführung sollte ein Kriseninterventionsteam (KIT) angefordert werden.

Unter Umständen ist auch eine medikamentöse Entlastung durch Benzodiazepine oder Neuroleptika (Haldol®) notwendig/hilfreich.

Toxikologische Notfälle

1. Nennen Sie 6 Symptome des sympathomimetischen Toxidroms.

1. Tachykardie	4. Unruhe
2. Dyspnoe	5. Hypertonie
3. Schwitzen	6. Tremor

2. Ergänzen Sie die Tabelle.

Medikamente der „Bremer Liste"

Medikament	Indikation	Dosierung
Atropinsulfat 100 mg	Vergiftung mit Acetylcholinesterasehemmern	In 5 mg Schritten nach Wirkung titrieren
4-Dimethylaminophenol	Vergiftung mit Blausäure	3 mg/kgKG
Naloxon	Vergiftung mit Opioiden	Erwachsene: 0,4–2 mg langsam i.v.
Toloniumchlorid	Vergiftung mit MetHb-Bildnern	2–4 mg/kg KG
Aktivkohle	Ausgewählte orale Intoxikationen	1 g/kgKG

3. Planen Sie Ihr Vorgehen

Sie finden nachfolgend abgebildete Person in ihrer Wohnung vor. Es liegen sichere Todeszeichen vor.

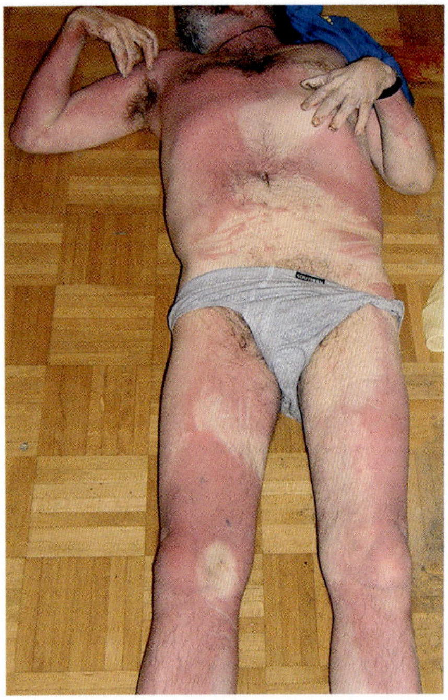

© J. Luxem, Aschaffenburg

Die rote Färbung der Haut weist auf eine mögliche Kohlenmonoxidintoxikation hin. Die Wohnung sollte umgehend verlassen werden. Das Hinzuziehen der Feuerwehr ist obligat. Zudem sollte versucht werden, zusätzliche Informationen zu gewinnen. So sind die Heiztechnik des Gebäudes und das mögliche Vorhandensein anderer Personen von großer Bedeutung.
Nicht immer ist die Haut von mit Kohlenmonoxid vergifteten Patienten so eindrücklich gefärbt. Dementsprechend sollten sich Rettungskräfte bei allen unklaren Bewusstseinsstörungen bereits auf der Anfahrt ins Gedächtnis rufen, dass Vergiftungen eine Rolle spielen könnten. Dies ermöglicht im Fall der Fälle eine schnellere Diagnose und einen besseren Eigenschutz.
Zudem sollten CO-Warngeräte genutzt und die Umgebung gezielt nach bestimmten Hinweisen (z. B. Brandgeruch, Feuerstellen oder Einweggrills in Innenräumen) abgesucht werden.

4. Vergleichen Sie Benzodiazepin- und Opioidvergiftungen.

Beide Formen der Vergiftung haben zunächst sehr viel gemeinsam. Die Patienten sind schläfrig, frei von Angst- und Stressanzeichen und im Falle einer Bewusstlosigkeit nur schwer erweckbar. Ein entscheidender Unterschied, der auch Auswirkungen auf die Prognose der jeweiligen Vergiftung hat, ist die Konsequenz aus dem eigentlichen Wirkmechanismus. Benzodiazepine haben eine ausgeprägte Wirkung auf den Muskeltonus. Somit sind Atemwegsverlegungen durch ein Erschlaffen der Schlundmuskulatur möglich. Opioide hingegen wirken sich stark auf den Atemantrieb aus. Die Hypoxie kommt in diesem Falle also durch eine Bradypnoe zu Stande.

Lösungen

5. Nennen Sie die 4 Phasen der Alkoholintoxikation.

1. Phase: Exzitation
2. Phase: Hypnose
3. Phase: Narkose
4. Phase: Asphyxie

6. Berechnen Sie den ungefähren Blutalkoholspiegel.

Ein männlicher Patient (80 Kg) hat 4 Flaschen Rotwein zu je 0,7 l über einen Zeitraum von 4 Stunden getrunken. Der Wein enthält 15 % Alkohol. Vernachlässigen Sie das Resorptionsdefizit.

1. 4 x 700 ml = 2800 ml (Gesamtvolumen des Weines)
2. 2800 ml x (15 %/100) x 0,8 = 336 g (Berechnung des Alkohols in Gramm)
3. 336/(80 x 0,7) = 6 Promille (Berechnung des Blutalkoholspiegels)
4. 6–0,4 = 5,6 Promille (Alkoholspiegel bei einem angenommenen Alkoholabbau von 0,1 Promille/Stunde)

7. Gesucht werden 7 verschiedene Substanzen.

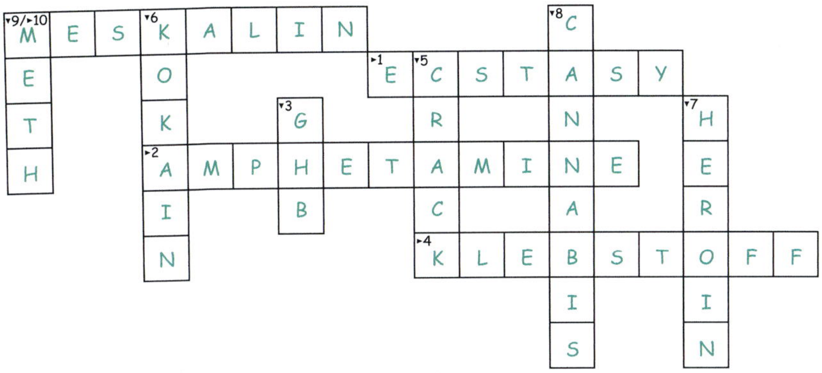

1. Tabletten mit dem Wirkstoff MDMA
2. Amine mit aufputschender Wirkung
3. Häufiger Wirkstoff von K.O.-Tropfen
4. Haushaltschemikalie, die für einen Rausch eingeatmet werden kann („Schnüffeldroge")
5. Freie Base des Kokains
6. Kann als Lokalanästhetikum genutzt werden
7. Macht eine Miosis
8. Droge, die in vielen Staaten zunehmend legalisiert bzw. entkriminalisiert wird
9. Wirkstoff der „Panzerschokolade" im Dritten Reich (Kurzform)
10. Halluzinogene Droge aus dem Peyote-Kaktus

8. Planen Sie Ihr Vorgehen.

Sie werden als RTW zu einem Einsatz mit dem Stichwort „Kreislaufschwäche" in eine Biogasanlage gerufen. Vor Ort erfahren Sie, dass die Erkrankung vermutlich mit einem Schaden an der Anlage zu tun hat.

Sie sollen die Anlage zunächst auf keinen Fall betreten und umgehend die Feuerwehr nachfordern. Da die Mitarbeiter der Biogasanlagen im Regelfall sehr gut geschult sind, wird dies vermutlich bereits erfolgt sein. Dennoch sollten Sie sich bei Ihrer Leitstelle informieren und gezielt auch erwähnen, dass es sich um einen Gefahrguteinsatz handeln könnte. Bis die Einsatzkräfte der Feuerwehr die betroffenen Anlagenabschnitte frei gegeben haben, sollten Sie diese keinesfalls betreten. Besprechen Sie Ihr weiteres Vorgehen mit den Mitarbeitern vor Ort. Diese werden Ihnen Auskunft darüber geben können, welche Anlagenteile gefahrlos genutzt werden können. Auch kann dabei in Ruhe besprochen werden, wo der aktuelle Aufenthaltsort des Patienten ist und wie dieser Ihnen am besten zugeführt werden kann.

41

Infektionsnotfälle

1. Nennen Sie die 4 Arten von Mikroorganismen.

1. Bakterien	3. Pilze
2. Viren	4. Parasiten

2. Ergänzen Sie die Tabelle.

qSOFA

Bedingung / Klinischer Marker	Befund
Grundbedingung	Hinweis auf eine Infektion oder Infektionsnachweis
Bewusstsein	Verändert (GCS < 15)
Atemfrequenz	≥ 22/Min.
Systolischer Blutdruck	≤ 100 mmHg

3. Unterscheiden Sie „Sepsis“ und „septischer Schock“.

Sepsis ist definiert als lebensbedrohliche Organdysfunktion, die durch eine fehlregulierte Wirtsantwort auf eine Infektion hervorgerufen wird. Es kommt also zu einer Vermischung von Erregerwirkung und Reaktion des Körpers, der somit eine Schädigung an sich selbst verursacht.
Der septische Schock ist definiert als eine Sepsis, deren kardiovaskuläre und metabolische Auswirkungen die Mortalität signifikant erhöhen. Klinisch erkennt man den septischen Schock an einer persistierenden Hypotonie, die einer Katecholamintherapie bedarf, um einen arteriellen Mitteldruck von ≥ 65 mmHg zu erzielen und zudem trotz Infusionstherapie ein Serumlaktat von > 2 mmol/l aufweist.

4. Um welches Syndrom könnte es sich hierbei handeln?

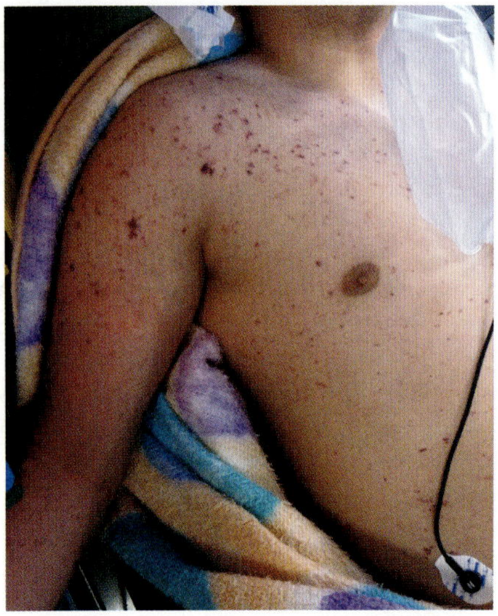

© J. Luxem, Aschaffenburg

Es handelt sich hierbei um das Waterhouse-Friderichsen-Syndrom, eine Komplikation einer fulminanten Sepsis. Es wird besonders mit der Meningokokkensepsis assoziiert. Das Waterhouse-Friderichsen-Syndrom hat eine ungünstige Prognose und bedarf einer sofortigen Therapie.
Die Einblutungen auf der Haut sprechen für eine sogenannte Verbrauchskoagulopathie. Dabei kommt es zunächst zur Aktivierung von Gerinnungsfaktoren und zur Hemmung von gerinnungshemmenden Stoffen ("Hemmung der Hemmung" = Förderung). Dies führt zu zahlreichen Blutgerinnseln im Körper. Tückisch ist zudem, dass die Gerinnungsfaktoren nicht in unendlicher Zahl vorliegen und somit "verbraucht" werden. Dementsprechend entsteht im Verlauf ein erhöhtes **Blutungsrisiko**.

Der klinische Fachterminus für diesen Zustand lautet: Disseminierte intravasale Gerinnung (DIC, Disseminated Intravascular Coagulation).

Lösungen

5. Nennen Sie die 4 Symptome des Marburg-Fiebers.

1. Fieber	3. Oberbauchschmerzen
2. Kopf- und Gliederschmerzen	4. Hämorrhagien

6. Korrigieren Sie die Fehler im Text.

Nosokomiale Infektionen sind im Infektionsschutzgesetz als Infektionen definiert, die mit lokalen oder systemischen Anzeichen einer Infektion einhergehen und zeitlich in einem Zusammenhang mit ambulant oder stationär durchgeführten medizinischen Maßnahmen stehen. Dies bedeutet nicht, dass medizinischen Maßnahmen in der Klinik Ursache für nosokomiale Infektionen sind. Vielmehr gehen sie auf besondere Keimspezies zurück, die über ein besonderes Resistenzspektrum gegen Antibiotika verfügen. Harnwegsinfektionen stellen mit hohem Anteil die häufigsten nosokomialen Infektionen dar, gefolgt von Infektionen der unteren Atemwege und Wundinfektionen nach Operationen. Die meisten nosokomialen Infektionen werden durch Bakterien hervorgerufen.

7. Erläutern Sie die möglichen Mechanismen einer Resistenzübertragung.

Es bestehen drei grundsätzliche Mechanismen der Resistenzübertragung. Bei der Transformation werden Gene mit den jeweiligen Resistenzinformationen aus der Umgebung durch die Bakterien aufgenommen und in die Bakterien-DNA eingebaut. Bei der Konjugation erfolgt eine DNA-Übertragung von einem resistenten auf ein nicht-resistentes Bakterium. Bei der Transduktion erfolgt die Weitergabe durch Viren.

8. Ergänzen Sie die Tabelle.

Hepatitisviren

Virus	Übertragungsweg
Hepatitis-A-Virus	• Fäkal-oral • In seltenen Fällen parenteral
Hepatitis-B-Virus	• Parenteral • Sexueller Kontakt • Während der Geburt
Hepatitis-C-Virus	• Parenteral • Sexueller Kontakt • Während der Geburt

Als Merksatz gilt, dass nur Hepatitis A und E fäkal-oral übertragen werden.

9. Planen Sie Ihr Vorgehen.

Ein Kollege hat sich an einer kontaminierten Nadel gestochen. Es ist nicht bekannt, aber sehr wahrscheinlich, dass der behandelte Patient eine HIV- oder Hepatitis-C-Erkrankung hat.

Der Stichkanal sollte sofort unter fließendem Wasser ausgespült werden. Eine Blutung darf, wegen ihrer ebenfalls spülenden Wirkung, nicht unterbunden werden. Auch muss eine Desinfektion der Einstichstelle erfolgen. Der Patient darf unter diesen Maßnahmen selbstverständlich nicht vergessen werden. Seine Behandlung erfolgt je nach Gesundheitszustand. Der Einsatz sollte schnellstmöglich beendet werden. Im Zielkrankenhaus kann unter Umständen direkt eine Testung des Patienten auf infektiöse Erkrankungen erfolgen. Zudem sollte umgehend ein D-Arzt aufgesucht werden, um sich bezüglich einer Postexpositionsprophylaxe beraten zu lassen. Das Fahrzeug ist für diesen Zeitraum außer Dienst zu nehmen. Vielerorts existieren SOPs für solche Vorfälle. Eine Nadelstichverletzung ist als Arbeitsunfall in das Verbandbuch einzutragen.

Thermische Notfälle

1. Nennen Sie 4 mögliche Wege der Wärmeabgabe.

1. Konduktion (Wärmeleitung durch direkten Kontakt)	3. Radiation (Wärmestrahlung)
2. Konvektion (Wärmeleitung durch Drittmedium)	4. Evaporation (Verdunstung)

2. Richtig oder falsch?

Hypothermie

	Richtig	Falsch
1. Ein Absinken der Körperkerntemperatur hat allgemein eine zunehmende Verlangsamung des Stoffwechsels zur Folge, was die Ischämietoleranz der Organe um ein Vielfaches vermindert.		✗
2. Die auftretenden Symptome bei milder Hypothermie sind durch eine sympathoadrenerge Reaktion gekennzeichnet.	✓	
3. Eine Hypoglykämie kann als Folge des gesteigerten Glukoseverbrauchs in der milden Hypothermie begleitend auftreten.	✓	
4. Typische EKG-Veränderungen als Ausdruck von atrialen und ventrikulären Herzrhythmusstörungen können in Form von verlängerten ST-Senkungen auftreten.		✗
5. Schon geringe Umlagerungsmanöver in tiefer Hypothermie können schwerste Herzrhythmusstörungen hervorrufen.	✓	
6. Lokale Erfrierungen müssen wie Wunden behandelt und somit trocken, steril und warm eingepackt werden. Auch sollte der Verband eine ausreichende Kompression für den Wärmeerhalt aufweisen.		✗

1. Ein Absinken der Körperkerntemperatur hat allgemein eine zunehmende Verlangsamung des Stoffwechsels zur Folge, was die Ischämietoleranz der Organe um ein Vielfaches **erhöht.**
4. Typische EKG-Veränderungen als Ausdruck von atrialen und ventrikulären Herzrhythmusstörungen können in Form von **verlängerten PQ- und QT-Zeiten** auftreten.
6. Lokale Erfrierungen müssen wie Wunden behandelt und somit trocken, steril und warm eingepackt werden. Der Verband sollte **locker angelegt** werden, um weitere Schäden, wie etwa Durchblutungsstörungen, zu vermeiden.

3. Ein Patient weist Frostbeulen ohne Nekrosen auf. Welcher Erfrierungsgrad kann hier zugeordnet werden?

✓ 2. Grad

4. Planen Sie Ihr Vorgehen.

Sie werden im Winter in den Stadtpark gerufen. Ein Spaziergänger hat in einem Busch einen unbekannten Mann mittleren Alters im komatösen Zustand gefunden. Er weist eine Körperkerntemperatur von 27 °C und Erfrierungen an den Fingern auf.

Sie sollten den Patienten schnellstmöglich mit nur minimaler Bewegung in den RTW verbringen. Dieser sollte vorgewärmt sein. Im Idealfall wird der Patient so transferiert, wie er aufgefunden wurde, um einen Afterdrop zu vermeiden. Zudem sollte der Patient in eine enganliegende Rettungsdecke eingewickelt werden, nachdem seine nasse Kleidung entfernt worden ist. Die Sauerstoffgabe, die Etablierung eines venösen Zugangs und einer Monitorüberwachung ist obligat. Die Erfrierungen sind im Gesamtkontext zu vernachlässigen, sollten aber steril abgedeckt werden. Der Transport muss in eine Klinik mit der Möglichkeit einer aktiven Wiedererwärmung (z. B. durch eine ECMO) erfolgen.

5. Nennen Sie 4 Symptome eines Sonnenstichs.

1. Kopfschmerz	3. Übelkeit und Erbrechen
2. Nackensteifigkeit	4. Schwindel

6. Ergänzen Sie die Tabelle.

Hitzeerkrankungen	Hitzekrämpfe	Hitzeerschöpfung	Hitzschlag
Atmung	normal	schnell, flach	Dyspnoe (schnell, langsam)
Kreislauf	normal	Tachykardie Hypotonie	Tachykardie (HRST) Hypotonie
Bewusstsein	nicht beeinträchtigt	leicht beeinträchtigt	stark eingeschränkt
Körpertemperatur	normal	erhöht, Haut feucht	stark erhöht, Haut trocken
Weitere Befunde	Muskelkrämpfe	z. B. Schwindel	z. B. Verwirrtheit

7. Welcher Verbrennungsgrad wird hier dargestellt? Begründen Sie Ihre Entscheidung

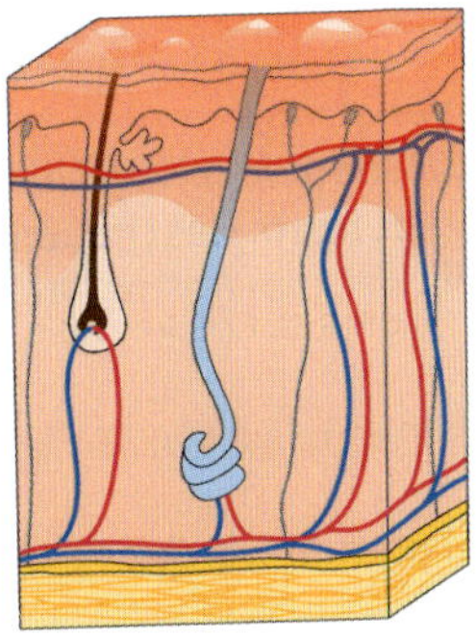

Verbrennung 2. Grades:
Epidermis, teilweise Dermis betroffen
- Blasenbildung
- Schmerzhaft
- Glänzend-feuchtes Wundbett

© S. Dangl, München

Dargestellt ist hier eine Verbrennung 2. Grades. Zu erkennen sind Rötung und Blasenbildung. Die Epidermis ist voll betroffen, die Dermis anteilig.
Verbrennungen zweiten Grades können noch weiter in oberflächliche (IIa) und tiefe (IIb) dermale Verbrennungen unterteilt werden. Bei Verbrennung vom Typ IIb ist der Blasengrund deutlich weißer, was auf eine Schädigung des Kapillarbetts hinweist. Sie sind entsprechend schwerwiegender und heilen unter Narbenbildung ab.

8. Planen Sie Ihr Vorgehen.

Sie werden zu einer jungen Frau gerufen, die sich versehentlich heißes Fett aus einer Pfanne über den Unterarm gegossen hat. Die Patientin empfängt Sie an der Tür. Ihnen fällt auf, dass die Verbrühung etwa 15 x 10 cm groß ist und sich prall gefüllte Brandblasen gebildet haben.

Untersuchen Sie die Patientin nach dem ABCDE-Schema und schließen Sie lebensbedrohliche Störungen aus. Danach können Sie sich der Wunde widmen. Bei dieser scheint es sich um eine Verbrühung zweiten Grades zu handeln, die etwa 1 – 2 % der Körperoberfläche betrifft. Ob es sich um eine Verbrennung vom Typ IIa oder vom Typ IIb handelt, ist anhand der gelieferten Informationen nicht gut abzuschätzen. Die Patientin erfüllt allerdings auch ohne diese Information nicht die Kriterien für die Belegung eines Verbrennungsbetts. Decken Sie die Verbrennung steril und locker ab. Fragen Sie gezielt nach Schmerzen und überlegen Sie gemeinsam mit der Patientin, ob vorhandene Schmerzen eine Medikamentenapplikation rechtfertigen. Das Zielkrankenhaus sollte in jedem Falle über eine Unfallchirurgie verfügen.

Tauch- und Ertrinkungsunfälle

1. Nennen Sie das Leitsymptom eines Tiefenrausches.

Herabsetzung des logischen Denkens und des Urteilsvermögens

2. Beschreiben Sie, welche körperlichen Veränderungen bei den jeweiligen Tauchphasen auftreten.

Tauchphysiologie

Tauchphase	Auswirkungen auf den Organismus
Kompression	Es wirken zunehmende Kräfte auf die luftgefüllten Höhlen im Körper. Dies kann mit Ohren- und Nebenhöhlenschmerzen einhergehen. Gase im Organismus werden komprimiert.
Isopression	Die anhaltende Komprimierung der Gase im Organismus führt zu einer Aufsättigung des Gewebes mit Stickstoff.
Dekompression	Die auf den Organismus wirkenden Kräfte nehmen ab. Dies führt zu einer Entlastung der luftgefüllten Höhlen des Körpers. Ist eine Entlastung nicht möglich, entstehen Schmerzen. Die Gase im Organismus dehnen sich wieder aus.

3. Erläutern Sie den Zusammenhang zwischen Tauchsport und dem Auftreten von Barotraumen.

Ein Barotrauma stellt eine durch Druckschwankungen bzw. plötzliche Druckveränderungen ausgelöste Verletzung von Körpergeweben dar. Beim Abtauchen erhöht sich der Wasserdruck auf den Organismus zusehends. Insbesondere luftgefüllte Körperbereiche, wie etwa die Nebenhöhlen oder die Brusthöhle, reagieren empfindlich auf Druckveränderungen. Geschehen diese zu schnell, können die in ihnen enthaltenen Strukturen Schaden nehmen. Dabei kann es zum Beispiel zum Auftreten von Trommelfellrupturen oder zur Ausbildung eines Pneumothorax kommen.

4. Erläutern Sie, welche Besonderheiten in diesem Fall zu bedenken sind.

Ihr Team berät, ob der von Ihnen behandelte Patient nach einem Tauchunfall in eine Druckkammer transportiert werden sollte. Er ist intubiert und beatmet, weist kein Barotrauma auf und ist nicht-katecholaminpflichtig.

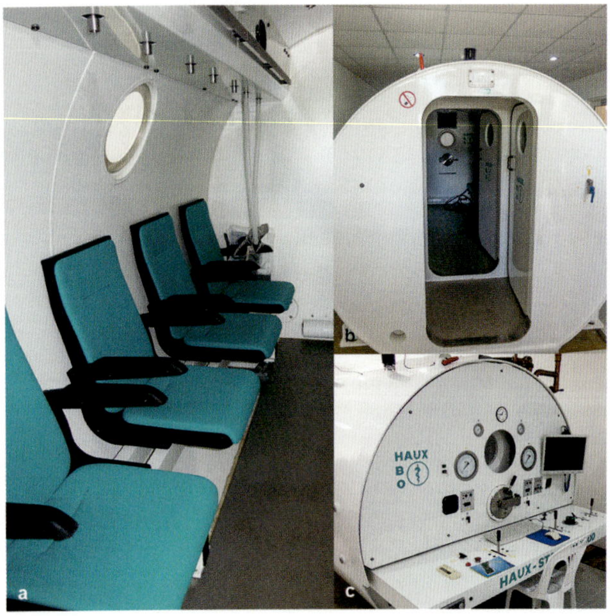

© S. Dreesen, Essen

Die im Text verfügbaren Informationen reichen nicht aus, um diese Entscheidung zu treffen.
In Deutschland existieren nur wenige Druckkammern mit einer 24-Stunden-Bereitschaft und der Möglichkeit zur Versorgung von Intensivpatienten. Dementsprechend muss mit einem sehr langen Transportweg gerechnet werden. Der Transport kann zwar per Helikopter durchgeführt werden, dieser darf allerdings nur in sehr geringer Flughöhe fliegen.
Ob eine Druckkammerbehandlung indiziert ist, sollte am besten vorab mit einem Taucherarzt besprochen werden. Hierfür wurden eigens Hotlines eingerichtet.
Bei der Beurteilung kommt es auf den klinischen Zustand des Patienten und seine gemessenen Vitalparameter an.
Es müssen Symptome einer DCI vorgelegen haben und eine unzureichende Dekompression erfolgt sein. Näheres regelt, die S2k-Leitlinie „Tauchunfall“ der Gesellschaft für Tauch- und Überdruckmedizin (GTÜM e.V.).

5. Nennen Sie 5 Phasen des Ertrinkens.

1. Phase: Luftschnappen vor dem Untertauchen
2. Phase: Atemanhalten nach dem Untertauchen
3. Phase: extremer Atemanreiz durch CO2-Anstieg mit Einatmen und Aspiration
4. Phase: Laryngospasmus und ggf. hypoxische Krämpfe
5. Phase: Schnappatmung

6. Erläutern Sie, in welchen Fällen eine Wirbelsäulenimmobilisation im Wasser angedacht sein könnte.

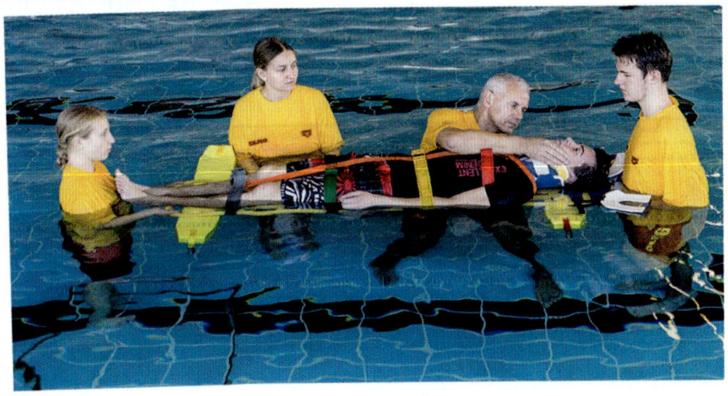

© S. Walther, Sport-Px, Reutlingen

Insbesondere der Kopfsprung ins flache Wasser weist ein großes Potential für eine Wirbelsäulenverletzung auf. Häufig ist der Unfallmechanismus allerdings unbekannt. Sollten es die Umstände und der Patientenzustand zulassen, kann eine Immobilisierung entsprechend der NEXUS-Kriterien durchgeführt werden. Allerdings gibt es hier auch wichtige Gegenstimmen. Wie auch in allen anderen Bereichen der Notfallmedizin werden steife Halskragen in der Wasserrettung zunehmend in Frage gestellt. Besonders im Wasser kann eine steife Halskrause deutlich mehr Schaden als Nutzen bringen. Allerdings ist eine Wirbelsäulenimmobilisation niemals vollständig, ohne dass die HWS ebenfalls immobilisiert wurde. Solange keine Hinweise für einen Sprung in flaches Wasser oder Zeichen einer schweren (Wassersport-)Verletzung vorliegen, sind Vorsichtsmaßnahmen zur Wirbelsäulenimmobilisation vernachlässigbar.

7. Erläutern Sie die Besonderheiten der Reanimation beim Ertrinkungsunfall.

Die ERC-Leitlinien sehen einige Besonderheiten bei der Wiederbelebung von Ertrinkungsopfern vor. So wird zum Beispiel darauf verwiesen, dass keine Compression-Only-CPR durchgeführt werden sollte, da der Patient in jedem Fall eine Hypoxie aufweisen wird. Zudem muss bei den Thoraxkompressionen darauf geachtet werden, dass der Magen nicht allzu stark mitkomprimiert wird, um einer Aspiration vorzubeugen.
Besonders wichtig ist zudem:

- Beginn mit 5 Initialbeatmungen vor Thoraxkompressionen
- Abgesaugt werden dürfen lediglich die oberen Atemwege, so lange kein Endotrachealetubus etabliert wurde.
- Endotrachealtubus den supraglottischen Atemwegshilfen vorziehen.
- Frühzeitige Anlage einer Magensonde.
- Patient ggf. auf die Seite drehen und absaugen.
- PEEP 5–10 mbar, ggf. Steigerung bis 20 mbar.
- Reanimation solange fortsetzen, bis sichere Todeszeichen vorliegen, ggf. Transport unter Reanimation einleiten.
- Immer an die Möglichkeit der Hypothermie denken (Bergungstod/Afterdrop)
- Ggf. Maßnahmen auf hypothermen Zustand ausrichten (Defibrillation, Medikamentengabe)

Lösungen

1. Welche Strahlen weisen die höchste Eindringtiefe auf?

✓ γ-Strahlen

2. Richtig oder falsch?

	Richtig	Falsch
1. Das Vorhandensein von Strahlung wird durch Hitze bewusst wahrgenommen.		✗
2. Das Grundprinzip von Strahlenschäden ist, dass Veränderungen auf atomarer Ebene vor sich gehen, die die Struktur der darüber liegenden Ebenen beeinflussen.	✓	
3. Strahlenverbrennungen treten teils mit erheblicher zeitlicher Verzögerung auf.	✓	
4. Strahlenverbrennungen werden aber grundsätzlich wie Verbrennungen anderer Ursache behandelt. Beachtet werden sollte, dass zudem ein akutes Strahlensyndrom vorliegen könnte.	✓	

1. Strahlung kann durch Hitze oder andere Sinne **nicht wahrgenommen** werden.

3. Unterscheiden Sie die Begriffe.

Hämatologische Form des akuten Strahlensyndroms
Ab Strahlendosen von 1–6 Gy kommt es zur Zerstörung sämtlicher Knochenmarkzellen. Dementsprechend leiden die Patienten unter Blutbildungsstörungen mit konsekutiven Infektionen und Blutungen.

Gastrointestinale Form des akuten Strahlensyndroms
Zusätzlich kommt es ab 6–20 Gy zu einer Zerstörung der Darmschleimhäute, was zu massiver Diarrhö mit entsprechenden Defiziten im Wasser-Elektrolythaushalt führt. Die Patienten versterben nach 2–3 Wochen. Eine Heilung ist kaum möglich.

Zentralnervöse Form des akuten Strahlensyndroms
Über 20 Gy kommt es zu einer Zerstörung des Nervensystems. Desorientierung und Koma sind die Folge. Der Tod tritt innerhalb kürzester Zeit ein.

4. Nennen Sie die wesentlichen Therapiegrundsätze im Rahmen eines Strahlenunfalls.

Bei allen Maßnahmen muss immer der Eigenschutz beachtet werden!
- Unterbrechung der Strahlungsursache / Entfernen der verstrahlten Kleidung
- Ermittlung der möglichen Strahlenbelastung
- i.v.-Zugang und Schmerzstillung
- Sauerstoffgabe
- Linderung der Symptome
- Verbringung in ein Krankenhaus mit entsprechender Aufnahmekapazität

5. Erläutern Sie mögliche Maßnahmen, die zur Verminderung von Strahlenbelastungen getroffen werden können.
Die Begrenzung der Einwirkdauer ist die wichtigste Schutzmaßnahme. So zum Beispiel kann im Rahmen von Röntgenuntersuchungen der Raum verlassen werden, wenn man nicht benötigt wird. Dies gilt natürlich gleichermaßen für Untersuchung mittels CT, Durchleuchtungsgeräten oder anderen strahlen- bzw. nuklearmedizinischen Anwendungen. Außerdem sollten gut abschirmende Materialien, wie etwa Blei, als Schutz eingesetzt werden. Gerade Schilddrüse und Fortpflanzungsorgane sollten besonders abgeschirmt werden. Schwangere sollten generell keinen Strahlenkontakt haben. Auch Kellerräume oder Schutzbunker bieten sich im Falle einer flächendeckenden Strahlenkontamination an.

6. Richtig oder falsch?

	Richtig	Falsch
1. Milzbrand gehört zu den chemischen Kampfstoffen und ist somit international geächtet.		✗
2. Die Klasse der über die Haut aufgenommenen chemischen Giftstoffe (Kontaktgifte) ist besonders gefährlich, da die Effekte erst zeitlich verzögert auftreten.	✓	
3. Eine Dekontamination sollte stets nach der Notfallbehandlung eines Patienten erfolgen.		✗
4. Bei allen Massenanfällen von Erkrankten ist von einer Seuche oder einer Vergiftung auszugehen.	✓	

1. Milzbrand gehört zu den **biologischen** Kampfstoffen und ist somit international geächtet.
3. Eine Dekontamination sollte stets **vor** der Notfallbehandlung eines Patienten erfolgen. Erstmaßnahmen am kontaminierten Patienten müssen in entsprechender Schutzkleidung durchgeführt werden.

7. Nennen Sie mindestens 4 chemische Kampfstoffe.

1. Senfgas	3. VX
2. Tabun	4. Soman

8. Beschriften Sie die Abbildung.

Hinweis: Dargestellt ist die Wirkweise von Sarin.

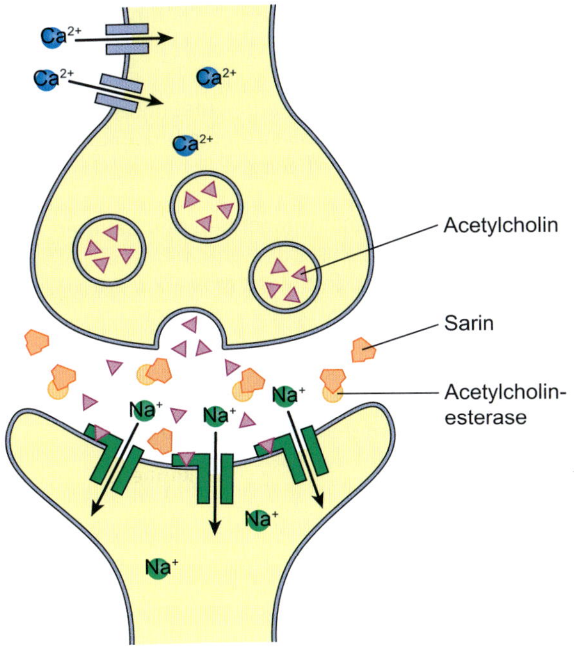

© S. Dangl, München

9. Erläutern Sie die Wirkweise von Sarin.

Sarin ist ein sogenannter Acetylcholinesterasehemmer. Das Acetylcholin übermittelt im synaptischen Spalt das Signal von der Präsynapse an die Postsynapse. Dies geschieht maßgeblich im parasympathischen Nervensystem. Die Wirkung des Acetylcholins hält so lange an, wie eine ausreichende Konzentration im synaptischen Spalt vorliegt. Regelhaft wird es daher durch die Acetylcholinesterase gespalten und so unwirksam gemacht. Ist nun die Acetylcholinesterase gehemmt, sind die Auswirkungen des Acetylcholins deutlich ausgeprägter. Da dies maßgeblich im parasympathischen Nervensystem und an den motorischen Endplatten) geschieht, entsprechen die Symptome denen einer maximalen Parasympathikusaktivierung mit zusätzlicher unkontrollierter Muskelaktivität. Es wird auch vom cholinergen Toxidrom gesprochen.

Sterben und Tod im Rettungsdienst

1. Nennen Sie die Sterbephasen nach Kübler-Ross.

1. Phase: Nicht-wahrhaben-Wollen und Isolierung
2. Phase: Zorn und Ärger
3. Phase: Verhandeln
4. Phase: Depression
5. Phase: Zustimmung

2. Erläutern Sie den Begriff „Trauerkultur“.

Trauerkultur bezieht sich auf den Umgang mit Sterbeprozessen innerhalb einer kulturellen Gruppe und ist somit ein wesentlicher und prägender Bestandteil einer Kulturgemeinschaft. Durch eine Vielzahl von Religionen und regionalen Bestattungsriten ist Trauerkultur nicht unbedingt auf Nationalgrenzen zu beziehen. Vielmehr ist sie Ausdruck der Bewältigungsstrategien im Umgang mit der Vergänglichkeit des Lebens einer bestimmten sozialen Gruppe.

3. Schildern Sie typische Vorstellungen von Kindern in Bezug auf den Tod.

Die individuellen Vorstellungen sind natürlich je nach Kind unterschiedlich. Dennoch hilft es, sich am Alter der Kinder zu orientieren, um eine ungefähre Vorstellung von ihrer Ausprägung zu gewinnen. Kleinkinder haben noch keine Vorstellung vom Tod, spüren aber die „trauernde Atmosphäre“ um sich herum und reagieren entsprechen darauf. Vorschulkinder wissen zwar um den Tod, können ihn aber in seiner Endgültigkeit noch nicht erfassen. Grundschulkinder können „belebt“ und „unbelebt“ unterscheiden und entwickeln oft ein sachlich-nüchternes Interesse am Sterbevorgang und am Umgang mit dem Leichnam. Jugendliche haben ähnlich „endgültige Vorstellungen“ vom Tod, wie Erwachsene sie haben. Bei allen Altersstufen und allen denkbaren Reaktionen gilt immer, dass der Tod, insbesondere von Elternteilen schwerste Auswirkungen auf das Seelenleben der Kinder haben kann. Kinder trauern unterschiedlich und brauchen den Schutz ihrer Umgebung, um den Trauerprozess bewältigen zu können.

4. Planen Sie Ihr Vorgehen.

Sie werden als RTW zu einem Notfall mit dem Stichwort „AZ-Verschlechterung“ gerufen. Frau Lahmann leidet unter einem nicht mehr kurativ behandelbaren Lungenkarzinom. Sie stellen schnell fest, dass sie unter massiver Atemnot leidet. Sie weigert sich dennoch, mit Ihnen ins Krankenhaus zu fahren und verweist auf ihre Patientenverfügung.

Die Schwierigkeit dieser Situation liegt darin, dass das Gebot, den Patientenwillen zu achten (Autonomie), den Geboten des Helfens und des Nichtschadens entgegensteht. Vor dem Hintergrund der infausten Prognose der Patientin ist es jedoch nur allzu verständlich, dass sie eigenständig über ihr weiteres Leben entscheiden möchte. Ein Notarzt muss hinzugezogen werden. Dies sollten die Einsatzkräfte der Patientin vermitteln und ihre Luftnot durch die Applikation von Sauerstoff lindern. Über die Etablierung eines Venenzugangs kann, im Einvernehmen mit der Patientin, nachgedacht werden. Die Patientenverfügung sollte bereitgelegt und anwesende Angehörige sollten in alle Vorgänge einbezogen werden. Nach Eintreffen des Notarztes kann dieser erwägen, ob die Patientin von einer Morphingabe oder einer ähnlich lindernden Therapie profitieren würde. Mit der Patientin und ihren Angehörigen sollte besprochen werden, dass es sich bei dieser Situation um den Beginn des Sterbeprozesses handeln könnte. Alle Aussagen in Bezug auf den Patientenwillen und die darauf getätigten Maßnahmen sind sorgfältig zu dokumentieren. Nur so ist es möglich, im Rahmen größtmöglicher Rechtssicherheit im Sinne der Patientin zu handeln. Daneben sollte versucht werden, Kontakt mit dem Hausarzt oder einem Palliativnotdienst aufzunehmen.

5. Nennen Sie 4 sichere Todeszeichen.

1. Totenstarre	3. Leichenfäulnis
2. Totenflecken	4. Mit dem Leben nicht vereinbare Verletzungen*

* ACHTUNG: Auch schwerste Verletzungen, die tödlich aussehen, können unter Umständen mit dem Leben vereinbar sein (Casper-Zeichen). Daher sollten nur absolut eindeutige Verletzungen (vor allem die Abtrennung des Kopfes) als sicheres Todeszeichen gewertet werden.

6. Um welche Art der Verletzung handelt es sich hier?

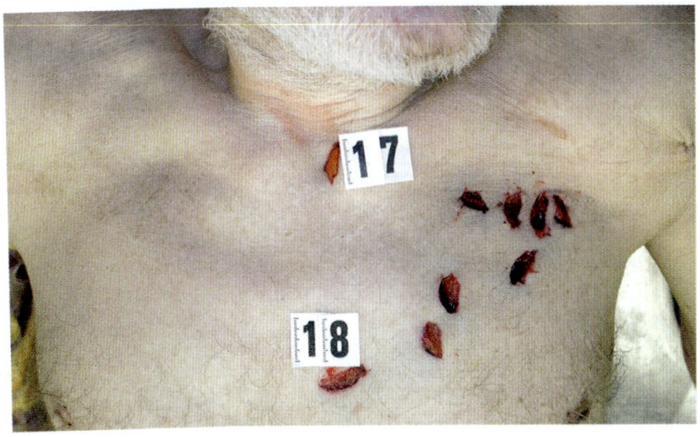

© Charité - Universitätsmedizin Berlin, Institut für Rechtsmedizin, Berlin

Es handelt sich hierbei um mehrfache Messerstichverletzungen.

7. Ergänzen Sie die Tabelle.

AEIOU-Regel der Scheintodursachen	
A	Anämie, Anoxie, Alkohol
E	Epilepsie, Elektrizität
I	Injury (insbesondere Schädel-Hirn-Trauma)
O	Opium, Betäubungsmittel, Schlafmittel
U	Unterkühlung, Urämie

8. Welche Todesart wird vermutlich durch den (Not-)Arzt auf dem Totenschein angekreuzt werden?

Sie finden einen jungen Patienten mit sicheren Todeszeichen ohne äußerliche Merkmale von Erkrankungen oder Verletzungen in seiner Wohnung vor.

✓ ungewiss/ungeklärt

9. Welche Todesarten müssen nach §159 StPO angezeigt werden?

- Nicht-natürliche Todesart
- Ungeklärte/ungewisse Todesart

Einsatzkonzepte

1. Ergänzen Sie die Tabelle.

MELDEN-Schema

M	Meldender
E	Einsatzstelle
L	Lage
D	Durchgeführte Maßnahmen
E	Eingesetzte Kräfte
N	Nachforderung

2. Erläutern Sie die Begriffe.

Tagesalarmstärke
Die Tagesalarmstärke ist ein wesentlicher Faktor bei der Erstellung der Alarm- und Ausrückeordnung. Sie bezeichnet die Anzahl der Personen, die im Rahmen ihrer ehrenamtlichen Tätigkeit (z. B. bei der freiwilligen Feuerwehr) im Alarmfall am Tage zur Verfügung stünden.

Behandlungsplatz
Der Behandlungsplatz ist ein taktischer Bereich im Rahmen einer Großschadenslage. Hier werden die Patienten, die von der Patientenablage kommen, weiterversorgt und für den Abtransport bereit gemacht. Spätestens an dieser Stelle findet auch die Sichtung der Patienten statt.

Rettungsmittelhalteplatz
Auch der Rettungsmittelhalteplatz ist ein taktischer Bereich im Rahmen von Großschadenslagen. Er liegt in der Nähe der Einsatzstelle, ohne andere Kräfte an ihrer Arbeit zu hindern (z. B. ein größerer Parkplatz im näheren Umfeld). Hier werden die verfügbaren Rettungsmittel vorgehalten, die für anstehende Transporte bereitstehen.

3. Ordnen Sie die Begriffe entsprechend des Patientenflusses.
Variante 1: *Schadensraum → Behandlungsraum → Transportraum → Hospitalisation*
Variante 2: *Schadensort → Patientenablage → Behandlungsplatz → Betreuung/Krankenhäuser*

4. Planen Sie Ihr Vorgehen.

Sie treffen als RTW an einer Einsatzstelle an. Ihre Einsatzmeldung lautete „Auffahrunfall". Vor Ort stellen Sie fest, dass es sich um einen Unfall mit 8 beteiligten Fahrzeugen an einem Stauende handelt.

Zunächst müssen Sie die Leitstelle über die geänderte Lage in Kenntnis setzen. Dies kann nach dem vorstehenden MELDEN-Schema geschehen. Schon jetzt sollten Sie überlegen, welche Kräfte Sie in jedem Falle benötigen und diese nachfordern. Nachfolgend verschaffen Sie sich einen Überblick durch eine Einsatzstellenbegehung, dabei gilt, dass keine Patientenversorgung durchgeführt und keine Teamtrennung erfolgen darf. Nach der Begehung erfolgt eine zweite detailliertere Rückmeldung. Bis die entsprechenden Kräfte nachgerückt sind, übernehmen Sie die Aufgaben des OrgLRD. Dementsprechend müssen Sie eine Raumordnung herstellen, gegebenenfalls Einsatzabschnitte bilden und eine Vorsichtung durchführen. Nachrückende Kräfte sollten entsprechend eingewiesen werden. Machen Sie sich genaue Notizen, die Sie in Ihrer Einsatzstellenübergabe an den OrgLRD und den LNA nutzen können.

5. Nennen Sie 6 Aufgaben des OrgLRD.

1. Beurteilung der Schadenslage unter taktischen Gesichtspunkten	4. Beachtung der Unfallverhütungsvorschriften
2. Organisation des Abtransports in die festgelegten Zielkrankenhäuser	5. Prozessorganisation am Behandlungsplatz
3. Festlegung der Raumordnung	6. Beratung des LNA

6. Nennen Sie mindestens 6 mögliche Aufgaben der LNA.

1. Sichtung der Patienten zur Lagefeststellung	4. Festlegen der Transportprioritäten
2. Strukturierung der Patientenversorgung durch Delegation	5. Einsatzplanung für den Großschadensfall
3. Ermittlung der Klinikkapazitäten und Zuweisung der Patientengruppen	6. Weiterbildung des Rettungsfachpersonals

7. Ergänzen Sie den Text.

Transportstopps – Klinikphase – Klinikbetten – zweiten – Sichtung – Notarzt

Den Ablauf eines Großschadensereignisses kann man in die vier Phasen Selbstorganisationsphase, Rettungsphase, Versorgungsphase und Klinikphase einteilen. In der ersten Phase eines Großschadensereignisses übernimmt der zuerst eintreffende Notarzt automatisch die Aufgaben des Leitenden Notarztes, bis dieser eingetroffen ist. Ein wesentlicher Befehl, der zu diesem Zeitpunkt erlassen werden muss, ist die Verhängung eines Transportstopps. Auch eine frühzeitige Sichtung der Patienten ist von großer Bedeutung. In der Regel trifft der leitende Notarzt während der zweiten Phase ein. Ab diesem Zeitpunkt überwacht er die medizinische Versorgung an der Einsatzstelle und plant die Weiterversorgung. Hierzu muss ein Plan der verfügbaren Klinikbetten erstellt werden.

8. Erläutern Sie die Sichtungskategorie „blau".

Patienten, die als „blau" gesichtet wurden, sind aufgrund ihrer Verletzungsschwere prognostisch nicht überlebensfähig. Die Versorgung beschränkt sich daher auf Schmerzstillung und Betreuung. Der Erhalt der Patientenwürde und die Linderung des Leids stehen hier im Vordergrund.

9. Richtig oder falsch?

PRIOR-Vorsichtung

	Richtig	Falsch
1. Ein Patient mit verlegtem Atemweg wird in die stabile Seitenlage gebracht und „rot" kategorisiert.	✓	
2. Ein Patient mit stark beschleunigter Atmung wird mit Sauerstoff versorgt und „rot" kategorisiert.		✗
3. Die starke Blutung eines Patienten wird mittels eines geeigneten Verfahrens gestillt. Er wird „gelb" kategorisiert.		✗
4. Ein Patient ohne Bewusstsein wird in jedem Falle „rot" kategorisiert, auch wenn keine Atemstörungen vorliegen.	✓	
5. Ein Patient ohne Störungen von Atmung, Kreislauf, Bewusstsein oder Schmerzen wird „grün" kategorisiert, wenn er laufen kann.	✓	
6. Wenn derselbe Patient nicht laufen kann, deutet dies auf eine schwere Störung hin. Er wird „rot" kategorisiert.		✗

2. Ein Patient mit stark beschleunigter Atmung wird „rot" kategorisiert. Es erfolgt **bei Bedarf lediglich ein Freimachen der Atemwege.**
3. Die starke Blutung eines Patienten wird mittels eines geeigneten Verfahrens gestillt. Er wird **„rot"** kategorisiert.
6. Wenn derselbe Patient nicht laufen kann, deutet dies auf eine Störung hin. Er wird **„gelb"** kategorisiert.

Lösungen

47 Behandlungsalgorithmen

1. Nennen Sie 4 Vorteile von Notfallalgorithmen.

1. Sie dienen auch in seltenen Einsatzsituationen als Leitfaden	3. Sie ermöglichen ein differenziertes Qualitätsmanagement
2. Sie synchronisieren die Handlungen des Teams	4. Sie können nach den neuesten medizinischen Standards ausgerichtet werden

2. Nennen Sie die 3 typischen Symbolformen, die in Algorithmen genutzt werden und erläutern Sie ihren Sinn.

- Ellipse = Anfang und Ende
- Raute = Ja oder Nein (Entscheidungsfeld)
- Kästchen = Maßnahme

(Achtung: Bei diesen Formen handelt es sich lediglich um Empfehlungen. Es können regionale Unterschiede bestehen!)
Der Sinn bestimmter Symbolformen ist die bessere Orientierung bei der Anwendung des Algorithmus.

3. Ergänzen Sie den Text.

Qualitätsmanagement – Team – Entlastung – Anforderungen – Qualitätsstandard – Einsatzbereitschaft – Negatives – Einsatzablauf

Die letzte Phase des Einsatzes dient zum einen der Wiederherstellung der Einsatzbereitschaft, zum anderen der Einsatznachbesprechung. Außergewöhnliche und besondere Notfälle sollten im Team nachbesprochen werden. Hierbei sollte in offener Gesprächsatmosphäre Positives wie Negatives in Bezug auf Einsatzablauf und Patientenversorgung kritisch diskutiert und mögliche Konsequenzen und Ideen für zukünftige Einsätze erarbeitet werden. Diese Phase hat eine große Bedeutung vor dem Hintergrund steigender Anforderungen an das Rettungsfachpersonal und deren psychische Entlastung. Auch die Aufarbeitung der Einsatzdaten zum medizinischen Qualitätsmanagement gehört zur Einsatznachbereitung. Ziel der Auswertung ist es, vor allem durch Darstellung des Erreichten und Motivation, den Qualitätsstandard der Rettungswache zu fördern.

4. Nennen Sie 2 Basismaßnahmen zur Versorgung eines Asthmaanfalles.

• Lippenbremse	• Kutschersitz

5. Ergänzen Sie den Text.

Intubation – Sprachbild – Varianten – niedrig – FAST – Algorithmus – Gesichtssymmetrie – Bewusstlosigkeit – Blutdruckeinstellung – akuten

Im vorgestellten Algorithmus für den akuten Schlaganfall wird das sogenannte FAST-Schema als führende diagnostische Untersuchung angegeben. Der Untersuchende beurteilt hierbei die Gesichtssymmetrie, die Armmotorik im Seitenbergleich und das Sprachbild des Patienten. Ist einer der Aspekte (neu) auffällig, gilt dies als Hinweis für einen akuten Schlaganfall. Daneben wird ein besonderes Augenmerk auf die Blutdruckeinstellung gelegt. Der Blutdruck darf weder zu hoch noch zu niedrig liegen, da beide Varianten zu einer Verschlechterung des Patientenzustands führen könnten. Zudem wird erwähnt, dass eine Bewusstlosigkeit im Rahmen eines vermuteten Schlaganfalls, eine Intubation und Beatmung durch einen Notarzt nach sich ziehen sollte.

6. Beschreiben Sie den sogenannten Pyramidenprozess.

Unter Federführung des Bundesverbandes der ÄLRD Deutschland e. V. (BV ÄLRD) und des Deutschen Berufsverbandes Rettungsdienst e. V. (DBRD) wurde im Jahr 2014 erstmalig ein Maßnahmen- und Medikamentenindikationskatalogs für das neue Berufsbild des Notfallsanitäters festgelegt. In diesen Prozess wurden zahlreiche Organisationen, Gruppierungen, Behörden und Einrichtungen einbezogen, um einen breiten Konsens zu schaffen.

7. Nennen Sie mindestens 6 Organisationen, Gruppierungen, Behörden oder Einrichtungen, die an der Erstellung des Pyramidenprozesses beteiligt waren.

1. Bundesverband der Ärztlichen Leiter Rettungsdienst (BV ÄLRD)
2. Deutschen Berufsverband Rettungsdienst (DBRD)
3. Ausgewählte medizinische Fachgesellschaften
4. Ausbildungseinrichtungen
5. Prüfungsbehörden
6. Politik (Kommunen und Länder)
7. Arbeitgeber (Kommunen, Hilfsorganisationen, Rettungsdienstliche Unternehmen und Feuerwehren)
8. Bundesärztekammer
9. Kassenärztliche Bundesvereinigung.

8. Nennen Sie die 6 Stufen bzw. Fragestellungen des Pyramidenprozesses.

1. Welche Maßnahmen und Medikamente sind in der Praxis notwendig?
2. Welche dieser Maßnahmen und Medikamente sind fachlich akzeptabel?
3. Was ist in der dreijährigen Ausbildungszeit der Notfallsanitäter nachhaltig lehrbar?
4. Was ist für die Arbeitgeber verantwortbar und leistbar?
5. Was ist für die Zusammenarbeit der Berufsgruppen notwendig?
6. Welches dieser Ergebnisse ist im öffentlichen Interesse und praktisch regelbar?

9. Erläutern Sie, inwieweit der PDCA-Zyklus des Qualitätsmanagements auf den Pyramidenprozess angewendet werden kann.

Die Gesundheit der Bevölkerung, die Strukturen des Rettungsdienstes und die medizinische Wissenschaft verändern sich stetig. Krankheits- oder Unfallhäufigkeiten variieren über die Zeit, Personalsituationen verändern sich und neue Therapieverfahren kommen auf. Die Empfehlungen des Pyramidenprozesses können nur die Situation erfassen und abbilden, die sich zur Zeit der gemeinsamen Analyse ergeben hat. Notwendig ist also eine stetige Fortentwicklung der Empfehlungen, um den Ausbildungs- und Tätigkeitsumfang von Notfallsanitätern an die sich verändernden Rahmenbedingungen anzupassen. Jeder Erneuerungszyklus des Pyramidenprozesses kann als PDCA-Zyklus organisiert werden. Der Konsentierungsprozess umfasst die Phasen „Act" und „Plan". In der Anwendungsphase („Do") sollten systematisch Qualitätsdaten gesammelt werden („Check"), um entsprechende Entscheidungen im nächsten Konsentierungsprozess zu ermöglichen.

Strukturierung von Abläufen

1. Erläutern Sie den Begriff „Verfahrensanweisung“ anhand eines Beispiels.

Eine Verfahrensanweisung stellt die Dokumentation eines Verfahrens, also eines Ablaufes innerhalb des Arbeitsprozesses, dar. Sie ist fester Bestandteil von Qualitätsmanagementsystemen, denn sie dient der Standardisierung von Abläufen. So hat eine Verfahrensanweisung zur Fahrzeugdesinfektion das Ziel der korrekten Anwendung von teils gesundheitsschädlichen Desinfektionsmitteln in bestimmten Situationen.

2. Richtig oder falsch?

Materialkontrolle

	Richtig	Falsch
1. Der Materialcheck kann im Laufe des Dienstes erfolgen, so lange er bis zur Fahrzeugübergabe durchgeführt wurde.		✗
2. Eine Bestandsliste führt die genauen Mengen des vorgehaltenen Materials auf.	✓	
3. Eine Checkliste kann zur Dokumentation der Materialkontrolle verwendet werden.	✓	
4. Ein Unterlassen der Materialkontrolle ist eine grob fahrlässige Handlung.	✓	

1. Der Materialcheck muss **zu Dienstbeginn** durchgeführt werden.

3. Nennen Sie 6 mögliche Einsatzbereiche telemedizinischer Verfahren.

1. Bergrettung	4. Katastrophenmedizin
2. Seefahrt	5. Ambulante Versorgung chronisch Erkrankter
3. Offshorewindparks	6. Rettungsdienst

4. Beurteilen Sie, inwieweit es sich beim Einsatz von telemedizinischen Systemen um „Mittel der Arbeitnehmerüberwachung“ handeln könnte und wie dieser Konflikt zwischen Arbeitnehmerrechten und medizinischer Qualitätssicherung aufgelöst werden könnte.

Mittel der Arbeitnehmerüberwachung sind „technische Einrichtungen, die dazu bestimmt sind, das Verhalten oder die Leistung der Arbeitnehmer zu überwachen (vgl. §87 Abs. 1 Nr. 6 BetrVG). Dies ist bei der Anwendung von telemedizinischen Konzepten der Fall. Dabei werden die Persönlichkeitsrechte des Arbeitnehmers zu Gunsten einer möglichen Verbesserung der Patientenversorgung eingeschränkt. Somit ist zwischen diesen beiden Gütern abzuwägen. Zur Auflösung bieten sich Kompromisse an. So könnte zum Beispiel der Arbeitgeber von vornherein zusagen, dass er, außer bei grob fahrlässiger oder vorsätzlicher Handlung, keinerlei Sanktionsmaßnahmen gegen Arbeitnehmer einleiten wird, sollte es im Rahmen des Einsatzes zu bestimmten Vorfällen kommen. Stattdessen könnten diese Vorfälle, zum Beispiel ein unfreundliches Behandeln des Patienten durch einen Angestellten, dazu genutzt werden, differenziert Fortbildungen für das Personal anzubieten. Dies hätte den Effekt, dass eine Qualitätssteigerung durch Fortbildung erreicht werden würde, ohne dass der Arbeitnehmer besorgt um seine Anstellung sein müsste.

5. Wie lange sind ärztliche Dokumentationen nach Abschluss der Behandlung aufzubewahren?

✓ 10 Jahre

6. Ergänzen Sie den Text.

Protokoll – Reduzierung – Widersprüchen – Notarzt – Notarztprotokoll – Dokumentation – Kommunikation

In einigen Rettungsdienstbereichen werden für die Dokumentation des Notfalleinsatzes mit und ohne Notarzt zwei unterschiedliche Notfallprotokolle vorgehalten. Es erfolgt dann im Rahmen des Notarzteinsatzes jeweils eine eigene Dokumentation des Notarztes und des Notfallsanitäters. Aus rechtlichen Gründen sollte auch bei einem Notfalleinsatz mit einem Notarzt nur ein gemeinsam geführtes Protokoll erstellt werden. Der Vorteil liegt in der Vermeidung von Widersprüchen und der Reduzierung des zeitlichen Aufwandes für die Dokumentation. Hierzu ist jedoch eine intensive Kommunikation zwischen Notarzt und Notfallsanitäter erforderlich.

7. Nennen Sie je 3 Vorteile und 3 Nachteile der elektronischen Dokumentation.

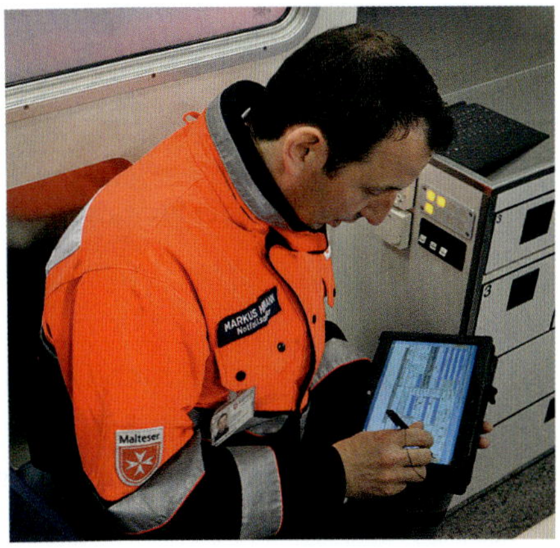

© O. Peters, Lohne

Vorteile
- Gute Lesbarkeit des Protokolls durch Wegfall der persönlichen Handschrift
- Nutzbarmachung der Daten für das betriebliche Qualitätsmanagement
- Einsparung von Papier und Lagerplatz

Nachteile
- Technische Probleme können den Einsatzablauf beeinträchtigen
- Die sehr leichte Auswertung der Daten verführt dazu, die Auswertungsergebnisse besonders ernst zu nehmen. Diese hängen jedoch immer von der Dokumentationsqualität ab.
- Papierprotokoll muss weiterhin als Rückfallebene vorgehalten werden

8. Bewerten Sie die Situation.

Einer Ihrer Kollegen verabreicht in Ihrem Beisein ein Schmerzmedikament, welches im Rahmen eines SOP freigegeben wurde. Nach der Gabe klagt der Patient über Schwindel und ist für einen kurzen Augenblick bewusstseinseingetrübt. Die Situation bessert sich jedoch spontan. Ihr Kollege trägt in das Einsatzprotoll, „Medikamentengabe ohne besondere Vorkommnisse durchgeführt.“, ein.

Das Verhalten des Kollegen ist nicht akzeptabel. Im Rahmen von Fürsorge- und Sorgfaltsplicht muss jede Komplikation genau dokumentiert werden. Dieser Vorgang könnte für Ihren Kollegen mit rechtlichen Konsequenzen verbunden sein. Sie sollten ihn darum bitten, das Protokoll zu korrigieren oder ihre Beobachtungen einem Dienstvorgesetzten mitteilen. Kleinere Zwischenfälle bei Medikamentengaben sind nicht untypisch. Ihre Ursachen müssen im Sinne der Qualitätssicherung aufgearbeitet werden, um sie auf ein Minimum zu reduzieren. Es darf aus falscher Angst vor möglichen Konsequenzen keinesfalls zu einer Fälschung der Einsatzdokumentation kommen.

49 Organisation des Gesundheitswesens in Deutschland

1. Definieren Sie die Begriffe.

Nationaler Gesundheitsdienst
Finanzierung aus Steuermitteln

Sozialversicherungsmodell
Finanzierung über gesetzliche Pflichtversicherung

Privatversicherungsmodell
Finanzierung über freiwillige Krankenversicherung

2. Erläutern Sie den Zweck der „Arbeitslosenversicherung".

Die Arbeitslosenversicherung stellt eine Pflichtversicherung in Deutschland dar. Alle Arbeitnehmer, die mehr als eine geringfügige Beschäftigung ausüben, sind versicherungspflichtig. Die Arbeitslosenversicherung soll sicherstellen, dass Versicherte im Falle des Arbeitsplatzverlustes finanzielle Zuwendungen erhalten und über das Arbeitsamt eine neue Anstellung vermittelt bekommen können.

3. Erläutern Sie den Zweck der „Rentenversicherung".

Die gesetzliche Rentenversicherung dient dem Erhalt der wirtschaftlichen Leistungsfähigkeit und der Sicherung der Existenz im Falle von Krankheit oder Behinderung mit einhergehender Arbeitsunfähigkeit. Daneben werden auch Rentenversicherungsleistungen bei Erreichen der Altersgrenze oder im Rahmen von Verwitwung oder Verwaisung gewährt. Die Rentenversicherung stellt eine Pflichtversicherung dar.

4. Richtig oder falsch?

Sozialversicherung

	Richtig	Falsch
1. In Deutschland besteht eine allgemeine Krankenversicherungspflicht, nach der jeder Bürger krankenversichert ist.	✓	
2. Nach § 1 des fünften Buchs des SGB (SGB V) hat die gesetzliche Krankenversicherung als Solidargemeinschaft die Aufgabe, die Gesundheit der Versicherten zu erhalten, wiederherzustellen oder ihren Gesundheitszustand zu verbessern.	✓	
3. Die gesetzliche Krankenversicherung ist der älteste Zweig der Sozialversicherung in Deutschland.	✓	
4. Die Vergütung erfolgt durch die Versicherten unmittelbar an die Leistungserbringer.		✗
5. Die gesetzliche Unfallversicherung ist bei Arbeitsunfällen und Berufskrankheiten zuständig.	✓	

4. Die Vergütung erfolgt **indirekt durch die Krankenkassen**. (Der Versicherte zahlt nicht seine eigenen Rechnungen).

5. Nennen Sie die Parteien, die am sogenannten Gemeinsamen Bundesausschuss (G-BA) beteiligt sind.

- Ein unparteiischer Vorsitzender
- Zwei weitere unparteiische Mitglieder
- Ein Mitglied der Kassenzahnärztlichen Bundesvereinigung (KZBV)
- Je zwei Mitglieder von der Kassenärztlichen Bundesvereinigung (KBV) und der Deutschen Krankenhausgesellschaft (DKG)
- Fünf Mitglieder des Spitzenverbands Bund der Krankenkassen (GKV-Spitzenverband)
- (Patientenvertreter)
- (Mitglieder in themenspezifischen Unterausschüssen)

6. Unterscheiden Sie die Begriffe.

Notfalldienst
Der Notfalldienst wird von den 17 Kassenärztlichen Vereinigungen der Bundesländer geregelt und verantwortet. Dabei liegt der Fokus auf der Behandlung akuter Notsituationen ohne vitale Gefährdung. Zum Notfalldienst sind alle niedergelassenen Ärzte verpflichtet.

Notarztdienst
Der Notarztdienst wird hoheitlich von den Bundesländern bzw. den Trägern der Rettungsdienste organisiert. Er umfasst die Versorgung lebensbedrohlicher Krankheits- und Verletzungszustände. Notärzte verfügen über einen entsprechenden Fachkundenachweis.

7. Ergänzen Sie den Text.

Grundversorgung – Betten – Chirurgie – Schwerpunktversorgung – Regelversorgung – Intensivbehandlungseinheit – Hauptdisziplinen – Maximalversorgung

Krankenhäuser der Grund- und Regelversorgung verfügen über wenige klinische Abteilungen, nach Möglichkeit sind die drei Hauptdisziplinen Innere Medizin, Chirurgie und Gynäkologie/Geburtshilfe sowie eine Intensivbehandlungseinheit vertreten. In einigen Bundesländern wird noch zwischen Krankenhäusern der Grundversorgung und Krankenhäusern der Regelversorgung unterschieden. In den meisten Bundesländern sind diese beiden Stufen allerdings zusammengefasst. Krankenhäuser der Schwerpunktversorgung verfügen neben den Hauptdisziplinen Innere Medizin, Chirurgie und Gynäkologie/Geburtshilfe über weitere Krankenhausabteilungen, wie z. B. Urologie, Kinderheilkunde, Orthopädie oder Psychiatrie. Krankenhäuser der Maximalversorgung weisen häufig mehr als 800 Betten und über 20 Fachabteilungen auf.

8. Beschreiben Sie die Finanzierung des Rettungsdienstes in Deutschland.

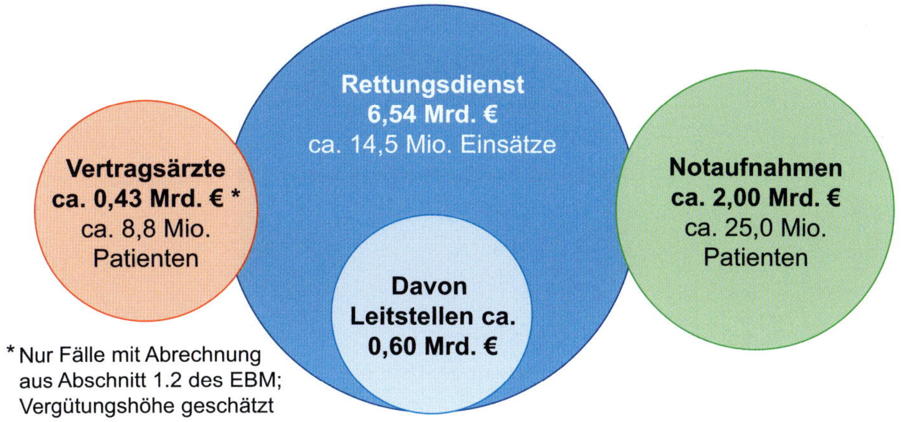

© K. Runggaldier, Herne/H. Hübner, Berlin

Die Finanzierung der Rettungsdienstleistungen erfolgt überwiegend durch die gesetzlichen Krankenkassen. Den zentralen Rahmen bildet das SGB V, wenngleich die Länder sehr unterschiedliche Ansätze zur Berechnung der Entgelthöhe haben. Die Krankenkassen übernehmen gem. § 60 SGB V die Kosten der Notfallrettung und des Krankentransports, wenn ein Arzt die Notwendigkeit bescheinigt oder die Kassen eine Genehmigung erteilen. Eine Besonderheit ist, dass die Organisations- und Durchführungsverantwortung dagegen bei den Ländern liegt.

Lösungen

50 Organisation von Gefahrenabwehr und Rettungsdienst in Deutschland

1. Nennen Sie 4 Einsatzschwerpunkte einer SEG.

1. Unterstützung der medizinischen Versorgung vor Ort	3. Wahrnehmung von Betreuungsaufgaben
2. Stellung zusätzlicher Transportkapazitäten	4. Verpflegung und (provisorische) Unterbringung

2. Beschriften Sie die Abbildung. Nutzen Sie dafür die untenstehenden Begriffe.

Autobahn – Fahrräder – Fußgänger – Innerorts – Krafträder – Landstraße – PKW

Hinweis: In der Abbildung werden die Verkehrstoten im Jahr 2022 nach Verkehrsbeteiligungsart und Ortslage gezeigt.

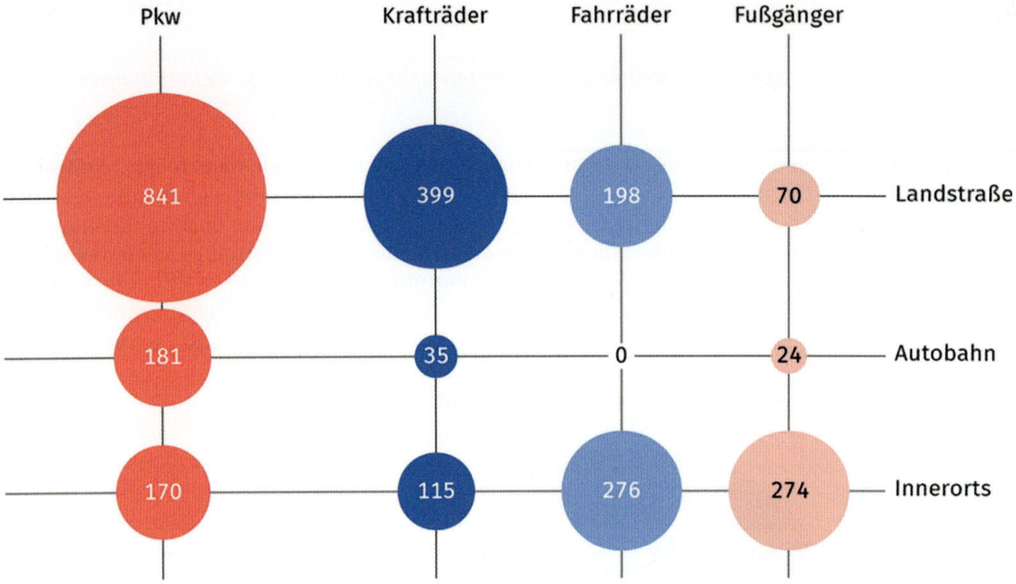

© Statistisches Bundesamt (Destatis), 2023 – Straßenverkehr Getötete 2022

3. Richtig oder falsch?

	Richtig	Falsch
1. Es ist Aufgabe des Staates, den Bürger vor Gefahren zu schützen.	✓	
2. Die Hoheit über Polizei und Rettungsdienste liegt in der Gewalt der Länder.	✓	
3. Es kann unterschieden werden in „polizeiliche", „medizinische" und „technische" Gefahrenabwehr.		✗
4. Die Hilfsorganisationen gehören zu den Behörden und Organisationen mit Sicherheitsaufgaben (BOS).		✗
5. In Rettungsdienstbedarfsplanen werden notwendige materielle, strukturelle und personelle Ressourcen näher bestimmt.	✓	

3. Es kann unterschieden werden in „polizeiliche"und **„nicht-polizeiliche"** Gefahrenabwehr.
4. Die Hilfsorganisationen gehören **nicht zu den Behörden und Organisationen mit Sicherheitsaufgaben (BOS).** Sie stellen aber ihre Ressourcen zur Verfügung.

4. Was verbirgt sich hinter dem Begriff „IVENA"?

IVENA eHealth steht für „interdisziplinärer Versorgungsnachweis". Es handelt sich dabei um eine webbasierte Kenntlichmachung verfügbarer Versorgungskapazitäten der Krankenhäuser. Dies verbessert den Patientenfluss, indem die Prozesse schlanker und damit effizienter gemacht werden.

5. Unterscheiden Sie die Begriffe.

Submissionsmodell
Im Submissionsmodell erhalten die Leistungserbringer das Entgelt unmittelbar vom Leistungsträger. Dem Europäischen Gerichtshof (EuGH) zufolge findet daher bei Vergabe von Aufträgen über Notfallrettung und Krankentransportleistungen das europäische Vergaberecht Anwendung.

Konzessionsmodell
Im Konzessionsmodell erhalten die Leistungserbringer das Entgelt nicht unmittelbar vom Leistungsträger, sondern von den gesetzlichen Krankenkassen. Das Fehlen einer unmittelbaren Vergütung führt nach Ansicht des EuGH dazu, dass Dienstleistungskonzessionen vergeben werden, was keine förmliche Ausschreibung voraussetzen würde.

6. Tragen Sie die Glieder der Rettungskette ein und geben Sie an, wieso dieser Versorgungsweg auch kritisch betrachtet werden sollte.

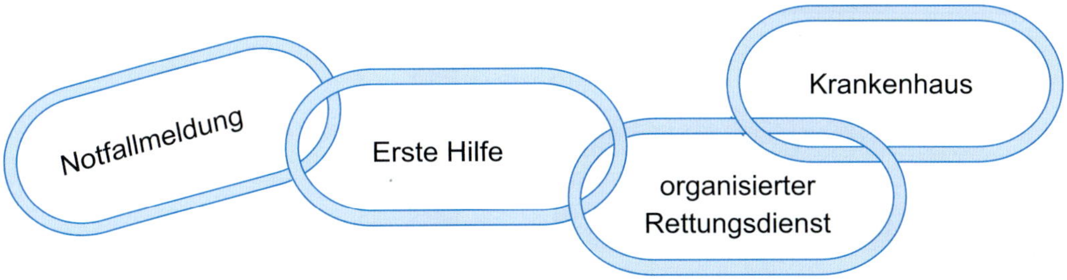

Die Rettungskette zeigt einen linearen Versorgungsstrang auf. Dies war zu Gründungszeiten des Rettungsdienstes typisch. Heutzutage müsste sie jedoch eher als Baumdiagramm dargestellt werden, denn nicht jeder Patient wird ins Krankenhaus verbracht. Vielmehr sind auf jeder Ebene auch andere Ausgänge möglich (etwa bei der organisierten Ersten Hilfe in Schulen, bei der Beratung durch die Leitstellen oder bei der ambulanten Versorgung durch den Rettungsdienst).

7. Richtig oder falsch?

	Richtig	Falsch
1. Die Rolle der Laienhilfe verliert insbesondere in zeitkritischen Situationen zunehmend an Bedeutung.		✗
2. Die Durchführung des Rettungsdienstes ist in Deutschland einheitlich an die Rettungsdienstträger gebunden.		✗
3. Integrierte Leitstellen vereinen die beiden Aufgabenbereiche von Rettungs- und Feuerwehrleitstellen.	✓	
4. Eine Aufgabe der First-Responder-Systeme ist die Erkundung der Lage und die qualifizierte Rückmeldung an die Leitstelle.	✓	

1. Die Rolle der Laienhilfe **gewinnt** insbesondere in zeitkritischen Situationen zunehmend an Bedeutung.
2. Die Durchführung des Rettungsdienstes ist in Deutschland einheitlich an die Rettungsdienstträger gebunden **oder wird von ihnen delegiert.**

8. Erläutern Sie Einsatzzweck und Aufgaben von Gemeindenotfallsanitätern.

Bei Gemeindenotfallsanitätern handelt es sich aktuell um Kollegen, die im Rahmen eines Modellprojektes einen Versorgungsbereich zwischen Akutversorgung und hausärztlicher/pflegerischer Betreuung abdecken. Sie sollen dazu beitragen, das Einsatzaufkommen für andere Rettungsmittel gering zu halten, indem sie die ambulante Versorgung von Hilfesuchenden nicht-Notfallpatienten verbessern.

Beispiele für mögliche Aufgaben sind:
- Katheterwechsel
- Wundversorgung
- Unterstützung bei der Medikation
- Behandlung von „Low-Code"-Einsätzen

51 Rettungsdienstsysteme der deutschen Nachbarländer, in Großbritannien und den USA

1. Gesucht werden verschiedene Berufsgruppen im internationalen Rettungsdienst.

N	F	F	K	H	Y	L	H	M	N	L	B	F	D	T	B	V	D	J
P	N	Z	H	M	W	N	L	M	N	W	U	F	J	G	X	I	A	I
J	S	A	M	L	W	L	S	E	M	T	L	P	T	H	Z	H	N	C
F	V	M	H	P	R	A	C	T	I	T	I	O	N	E	R	E	A	X
A	J	B	R	B	S	N	I	Q	T	G	P	A	H	C	V	H	E	T
O	T	U	Q	M	R	R	W	F	L	A	Y	Q	V	R	A	K	S	O
H	C	L	H	W	Q	O	Q	P	A	R	A	M	E	D	I	C	T	N
Q	P	A	J	V	A	B	P	R	I	N	F	Q	M	F	Q	N	H	Q
J	O	N	W	J	H	U	G	G	X	N	I	J	C	N	H	U	E	Y
F	R	C	E	T	G	S	A	N	I	T	A	E	T	E	R	Q	S	J
H	W	I	N	W	E	V	G	D	B	H	H	M	T	G	E	Z	I	L
T	S	E	I	N	S	A	T	Z	L	E	N	K	E	R	R	C	E	D
R	M	R	W	N	B	Q	L	C	H	K	G	L	D	R	B	D	P	U
Y	J	E	G	D	L	T	R	B	B	I	Q	I	V	Y	A	G	F	Z
R	R	E	T	T	U	N	G	S	P	F	L	E	G	E	R	Z	L	B
C	J	O	R	Q	S	B	T	T	M	N	M	C	W	M	Y	M	E	R
X	B	E	H	A	N	D	L	E	R	Y	S	I	O	C	R	J	G	F
O	F	I	Z	M	M	X	E	R	J	J	J	T	B	P	B	W	E	M
O	E	X	B	Y	E	Q	L	E	L	J	Y	Q	M	Y	K	U	R	R

2. Geben Sie an, ob in Luxemburg mehr haupt- oder mehr ehrenamtliche Kräfte im Rettungsdienst tätig sind.

In Luxemburg ist die überwiegende Anzahl der Rettungskräfte ehrenamtlich tätig. Allerdings gibt es derzeit große Änderungen durch eine 2018 beschlossene Anpassung der rettungsdienstlichen Versorgungsstruktur.

3. Beschreiben Sie die Qualifikationen von Rettungskräften in der Schweiz.

In der Schweiz werden mehrere Berufsgruppen eingesetzt. Der Transportsanitäter ist einjährig ausgebildet und hat eine Berufsprüfung absolviert. Der Rettungssanitäter hat eine höhere Fachschulausbildung mit einem Umfang von drei Jahren durchlaufen. Diplomierte Krankenpfleger (oftmals mit Anästhesie- und Intensivfachweiterbildung) werden vermehrt in ländlichen Gebieten eingesetzt und übernehmen dort das notärztliche Aufgabenfeld. Sie verfügen neben ihrem Pflegeabschluss über eine zweijährige Weiterbildung. Notärzte werden primär in der Luftrettung eingesetzt.

4. Beschreiben Sie die Qualifikationen von Rettungskräften in Tschechien.

In Tschechien sind 3 Gruppen von Rettungsdienstmitarbeitern anzutreffen. Die Einsatzlenker haben eine Kurzausbildung absolviert. Diplom-Krankenschwestern benötigen keine spezielle Qualifikation, verfügen aber oftmals über Fachweiterbildungen. Paramedics mit einer dreijährigen Ausbildungsdauer werden als Einsatzleiter mit erweiterten Kompetenzen eingesetzt. Daneben existieren noch Notärzte, die einen Facharzt in Anästhesie, Chirurgie, Innere Medizin oder Allgemeinmedizin vorweisen müssen bzw. Fachärzte für Notfallmedizin sind.

5. Nennen Sie die Qualifikationsstufen von Rettungsfachpersonal in den USA.

1. First Responder
2. Emergency Medical Technician Ambulance (EMT-A)
3. Advanced EMT
4. Paramedic

6. Richtig oder falsch?

Rettungsdienstsysteme im Vergleich

	Richtig	Falsch
1. Belgien verfügt über ein Paramedic-System. Notärzte sind lediglich in der Luftrettung tätig.		✗
2. Tschechien verfügt über ein durch privatwirtschaftliche Unternehmen organisiertes Rettungssystem.		✗
3. Patienten in der Schweiz werden an den Kosten für Rettungseinsätze beteiligt.	✓	
4. Ein Community Paramedic ist ein britischer Paramedic mit besonderen Kompetenzen. Er ist auf weniger dringliche, dafür aber medizinisch oder psychosozial komplexere Fälle spezialisiert.	✓	
5. Die Ausbildung zum Paramedic ist in den USA durch ein Bundesgesetz einheitlich geregelt.		✗

1. Belgien verfügt über ein **gemischtes System,** das sowohl auf Notärzte als auch auf Pflegende mit Zusatzqualifikation setzt.
2. Tschechien verfügt über ein **staatliches** Rettungsdienstsystem.
5. Durch den föderalen Aufbau und die große Landmasse der USA ist auch die Ausbildung von Paramedics **stark von lokalen Gegebenheiten abhängig.**

7. Entscheiden und begründen Sie, ob Sie ein Paramedic- oder ein Notarztsystem befürworten würden.

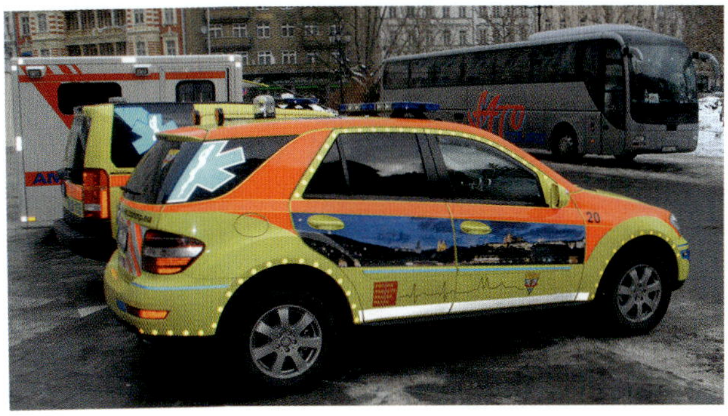

© C. Redelsteiner, Wien

Verschiedene Effizienzmessungen in Bezug auf das Patientenoutcome lassen den Schluss zu, dass beide Systeme jeweils ihre Stärken und Schwächen aufweisen. Eine große Korrelation besteht jedoch zwischen der Ausbildungsintensität der Akteure und ihrer Behandlungsqualität. So kann ein nicht ausreichend geschulter Paramedic einem hochqualifizierten Notarzt fachlich unterlegen sein und umgekehrt. International finden sich viele Befürworter von Mischsystemen, bei denen sowohl Paramedics als auch Notärzte von hoher fachlicher Qualifikation mitwirken und im Sinne ihrer Patienten handeln können.

8. Beschreiben Sie das Rettungsdienstsystem der Niederlande.

Das Rettungsdienstsystem der Niederlande ist zentral organisiert und fußt maßgeblich auf dem Gesetz Ambulanceversorgung (wet ambulancezorgverlening). Das gesamte Land ist in insgesamt 25 Sicherheitsregionen unterteilt, wobei für jede Region ein eigener Vorhalteplan existiert. In den Niederlanden gilt die europäische Notrufnummer 112. Sie läuft bei einer von insgesamt 10 Leitstellen auf. Dort werden die Einsätze nach Dringlichkeit sortiert und die Einsatzmittel entsprechend disponiert. Notärzte werden nur auf den RTHs eingesetzt. Das nicht-ärztliche Rettungsdienstpersonal mit der höchsten Entscheidungskompetenz sind die Rettungspfleger, die einen Aufbaukurs nach ihrer Pflegeausbildung absolviert haben. Sie haben erweitere Befugnisse und schätzen unter anderem die Notwendigkeit eines Krankenhausaufenthaltes bei Notfallpatienten ein. Zudem wird derzeit ein Paramedic-Studiengang erprobt.

Luft-, Berg- und Wasserrettung

1. Nach welchem Standard ist die Ausstattung von Luftrettungsmitteln geregelt?

Nach der DIN (Deutsches Institut für Normung) bzw. der EN (Europäische Norm).

2. Erläutern Sie, zu welchen Transportkonstellationen es bei der Zusammenarbeit mit einem RTH kommen kann.

Prinzipiell kann es im Rahmen der Zusammenarbeit mit einem RTH zu drei verschiedenen Transportkonstellationen kommen. So kann der Transport nach der Behandlung ohne Notarzt durchgeführt werden. Begleitet der Notarzt den Transport, ist dieser sowohl bodengebunden im RTW als auch luftgebunden im RTH möglich. Diese Entscheidung richtet sich sowohl nach der individuellen Situation als auch nach dem Patientenzustand. Da im RTH nur eine eingeschränkte Patientenversorgung möglich ist, sollten alle stabilisierenden Maßnahmen bereits am Boden stattgefunden haben.

3. Definieren Sie den Begriff „Repatriierung".

Als Repatriierung bezeichnet man die Rückführung eines Patienten aus dem Ausland. Häufig erfolgt diese luftgebunden.

4. Planen Sie Ihr Vorgehen.

Sie haben sich einen RTH zur Einsatzstelle beordern lassen. Diese ist sehr unübersichtlich. Der RTH muss nun von Ihnen eingewiesen werden.

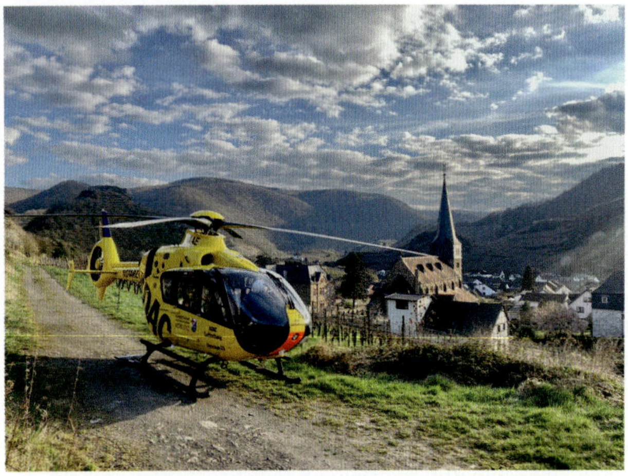

© ADAC Luftrettung gGmbH, München/Frank Michels

Zunächst ist es wichtig, dem RTH-Team über Funk einen Einblick über die Einsatzstelle und entsprechende Landemöglichkeiten zu verschaffen. Den Ort der Landung bestimmt dabei stets der Pilot. Lose Gegenstände sollten von der Einsatzstelle entfernt bzw. gegen Wegwehen gesichert werden. Bei der Einweisung sollte mit dem Rücken gegen den Wind gestanden und stets der Augenkontakt zum Piloten gehalten werden. Nähern Sie sich dem Helikopter nur von vorne und in gebückter Haltung. Zudem muss darauf geachtet werden, dass keine langen Gegenstände in die Rotoren geraten können. Heckbereich erst nach Stillstand der Rotoren betreten, Anhöhen sind zu vermeiden.

5. Nennen Sie 6 Aufgaben eines Notfallsanitäters als Bestandteil einer RTH-Besatzung.

1. Organisation des Stationsbetriebs	4. Mitverfolgung des Flugkurses
2. Absicherung der Startphase	5. Absichern der Landung
3. An- und Abmeldung bei der Leitstelle	6. Transportvorbereitung bei Lufttransporten

6. Nennen Sie 4 Gefahren in der Gebirgsrettung.

1. Steinschlag	3. Absturz
2. Verschüttung	4. Körperliche Erschöpfung

7. Erläutern Sie den Begriff des „Hängetraumas".

Bei längerem Hängen in Seil kann es zu einem venösen Pooling des Blutes in der unteren Körperhälfte kommen. Nach der Rettung kann es daraufhin, durch eine plötzliche Volumenüberladung des Organismus, zu schweren Schäden bis hin zum Herz-Kreislaufstillstand kommen. Eine aufrechte Lagerung nach der Rettung, um dieses Phänomen zu vermeiden, wird kontrovers diskutiert, da es sich anhand wissenschaftlicher Daten bisher nicht hat bestätigen lassen.

8. Welche Qualifizierung ist Grundvoraussetzung für eine Teilnahme an der Wasserrettung?

Das Deutsche Rettungsschwimmabzeichen Silber mit Erste-Hilfe-Kurs.

9. Nennen Sie mindestens 8 Aspekte, die im Rahmen einer praktischen Rettungsschwimmerprüfung für das Bestehen notwendig sind.

Das deutsche Rettungsschwimmabzeichen kann in drei Stufen erworben werden (Bronze, Silber und Gold). Geprüft werden hierbei standardmäßig:

1. Streckenschwimmen	5. Tieftauchen
2. Schwimmen in Kleidung	6. Transportschwimmen
3. Sprungtechniken	7. Umklammerungsvermeidung
4. Streckentauchen	8. Herz-Lungen-Wiederbelebung

10. Planen Sie Ihr Vorgehen.

Sie sind privat an einem Baggersee, als Sie auf eine junge Frau aufmerksam werden, die im Wasser um Hilfe ruft. Sie schwimmen zu ihr und versuchen, sie zu greifen. Dabei klammert sie sich in Panik an Ihnen fest. Ihnen fällt es zunehmend schwer sich selbst über Wasser zu halten.

Einer solchen Situation sollte bereits im Vorfeld präventiv begegnet werden. So sind Rettungsversuche nur durch gute Schwimmer vorzunehmen. Auch sollte versucht werden, die Ertrinkende nicht direkt zu berühren, um ein panikartiges Umklammern zu verhindern. Zu diesem Zweck können Hilfsmittel verwendet werden. In diesem Fall ist es jedoch bereits zu einer Umklammerung gekommen. Trainierte Rettungsschwimmer kennen hierfür spezielle Befreiungstechniken. Die einfachste ist es, sich selbst klein zu machen und abzutauchen. In den meisten Fällen lassen Ertrinkende daraufhin los. Diese Strategie kann auch von Ihnen angewendet werden. Schonen Sie zuvor ihre Kräfte und holen ausreichend Luft. Dennoch gilt natürlich immer, dass auch im privaten Leben auf den Eigenschutz geachtet werden sollte. Dies ist jedoch erfahrungsgemäß schwerer als im Einsatzleben.

Fahrzeuge

1. Geben Sie §1 der Straßenverkehrsordnung sinngemäß wieder.

Dieser Paragraf besagt, dass niemand geschädigt, gefährdet, behindert oder belästigt werden darf. Es wird allerdings davon ausgegangen, dass es Situationen gibt, in denen Unvermeidbarkeiten vorherrschen. Dabei ist jedoch zu berücksichtigen, dass auch unvermeidbare Einschränkungen anderer nur bis zu einem gewissen Punkt zulässig sind.

2. Welches ist der maßgebende Faktor für die Länge des Anhaltewegs?

✓ Geschwindigkeit

3. Nennen Sie mindestens 6 mögliche Gefahrenstellen im Straßenverkehr.

1. Baustellenbereiche	4. Schlecht befestigte Straßen
2. Einmündungen landwirtschaftlicher Wege	5. Straßen mit wechselnder Oberfläche (z. B. bei Schienen)
3. Kurven	6. Alleen

4. Planen Sie Ihr Vorgehen.

Sie fahren früh morgens nach einem Einsatz auf der Landstraße, als plötzlich ein Hirsch auf die Fahrbahn vor Ihnen läuft. Sie bemerken aus den Augenwinkeln, wie Ihr Kollege zusammenzuckt.

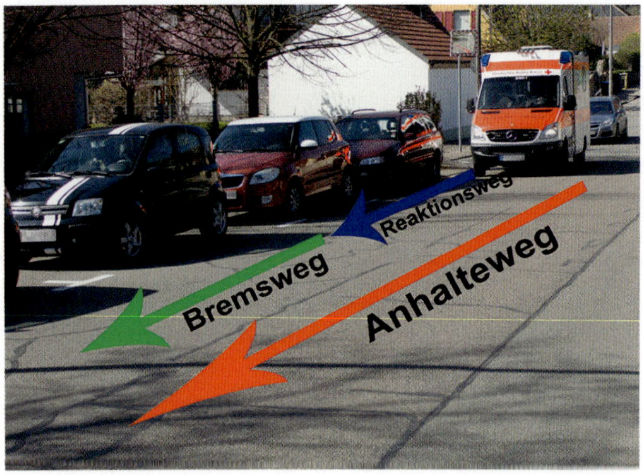

© M. Thamm, Breisach

Im Idealfall können Sie Ihr Fahrzeug rechtzeitig zum Stehen bringen. Dabei müssen Sie darauf, dass Sie nicht in den Gegenverkehr ausweichen oder andere Verkehrsteilnehmer gefährden. In diesem Fall sollten sie versuchen, das Tier durch Hupen und (sofern es bereits dämmert) Abblenden zu verscheuchen. Rechnen Sie bei der Weiterfahrt mit nachfolgenden Tieren. Für den Fall, dass eine Kollision sehr wahrscheinlich ist, führen Sie eine Gefahrenbremsung aus und halten Sie das Lenkrad mit beiden Händen fest. Sollte es zu einem Wildunfall gekommen sein, sind vor der Weiterfahrt der Fahrzeugschaden zu beurteilen und Absprachen mit der Polizei bezüglich des verunfallten Tieres zu treffen.

5. Erläutern Sie, wieso der Standstreifen auf Autobahnen nicht regelhaft bei Sonderrechtsfahrten genutzt werden sollte.

Zum einen ist der Standstreifen nicht durchgängig ausgebaut und ist für Pannenfahrzeuge vorgesehen. Wird nun die Strecke vor dem Rettungsfahrzeug blockiert, kann es beim völligen Verkehrsstillstand unter Umständen kaum möglich sein, wieder auf die eigentlichen Fahrspuren zu wechseln. Zum anderen ist ein weiteres Problem, dass einige Autofahrer versuchen Staus „abzukürzen", indem sie auf den Standstreifen ausweichen. Scheren sie dafür plötzlich aus, kann es zum Unfall kommen.

6. Nennen Sie 4 Grundsätze, die beim Betreiben von Sauerstoffanlagen zu beachten sind.

1. Sicheren Stand/Sichere Lagerung gewährleisten	3. Absperrventile stets nur handfest schließen
2. Sauerstoffanlage nie mit Fett in Berührung bringen	4. Sauerstoffanlage nicht unter ständigem Druck betreiben

7. Erläutern Sie, inwieweit sich das Fahrverhalten des Fahrzeugführers auf einen liegenden Patienten auswirkt.

Das Fahrverhalten und die Nutzung von Sonder- und Wegerechten wirken sich sowohl physisch als auch psychisch auf die transportieren Patienten aus. So kann die Belastung durch die eigene Krankheit oder Verletzung durch eine unruhige Fahrweise noch zusätzlich vergrößert werden. Daneben wirken sowohl Fliehkräfte als auch Schwingungen auf die Patienten, was mit einer Verstärkung von Schmerzen einhergehen kann. Außerdem darf nicht unterschätzt werden, dass auch Organe und Körperflüssigkeiten des Patienten diesen Kräften unterliegen. Eine Vollbremsung bei einem kreislaufinstabilen Patienten ein nicht zu unterschätzender Einflussfaktor auf die Kreislaufverhältnisse.

8. Planen Sie Ihr Vorgehen.

Sie sind auf einer Einsatzfahrt zu einer laufenden Reanimation. Dabei werden sie an einer Baustellenausfahrt in einen Unfall verwickelt. Ihr Fahrzeug ist nicht mehr einsatzbereit.

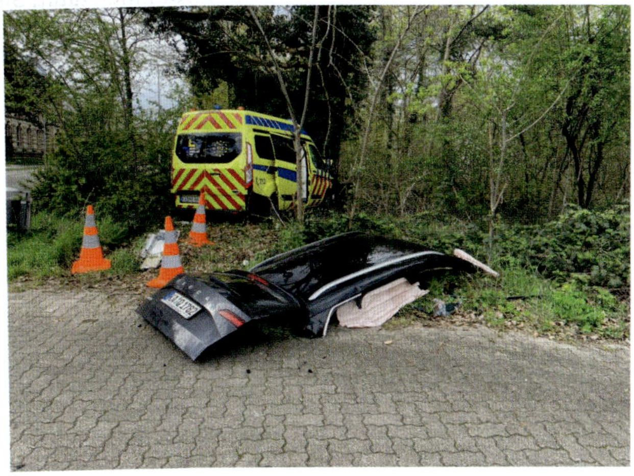

© MEDIE Ambulanz GmbH & Co. KG, Renchen/Costas Zafiriou

Zunächst sollten Sie die Unfallstelle absichern und sich einen Überblick über Schaden und etwaige Verletzte verschaffen. Zeitgleich ist umgehend die Leitstelle zu informieren, da der Einsatz nicht fortgeführt werden kann. Ziehen Sie zur Beweisaufnahme die Polizei hinzu. Vielerorts sind hierfür Dienstanweisungen verfasst worden. Für den Fall, dass Sie die Einsatzfahrt doch fortsetzen können, ist es ihre Pflicht, sich umgehend nach Beendigung des Einsatzes als Unfallbeteiligter bei der nächsten Polizeidienststelle zu melden bzw. dem Unfallgegner alle wesentlichen Daten mitzuteilen.

9. Wie können Stressoren für den Fahrer des Rettungsmittels im Notfalleinsatz effektiv vermindert werden?

Wichtig ist zunächst eine klare Aufgabenverteilung. Der Beifahrer des Fahrzeuges ist für das sogenannte „Copiloting" und die gedankliche Vorbereitung des Einsatzes zuständig. Beim Copiloting handelt es sich um die Durchführung entlastender Tätigkeiten für den Fahrer (Abwicklung des Funkverkehrs, Kartennavigation, etc.). Daneben sollte alle nicht-einsatzbezogene Kommunikation eingestellt werden. Musik, Telefonate und andere Ablenkungen müssen vermieden werden. Der Fahrer kann seinen Stress durch eine vorausschauende Fahrweise vermindern (Das Motto ist: „Den Verkehrsfluss aufrechterhalten und damit „durch den Verkehr gleiten".)

Funk- und Kommunikationsmittel

1. Richtig oder falsch?

	Richtig	Falsch
1. Als Funk wird die Technik bezeichnet, die Signale mittels modulierter elektrochemischer Wellen übermittelt.		✗
2. Unter Modulation versteht man die Umwandlung von Sprache in niederfrequente Schwingungen. Dies geschieht nach Aufnahme durch das Mikrofon im Modulator.	✓	
3. Den Abstand zwischen Nulllinie und positivem oder negativem Höchstwert, übertragen auf die elektromagnetische Welle, bezeichnet man als Amplitude.	✓	
4. Unter Frequenz ist die Schwingungszahl der Welle pro Sekunde zu verstehen. Die Maßeinheit der Frequenz ist Hartz (Hz).		✗
5. Die räumliche Ausdehnung einer Welle zwischen Anfangs- und Endpunkt bezeichnet die Wellenberge.		✗

1. Als Funk wird die Technik bezeichnet, die Signale mittels modulierter **elektromagnetischer** Wellen übermittelt.
4. Unter Frequenz ist die Schwingungszahl der Welle pro Sekunde zu verstehen. Die Maßeinheit der Frequenz ist **Hertz** (Hz).
5. Die räumliche Ausdehnung einer Welle zwischen Anfangs- und Endpunkt bezeichnet die **Wellenlänge**.

2. Unterscheiden Sie „Wechsel-" und „Gegenverkehr".

Bei beiden Begriffen handelt es sich um sogenannte „Verkehrsarten". Bei der Verkehrsart „Wechselverkehr" erfolgt ein sich abwechselndes Senden und Empfangen von Nachrichten auf einem Funkkanal. Bei der Verkehrsart „Gegenverkehr" besteht hingegen die Möglichkeit des gleichzeitigen Sendens und Empfangens.

3. Geben Sie an, was die Abkürzungen ausgeschrieben bedeuten.

Abkürzung	Bedeutung
FME	Funkmeldeempfänger
bG	Bedingter Gegenverkehr
TMO	Trunked Mode Operation (Digitalfunk)
OPTA	Operativ-taktische Adresse (Digitalfunk)
BOS	Behörden und Organisationen mit Sicherheitsaufgaben
FMS	Funkmeldesystem
DMO	Direct Mode Operation (Digitalfunk)

4. Was ist eine Grundregel des Sprechfunkverkehrs?

✓ „So lang wie nötig, so kurz wie möglich."

5. Buchstabieren Sie den türkischen Familiennamen „Eyüboglu" mit Hilfe der Deutschen Buchstabiertafel.

Emil – Ypsilon – Übel – Berta – Otto – Gustav – Ludwig – Ulrich

6. Ordnen Sie die Begriffe dem Status in der Tabelle zu.

- Abfahrt vom Einsatzort
- Am Einsatzort eingetroffen
- Am Zielort
- Auftrag übernommen
- Einsatzbereit an Wache
- Einsatzbereit über Funk
- Frei durch jeweilige Leitstelle belegbar
- Nicht einsatzbereit, außer Dienst
- Notruf oder priorisierter Sprechwunsch
- Sprechwunschanmeldung

Funkmeldesystem

Status	Bedeutung
0	Notruf oder priorisierter Sprechwunsch
1	Einsatzbereit über Funk
2	Einsatzbereit an Wache
3	Auftrag übernommen
4	Am Einsatzort eingetroffen
5	Sprechwunschanmeldung
6	Nicht einsatzbereit, außer Dienst
7	Abfahrt vom Einsatzort
8	Am Zielort
9	Frei durch jeweilige Leitstelle belegbar

7. Beschriften Sie die Abbildung.

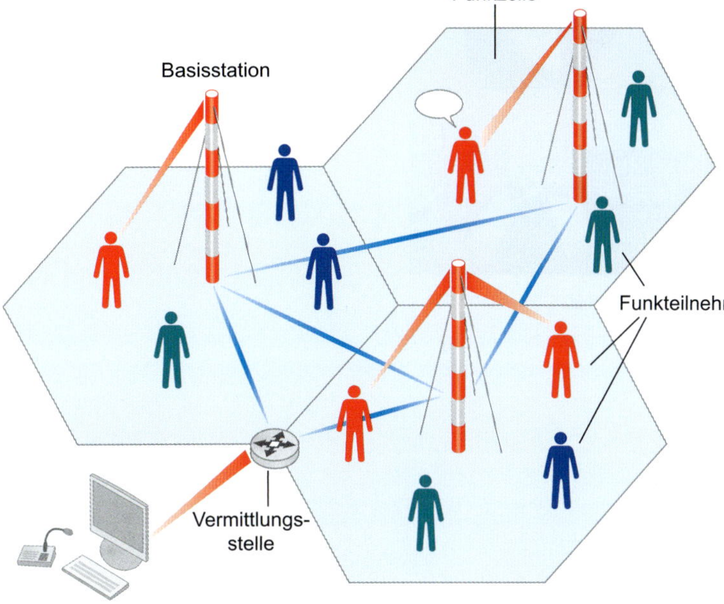

Lösungen

Qualitätsmanagement

1. Nennen Sie 4 Qualitätsmerkmale im Rettungsdienst.

1. Zugänglichkeit	3. Anteilnahme, Betreuung
2. Angemessenheit	4. Besseres Patienten-Outcome

2. Ergänzen Sie den Text.

Strukturqualität – Prozessqualität – Betrieb – Prozesse – drei – Qualitätsmanagementsysteme – Ergebnisqualität – Qualitätsdimensionen – messen

Grundsätzlich sind drei Qualitätsdimensionen von Bedeutung. Die Strukturqualität befasst sich damit, einen organisatorischen Rahmen zu schaffen, in dem betriebliche Prozesse reibungslos möglich sind. Die Prozessqualität bezieht sich auf die eigentlichen Abläufe (Prozesse) im Betrieb. Die Ergebnisqualität setzt sich mit den durch die anderen beiden Qualitätsdimensionen ermöglichten Ergebnissen von betrieblichen Prozessen auseinander. Sie ist im Rettungsdienst nur eingeschränkt zu messen. Zum Erreichen von Qualitätszielen werden sogenannte Qualitätsmanagementsysteme in Unternehmen implementiert.

3. Beschreiben Sie den PDCA-Zyklus.

Der PDCA-Zyklus wird auch als Problemlösungszyklus bezeichnet. Er ist inhärenter Bestandteil des Qualitätsmanagements. Die einzelnen Buchstaben stehen dabei für Plan, Do, Check und Act. Die Punkte werden in dieser Reihenfolge bearbeitet. Tritt ein Problem auf, wird dieses im Rahmen von „Plan“ analysiert und ein Lösungsansatz wird erdacht. Dieser wird bei „Do“ in die Praxis umgesetzt. Bei dem Punkt „Check“ wird das Ergebnis überprüft und beurteilt. Im letzten Schritt, also „Act“, wird entschieden, ob die Lösung weiterhin implementiert bleiben kann oder ob ein erneutes Durchlaufen des Zyklus mit einem anderen Lösungsansatz notwendig ist. In diesem Falle würde wieder bei „Plan“ begonnen werden.

4. Erläutern Sie, inwieweit das dargestellte Bild eine Form der QM-Anwendung darstellt.

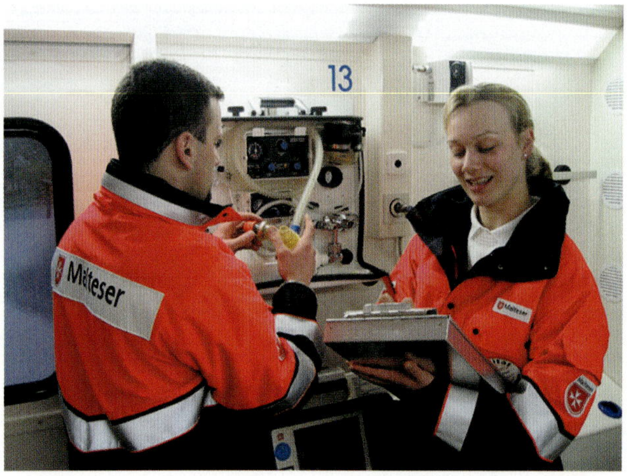

© K. Runggaldier, Bramsche

Das Bild stellt den betrieblichen Prozess einer Material- bzw. Geräteprüfung dar. Die Kollegin füllt für diesen Zweck eine Checkliste aus, welche ein klassisches Instrument des Qualitätsmanagements darstellt. Hieran erkennt man, dass in dem Betrieb der beiden Kollegen ein festes Procedere für den Checkvorgang festgelegt wurde. Dies bietet sowohl Rechtssicherheit in Hinblick auf bestehende Vorschriften als auch Sicherheit im Einsatzgeschehen durch funktionierende Medizintechnik.

5. Unterscheiden Sie die Begriffe „Effizienz“ und „Effektivität“.

Effizienz
Hiermit ist das Verhältnis des einzusetzenden Aufwands zum erzielten Ertrag einer Tätigkeit gemeint.

Effektivität
Hierunter wird der Zielerreichungsgrad einer Tätigkeit, also die Wirksamkeit in Hinblick auf das anvisierte Ziel verstanden.

6. Nennen Sie 4 umweltrelevante Aspekte im Rettungsdienst.

1. Verbrauch von Einmalartikeln	3. Produktion von Kraftfahrzeugabgasen
2. Anwendung von Desinfektionsmitteln	4. Verbrauch von Strom und Wasser

7. Richtig oder falsch?

	Richtig	Falsch
1. Das Arbeitsschutzgesetz hat aufgrund seiner Spezifität lediglich eine hinweisende Bedeutung für den Rettungsdienst. Die Arbeitsstättenverordnung hingegen ist stets bindend.		✗
2. Dabei gilt der Arbeitsschutz explizit für die Mitarbeiter nicht für die Patienten.	✓	
3. Rettungsfachpersonal muss eine Reihe arbeitsmedizinischer Untersuchungen durchlaufen.	✓	
4. Durch sicherheitstechnische Begehungen stellen Fachärzte für Arbeitssicherheit sicher, dass keine Gefährdungen am Arbeitsplatz vorliegen.		✗
5. Jeder Mitarbeiter hat das Anrecht auf eine persönliche Einsatzweste und eigene Einsatzstiefel nach S3-Standard.	✓	
6. Arbeitsunfälle müssen immer in das sogenannte Unfallheft eingetragen werden.		✗

1. Das Arbeitsschutzgesetz **gilt für jeden Arbeitnehmer (und Arbeitgeber)** in Deutschland.
4. Durch sicherheitstechnische Begehungen stellen **Fachkräfte** für Arbeitssicherheit sicher, dass keine Gefährdungen am Arbeitsplatz vorliegen.
6. Arbeitsunfälle müssen, sofern Personen zu Schaden gekommen sind, immer in das sogenannte **Verbandbuch** eingetragen werden.

8. Ergänzen Sie den Text.

Bagatellverletzungen – Rettungsfachpersonal – Beruf – Verletzung – meldepflichtigen – Arbeitsunfähigkeit – Behandlung – Arbeitnehmers – Verbandbuch – Tagen – Arbeitsunfällen

Ein angemessener Umgang mit Arbeitsunfällen ist von großer Bedeutung für das Rettungsfachpersonal. Dies gilt auch für (scheinbare) Bagatellverletzungen. Die Berufsgenossenschaften übernehmen im Falle anerkannter Arbeitsunfälle die Kosten für die Behandlung und die Kosten für die aus der Verletzung resultierenden Folgen. So etwa die Umschulungskosten im Falle der Unfähigkeit, den erlernten Beruf weiter auszuüben. Nach einer Verletzung muss diese zunächst in das Verbandbuch eingetragen werden. Auch sollte sich erkundigt werden, ob es sich um einen meldepflichtigen Arbeitsunfall handelt. Eine Unfallanzeige ist immer dann notwendig, wenn eine Arbeitsunfähigkeit von mehr als 3 Tagen aus dem Unfall resultiert oder dieser den Tod des Arbeitnehmers zur Folge hat.

9. Erläutern Sie den Begriff „Unterweisung“.

Hierbei handelt es sich um eine Form der „Einweisung“ in sensible Arbeitsbereiche, die besonders gefahrenträchtig sind (Desinfektion, Medizintechnik, etc.). Die Unterweisung bezieht sich weniger auf die technischen Aspekte (wie die „klassische“ Geräteeinweisung im MPG-Bereich). Ziel ist es, den Arbeitnehmern mögliche Gefahren aufzuzeigen, Umgangsregeln mitzuteilen und Vorgehensweisen mitzugeben. Unterweisungen müssen schriftlich dokumentiert werden.

56 Grundlagen staatlicher Ordnung

1. Nennen Sie 6 Aufgaben des Staates.

1. Schutz von Rechtsgütern	4. Förderung der materiellen Wohlfahrt
2. Herstellung und Wahrung des inneren Friedens und Rechts	5. Förderung von Wissenschaft und Kunst, Bildung und Erziehung
3. Selbstbehauptung nach außen	6. Schutz der Jugend

2. Nennen Sie 6 Pflichten des Bürgers.

1. Verfassungstreue	4. Wehrpflicht (In Friedenszeiten ausgesetzt)
2. Steuerpflicht	5. Nothilfepflicht
3. Pflicht zur Übernahme von Ehrenämtern	6. Anzeige- und Zeugnispflicht

3. Wobei handelt es sich nicht um ein Grundrecht?

✓ Erhalt einer bestimmten Arbeitsstelle

4. Erläutern Sie einen möglichen Entstehungsweg für ein Gesetz.

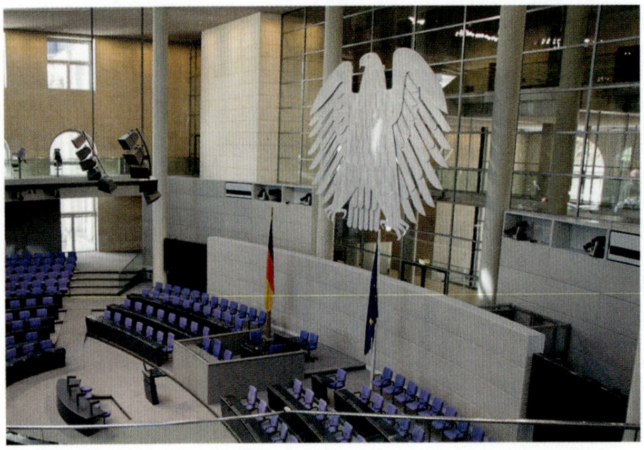

© colourbox.com

Das Gesundheitsministerium erarbeitet einen Gesetzesentwurf und übergibt diesen der Bundesregierung zur Durchsicht und Zustimmung. Diese leitet den Entwurf an den Bundesrat zur Stellungnahme weiter. Die Stellungnahme muss mehrheitlich beschlossen werden. Gesetzesentwurf und Stellungnahme gehen nun an das Parlament (Bundestag). Dort findet die 1. Lesung statt. Danach wird das Gesetz in den Fachausschüssen beraten und angepasst. Nach diesem Vorgang findet die 2. Lesung statt, bei der noch Änderungsanträge eingebracht werden können. Bei der 3. Lesung erfolgt die Abstimmung. Wird das Gesetz angenommen, wird es erneut an den Bundesrat weitergeleitet. Stimmt dieser nun ebenfalls zu, ist der Gesetzgebungsprozess erfolgt und das Gesetz wird ausgefertigt vorgelegt.

5. Erläutern Sie den Begriff „föderativer Staat".

Ein „föderativer Staat" wie die Bundesrepublik Deutschland hat eine bestimmte Form der Untergliederung, in Deutschland die sogenannten „Bundesländer". Die Bundesländer haben zahlreiche autonome Gestaltungsmöglichkeiten in ihren politischen Belangen, etwa der Bildung oder der Gefahrenabwehr. Die Interessen der Länder werden auf Bundesebene zudem im sogenannten „Bundesrat" vertreten, der mit Vertretern der jeweiligen Landesregierungen besetzt ist. Dieses Verfahren macht viele politische Prozesse sehr kompliziert, soll aber unter anderem verhindern, dass „tagespolitische Stimmungen" zu vorschnellen politischen Entscheidungen führen.

6. Unterscheiden Sie die Begriffe.

Legislative
Auch: Gesetzgebende Gewalt; Bundestag unter Beteiligung des Bundesrates

Exekutive
Auch: Vollziehende Gewalt; Bundesregierung und Verwaltungsbehörden von Bund und Ländern

Judikative
Auch: Richterliche Gewalt; unabhängige, selbstständige, neutrale und nur nach Recht und Gesetz entscheidende Gerichte

7. Nennen Sie 4 wesentliche Grundsätze der Rechtsprechung in Deutschland.

1. Die Todesstrafe ist abgeschafft	3. Ohne Gesetz keine Strafe
2. Jeder ist vor dem Gesetz gleich	4. Niemand darf seinem gesetzlichen Richter entzogen werden

8. Richtig oder falsch?

	Richtig	Falsch
1. Ausschließliche Rechtsprechung bedeutet, dass nur der Bund diese Bereiche gestalten kann. Dazu gehören zum Beispiel Arzneimittelgesetze.	✓	
2. Die Länder können bestimmte Bereiche, die nicht der ausschließlichen Rechtsprechung unterliegen, selbst regulieren. So ist zum Beispiel das Arbeitsrecht vollständig bundeslandabhängig.		✗
3. Hauptorgan der Gesetzgebung ist die Bundesregierung, welche gemeinsam mit dem Bundespräsident agiert.		✗
4. Die Parteien gehören zu den sogenannten Verfassungsorganen. Damit haben sie einen hohen Stellenwert in der Bundesrepublik.		✗
5. Um in den Bundestag gewählt zu werden, muss ein Politiker Mitglied einer Partei sein.		✗

2. Das Arbeitsrecht ist immer eine **Bundesangelegenheit**.
3. Hauptorgan der Gesetzgebung ist der **Bundestag**. Der Bundespräsident muss die beschlossenen Gesetze auf Verfassungskonformität prüfen und unterzeichnen.
4. Bei Parteien handelt es sich **nicht um Verfassungsorgane.**
5. Auch **parteilose Abgeordnete** können Teil des Bundestags sein.

9. Nennen Sie 6 Bundesministerien und ordnen Sie die aktuell verantwortlichen Minister zu.

Bundesministerium des Innern, für Bau und Heimat → Nancy Faeser	Bundesministerium für Familie, Senioren, Frauen und Jugend → Lisa Paus
Bundesministerium für Gesundheit → Karl Lauterbach	Auswärtiges Amt → Annalena Baerbock
Bundesministerium für Arbeit und Soziales → Hubertus Heil	Bundesministerium für Umwelt, Naturschutz, nukleare Sicherheit und Verbraucherschutz → Steffi Lemke

Die Angaben beziehen sich auf März 2024. Prüfen Sie sie in jedem Falle noch einmal nach. Es ist übrigens normal, dass man manchmal den ein oder anderen Minister nicht kennt. Allerdings gestalten sie und ihre Ministerien, allen voran das Gesundheitsministerium, einen maßgeblichen Anteil unserer rettungsdienstlichen Arbeitswelt und natürlich unseres Privatlebens. Somit ist es keine verschwendete Zeit, sich tiefgehender mit ihnen und ihren Initiativen zu befassen.

57 Rechtliche Rahmenbedingungen des Rettungsdienstes

1. Nennen Sie 4 Pflichten des Rettungsdienstpersonals.

1. Ausführungsverantwortung im Rahmen eines Delegationsaktes	3. Dokumentationspflicht
2. Pflicht zur Befolgung von Dienstanweisungen	4. Fortbildungspflicht

2. Nennen Sie 4 Regelkompetenzen des Rettungsfachpersonals.

1. Immobilisation	3. Erhebung und Überwachung von Vitalparametern
2. Wundversorgung	4. Medikamentengabe nach § 2a NotSanG

3. Richtig oder falsch?

Die Berufe im Rettungsdienst und ihr rechtlicher Rahmen

	Richtig	Falsch
1. Die Besetzung der Rettungsmittel wird unter anderem in den Landesrettungsdienstgesetzen geregelt.	✓	
2. Ein Notfallsanitäter kann einem Rettungshelfer die Anlage eines Venenzugangs nicht rechtssicher delegieren.	✓	
3. Für Rettungssanitäter ist das Verabreichen von intravenösen Medikamenten im Rahmen einer Notkompetenz zumutbar.		✗
4. Die Strafbarkeit für invasive Maßnahmen ohne Einwilligung entfällt automatisch, wenn sie von Notfallsanitätern oder Notärzten durchgeführt werden.		✗
5. Notärzte werden von den jeweiligen Landesärztekammern geprüft.	✓	
6. Ärzte ohne Zusatzbezeichnung Notfallmedizin sind Notfallsanitätern niemals weisungsbefugt.		✗

3. Bei Rettungssanitätern ist wegen ihrer kurzen Ausbildungsdauer nicht davon auszugehen, dass sie die intravenöse Applikation von Medikamenten und die möglichen Komplikationen beherrschen.
4. Ohne Einwilligung ist eine Körperverletzung immer strafbar. Bei bewusstseinsgestörten und einwilligungsunfähigen Patienten kann oftmals von einer mutmaßlichen Einwilligung ausgegangen werden.
6. Auch Ärzte ohne Zusatzbezeichnung Notfallmedizin können Notfallsanitätern in bestimmten Situationen (medizinisch) weisungsbefugt sein. Dies geschieht vor allem bei der Zusammenarbeit mit Ärzten als Ersthelfern und ist nicht immer frei von Konflikten. Es empfiehlt sich daher, bereits früh auf Augenhöhe über die gemeinsame Versorgung des Patienten zu sprechen und das Vorgehen festzulegen.

4. Erläutern Sie die Begriffe.

Rechtfertigender Notstand

Der rechtfertigende Notstand (§ 34 StGB) rechtfertigt ein rechtswidriges Verhalten unter bestimmten Umständen und macht es so straffrei. Auf ihn kann zum Beispiel bei einer Gefahr für Leben oder Gesundheit eines bewusstlosen Patienten verwiesen werden, wenn sich ein Rettungsdienstmitarbeiter im Rahmen einer Venenpunktion, der (gefährlichen) Körperverletzung schuldig machen würde.

Notwehr

Notwehr (§ 32 StGB) ist die Verteidigung, die erforderlich ist, um einen gegenwärtigen Angriff von sich oder einem anderen abzuwenden. Dementsprechend ist das Handeln in Notwehr nur unmittelbar während des Angriffs und nur im Rahmen der Verhältnismäßigkeit zulässig.

Amtshaftung

Amtshaftung (§ 34 GG) bedeutet, dass Rettungsdienstmitarbeiter in der Ausübung ihrer Tätigkeit im öffentlich-rechtlichen Rahmen keine unmittelbare Schadensersatzhaftung gegenüber Patienten oder Dritten haben. Dies gilt allerdings nicht für grob fahrlässiges oder vorsätzliches Handeln. Zudem muss bemerkt werden, dass sich die Rechtsprechung hierzu noch nicht in allen Bundesländern geäußert hat.

5. Ergänzen Sie die Tabelle.

Paragraf	Sinngemäßer Inhalt
§ 223 StGB *(Körperverletzung)*	Sowohl die Schädigung der Gesundheit eines anderen als auch dessen Misshandlung sind in Versuch und Vollendung strafbar.
§ 203 StGB *(Schweigepflicht)*	Privatgeheimnisse, die im Rahmen bestimmter beruflicher Beziehungen bekannt geworden sind, dürfen nicht an Dritte verraten werden.
§ 239 StGB *(Freiheitsberaubung)*	Das Einsperren oder das andersartige Berauben eines Menschen um seine Freiheit ist strafbar.

6. Erläutern Sie den Begriff der „unterlassenen Hilfeleistung" in Verbindung mit der sogenannten „Garantenstellung".

Jeder Bürger ist nach § 323c StGB zur Hilfeleistung in Unglücksfällen verpflichtet. Diese muss ihm zuzumuten sein. Für bestimmte Personen, z. B. die Angehörigen medizinischer Berufsgruppen, gilt hier insoweit eine Verschärfung, als dass sie ihre besondere Verantwortung gegenüber ihren Patienten zu sogenannten „Garanten" macht. Garanten werden im Falle einer unterlassenen Hilfeleistung bestraft, als wären sie Verursacher des entstandenen Schadens (§ 13 StGB – Begehen durch Unterlassen).

7. Bewerten Sie die Situation.

Frau Salome hat im Rahmen einer Nierenkolik stärkste Schmerzen. Sie sind gemeinsam mit einem Notarzt vor Ort. Sie wissen, dass die Anlage eines Venenzugangs und die Medikamentengabe den Straftatbestand der „gefährlichen Körperverletzung" erfüllen. Da Ihr Notfallteam den Wunsch und den Auftrag (§ 13 StGB) hat, Frau Salome zu helfen, bringt Sie das in eine juristische Zwickmühle. Kann hier eine Lösung herbeigeführt werden?

Grundsätzlich ist natürlich jede Schädigung der Integrität eines fremden Körpers eine Körperverletzung. Dabei spielt es keine Rolle, ob diese durch einen Arzt oder eine andere medizinisch wirkende Berufsgruppe erfolgt ist. Für solche Situationen sieht der Gesetzgeber allerdings eine Besonderheit vor. So ist es möglich, in eine Körperverletzung einzuwilligen (§ 228 StGB). Dabei ist lediglich zu beachten, dass in keine sittenwidrige Körperverletzung eingewilligt werden kann. Das Patientenrechtegesetz regelt ergänzend hierzu, dass eine angemessene Aufklärung über die geplante Therapie erfolgen muss. Diese kann in Notsituationen natürlich entsprechend verkürzt ausfallen. Darüber hinaus ist die Medikamentengabe in § 2a und § 4 des Notfallsanitätergesetz geregelt.

8. Bewerten Sie die Situation.

Frau Salome möchte einige Wochen später gerne eine Kopie des Rettungsdienstprotokolls für ihre persönliche Gesundheitsakte zuhause erhalten. Der am Telefon gefragte Kollege ist sich hier nicht sicher, wie zu verfahren ist.

Frau Salome hat das Recht auf Einsicht in ihre Patientenakte bzw. das Einsatzprotokolls. Dies liegt im Patientenrechtegesetz begründet (§ 630 g BGB). Zudem kann sie Einsicht in andere erhobene Protokolle, wie etwa einem EKG-Mitschnitt, verlangen. Auch hat sie das Recht, eine Abschrift der Unterlagen zu erhalten. Die Anfertigung könnte ihr jedoch, im Rahmen einer Aufwandsentschädigung, theoretisch in Rechnung gestellt werden. Die meisten Rettungsdienstanbieter sind hier jedoch so kulant, die Anfertigung von Fotokopien nicht zu berechnen, da ein Rettungsdienstprotokoll nur einen geringen Umfang hat und somit kaum nennenswerte Kosten entstehen. Das Original sollte dabei natürlich nicht herausgegeben werden. Grundsätzlich hat Frau Salome aber auch das Recht, ihre Daten in einem gewissen Rahmen löschen zu lassen. Solche Fragen werden sinnvollerweise an die entsprechende Leitungsebene weitergegeben.

9. Richtig oder falsch?

	Richtig	Falsch
1. Die Inanspruchnahme von Sonderrechten (§ 35 StVO) setzt nicht voraus, dass blaues Blinklicht und Einsatzhorn verwendet werden.	✓	
2. Anders als bei der Inanspruchnahme von Wegerechten (§ 38 StVO) dürfen beim alleinigen Einsatz von Sonderrechten zu keiner Zeit andere Verkehrsteilnehmer wie Autofahrer, Fahrradfahrer oder Fußgänger gefährdet oder gar geschädigt werden.		✗
3. Voraussetzung für das Bestehen eines Wegerechts in einer konkreten Verkehrssituation ist das rechtzeitige Einschalten von blauem Blinklicht und Einsatzhorn.	✓	

2. Auch bei der Inanspruchnahme von Wegerechten dürfen **keine anderen Verkehrsteilnehmer gefährdet oder geschädigt** werden. Lediglich eine Behinderung ist legitim.

10. Erläutern Sie den Begriff der „kleinen und großen Sonderfahrberechtigung".

Mit der Einführung des Fahrerlaubnisrechts 1999 kam es bei vielen Hilfsorganisationen und freiwilligen Feuerwehren zu einem Fahrermangel. Grund hierfür war, dass einige Einsatzfahrzeuge mit einem Führerschein der Klasse B nicht geführt werden dürfen. Dem begegnete der Gesetzgeber mit der Schaffung der kleinen und später auch der großen Sonderfahrberechtigung. Sie ermöglicht ehrenamtlichen Helfern im Bereich von Feuerwehr, Rettungsdienst und Katastrophenschutz nach Erbringung bestimmter Nachweise und dem Ablegen einer praktischen Prüfung das Führen von Sonderfahrzeugen bis 7,5 t.

11. Bewerten Sie die Situation.

Sie werden morgens von Ihrem Wachleiter angerufen. In Ihrem Landkreis ist es zu einer größeren Schadenslage in einer Biogasanlage gekommen. Es müssen dringend weitere Kräfte zum Einsatzort. Sie erklären sich zur spontanen Dienstübernahme bereit. Auf dem Weg zur Wache werden Sie in Ihrem Privat-PKW geblitzt.

Sonderrechte für Fahrzeuge des Rettungsdienstes bestehen nur, wenn höchste Eile geboten ist, um Menschenleben zu retten oder schwere gesundheitliche Schäden abzuwenden. Der Umstand einer erhöhten Gefahr für das Leben und die Gesundheit Dritter ist in diesem Szenario denkbar. Allerdings ist zu bedenken, dass sich der Gesetzesabschnitt ausschließlich auf die Fahrzeuge und nicht die Mitarbeiter des Rettungsdienstes bezieht. Insofern können keine Sonderrechte nach § 35 StVO in Anspruch genommen werden. Dennoch sieht der Gesetzgeber mit dem § 16 Ordnungswidrigkeitengesetz die Möglichkeit einer Rechtfertigungsgrundlage für solche Fälle vor. Es wäre zu diskutieren, inwieweit diese auf den genannten Fall zutrifft. Eine Beratung mit einem Anwalt und eine freundliche Kontaktaufnahme zur zuständigen Behörde könnten unter Umständen hilfreich sein.

12. Bei privaten Krankentransportanbietern wird in der Regel eine „Fahrererlaubnis zur Fahrgastbeförderung" der Mitarbeiter benötigt. Nennen Sie 6 Kriterien, die zur Erteilung erfüllt werden müssen.

1. Vorliegen der Fahrerlaubnis für die Klasse B seit mindestens einem Jahr	4. Geistige und körperliche Eignung
2. Vollendung des 19. Lebensjahres	5. Ausreichendes Sehvermögen
3. Vorliegen eines tadellosen Führungszeugnisses	6. Nachweis der erforderlichen Ortskenntnisse bei Tätigkeit in Ortschaften ab 50 000 Einwohnern

Lösungen

13. Ergänzen Sie den Text.

Apotheken – Dritte – verschreibungspflichtigen – Rettungsdienstes – 1 – apothekenpflichtig

Zweck des Arzneimittelrechts ist es, im Interesse einer ordnungsgemäßen Arzneimittelversorgung bei Mensch und Tier für die Sicherheit im Verkehr mit Arzneimitteln zu sorgen (vgl. § 1 AMG). Arzneimittel sind daher grundsätzlich apothekenpflichtig, d. h., sie dürfen nur von Apotheken abgegeben werden. Hiervon abweichend dürfen die nach Landesrecht bestimmten Träger und Durchführenden des Rettungsdienstes von Krankenhausapotheken mit Arzneimitteln beliefert werden. Diese Arzneimittel dürfen allerdings nur Notfallpatienten verabreicht werden. Die Verabreichung von verschreibungspflichtigen Arzneimitteln an Notfallpatienten durch den Notarzt und Rettungsfachpersonal ist keine Abgabe im arzneimittelrechtlichen Sinne. Ansonsten darf Rettungsfachpersonal Arzneimittel jedoch nicht an Dritte abgeben.

14. Richtig oder falsch?

Betäubungsmittel

	Richtig	Falsch
1. Für die im Rettungsdienst gebräuchlichen Betäubungsmittel gilt neben den arzneimittelrechtlichen Vorschriften zusätzlich das Betäubungsmittelrecht.	✓	
2. Hiernach dürfen Betäubungsmittel nur von Ärzten verabreicht werden und auch nur dann, wenn ihre Anwendung begründet ist.		✗
3. Eine Strafbarkeit bei der Gabe von Betäubungsmitteln könnte entfallen, wenn Notfallsanitäter sich im Rahmen der Patientensituation auf den rechtfertigenden Notstand (§ 34 StGB) beziehen.	✓	

2. Betäubungsmittel dürften nach aktueller Gesetzeslage nur von Ärzten **verordnet** werden. Die Verabreichung kann auch durch andere Berufsgruppen oder Angehörige erfolgen. Zudem sind Notfallsanitäter nach § 13b BtMG unter bestimmten Umständen berechtigt, Betäubungsmittel auch ohne unmittelbare ärztliche Anordnung zu verabreichen.

15. Unterscheiden Sie das Medizinproduktegesetz (MPG) und die Medizinprodukte-Betreiberverordnung (MPBetreibV).

Das Medizinproduktegesetz regelt das Herstellen, Warten, Inverkehrbringen und das Anwenden von nicht-arzneilichen Medizinprodukten. Die Medizinprodukte-Betreiberverordnung präzisiert dies nochmal in Hinblick auf das Betreiben von Medizinprodukten. Dabei ist zu beachten, dass Verordnungen leichter geändert werden können als Gesetze und sich somit für die Regelung eines derart dynamischen Bereichs anbieten.

16. Nennen Sie mindestens 6 Anwenderpflichten in Bezug auf Medizinprodukte.

1. Sicheres Beherrschen wird vorausgesetzt (Einweisung)	4. Unverzügliche Meldung von Funktionsstörungen an den Verantwortlichen
2. Nur mit gültiger STK bzw. MTK anwenden	5. Nur Anwendung nach Herstelleranweisung
3. Keine Geräte mit Mängeln oder Schäden anwenden	6. Keine Verwendung abgelaufener Medizinprodukte

17. Bewerten Sie die Situation.

Sie besetzen einen RTW mit einem Defibrillator, der Ihnen noch nicht bekannt ist. Sie bitten den anwesenden Wachleiter um eine ausführliche Erklärung der Funktionen durch den Medizinproduktebeauftragten. Da dieser im Urlaub ist, erhalten Sie die gewünschten Erklärungen direkt vom Wachleiter. Im Rahmen einer Reanimation am selben Tag wird der Defibrillator von Ihnen ohne Zwischenfälle eingesetzt. War Ihr Verhalten korrekt?

Sie und Ihr Arbeitgeber haben gegen die Vorschriften der Medizinprodukte-Betreiberverordnung verstoßen, falls Ihr Wachleiter nicht einweisungsberechtigt war. Diese sieht explizit eine Einweisung durch eine vom Hersteller eingewiesene Person vor (§ 5 Abs. 2 MPBetreibV). Dabei spielt es keine Rolle, ob ein Patientenschaden auftritt oder ob das Gerät eine sehr einfache Bedienbarkeit aufweist.

Lösungen

1. Planen Sie Ihr Vorgehen

Sie werden zu einer jungen Familie nach Hause gerufen. Simon, das 6-jährige Kind der Familie, hat durch eine Sauerstoffunterversorgung bei der Geburt einen Hirnschaden erlitten und ist nun im Alltag teilweise auf Hilfe angewiesen. Er kann sprechen und sich fast normal bewegen. Beim Laufen hat er ein paar Einschränkungen. Er versteht die meisten Dinge altersgerecht, benötigt dafür aber mehr Zeit als andere Kinder. Jetzt hat er sich beim Spielen eine Kopfplatzwunde zugezogen und war für etwa 10 Minuten bewusstlos. Die Eltern hätten ihn normalerweise selbst ins Krankenhaus gefahren, waren aber durch die Bewusstlosigkeit verunsichert. Simon kann auch nach dem Unfall (im für ihn normalen Umfang) sprechen und sich wie zuvor bewegen. Es bestehen keine neurologischen Auffälligkeiten gegenüber dem Vorzustand, die Kopfplatzwunde ist 3 cm lang, leicht klaffend und befindet sich auf der Stirn.

Diese Situation ist, trotz der verhältnismäßig kleinen Kopfplatzwunde eine Besondere, da Simon zum einen an einer Behinderung leidet, die eine Einschätzung erschweren könnte und zum anderen für mehrere Minuten bewusstlos war. Insbesondere die Bewusstlosigkeit muss als Warnzeichen gewertet werden. So wäre zumindest potentiell eine epidurale Blutung denkbar, die klassischerweise ein symptomfreies Intervall aufweist. Sie ist in diesem Falle nicht wahrscheinlich, aber präklinisch nicht auszuschließen. Simon sollte also unbedingt eingehend auf weitere Warnzeichen einer Commotio cerebri (etwa Erbrechen, Schwindel, Kopfschmerz) hin untersucht und engmaschig überwacht werden. Invasive Maßnahmen scheinen in dieser Situation noch nicht angezeigt zu sein. Simon sollte in ein Krankenhaus transportiert werden, wo er aufgrund seiner Behinderung möglicherweise bereits bekannt ist, wenn es die Anforderungen eines Traumazentrums für Kinder erfüllt. Im Zweifel kann auch telefonisch Rücksprache gehalten werden. Generell müssen wir bei Kindern ein zugewandter und netter Umgangston wählen. Es sollte viel erklärt und bedächtig vorgegangen werden. In Simons Fall sollte darauf ein besonderes Augenmerk gelegt werden, da sein äußeres Erscheinungsbild möglicherweise nicht mit seiner geistigen Auffassungsgabe korrespondiert. Hier sind unbedingt die Eltern einzubeziehen, die ihr Kind am Besten kennen. Zudem muss bei Kindern grundsätzlich die Unfallursache analysiert und auf ihre Stimmigkeit hin überprüft werden.

2. Bewerten Sie die Situation

Simons Eltern möchten ihn nach Ihrer Untersuchung und der eingehenden Beratung durch Sie selbst ins Krankenhaus fahren, da sie hoffen, ihn direkt nach der Untersuchung wieder mit nach Hause nehmen zu können.

Grundsätzlich haben Simons Eltern natürlich das Recht, ihren Sohn selbst zu fahren. Oft ist das auch im Sinne eines Kindes, da die Eltern im Gegensatz zu den Mitarbeitern des Rettungsdienstes natürliche Vertrauenspersonen sind. In Simons Fall muss bedacht werden, dass eine Bewusstlosigkeit von 10 Minuten ein eindeutiger Warnhinweis ist. Eine zunehmende neurologische Verschlechterung ist also möglich. Daneben hängt die Frage immer auch sehr von der Verlässlichkeit der Eltern ab: Würden sie den Transport wirklich zeitnah durchführen?
Bei dem Wunsch, selbst zu fahren, kann es sich im schlimmsten Falle auch um einen Verschleierungsversuch nach einer Gewalttat handeln. Dies ist natürlich ein eher seltener Extremfall. Dennoch sollte aktiv darüber nachgedacht werden. Zudem sollte überprüft werden, wie aufgeregt die Eltern sind. Machen sie den Eindruck, als würden sie ohne Gefahr am Straßenverkehr teilnehmen können? Sollten an irgendeiner Stelle Zweifel bestehen, muss diplomatisch versucht werden, einen Transport als die sinnvollste Option anzubieten.

3. Richtig oder falsch?

Bagatellverletzungen

	Richtig	Falsch
1. Klassischerweise werden bei Bagatellverletzungen eher nicht-opioide Analgetika eingesetzt. Geeignet sind insbesondere NSAR und Metamizol.	✓	
2. Nicht-opioid Analgetika wirken z. B. an den κ-Rezeptoren.		✗
3. Die Schmerzmittelgabe bei Bagatellverletzungen erfüllt grundsätzlich die Bedingungen für den „rechtfertigenden Notstand“ (§34 StGB).		✗
4. Bagatellverletzungen können schwerere Verletzungen kaschieren	✓	
5. Der Begriff „Bagatellverletzungen“ ist ein Stück weit umstritten, weil er die Perspektive des Patienten ausklammert.	✓	

2. An den „Kappa“-Rezeptoren (κ-Rezeptoren) wirken Opioide. Man kann sich gut merken, dass nicht-opioide Analgetika vor allem in Enzymkaskaden eingreifen und daher **keine direkte Rezeptorwirkung** entfalten.
3. Der rechtfertigende Notstand dürfte bei Bagatellverletzungen regelmäßig nicht eintreten. Die Faustregel ist immer, dass eine akute Gefahr für ein hohes Rechtsgut (z. B. Gesundheit und Leben) bestehen muss und ein im Verhältnis angemessenes Mittel gewählt werden sollte.

Lösungen

4. Korrigieren Sie die Fehler im Text.

Antiemetika sind Medikamente, die Übelkeit unterdrücken und Erbrechen möglichst verhindern sollen. Erbrechen ist ein recht komplizierter biopsychologischer Prozess. Ursächlich können unter anderem Kopfverletzungen, psychische Belastungen, Infektionen mit Noro-Viren oder Medikamentennebenwirkungen sein. Aber auch gastrointestinale Notfälle, wie etwa das Bluterbrechen bei rupturierten Ösophagusvarizen kommen als Ursache in Frage. Das Brechzentrum liegt in der Formatio reticularis und ist der Wirkungsort einiger Antiemetika. Die wichtigsten drei Medikamente sind das Metoclopramid, das Dimenhydrinat und das Ondansetron. Letztere können die QT-Strecke verändern und müssen somit mit großer Vorsicht eingesetzt werden. Metoclopramid kann zu schweren Dyskinesien führen und muss somit ebenfalls zurückhaltend angewendet werden. Oftmals helfen einfache Maßnahmen, wie eine ruhige Fahrweise, eine niedrigdosierte Sauerstoffgabe und eine entspannte Atmosphäre bereits sehr gut gegen Übelkeitssymptome.

5. Nennen Sie 6 Symptome oder Anzeichen, die auf das Vorhandensein von Ösophagusvarizen hindeuten könnten.

1. Caput medusae (Leberhautzeichen)	4. Ikterus (Bilirubineinlagerung)
2. Spider naevi (Leberhautzeichen	5. Kaffeesatzartiges Erbrechen (leichte Blutungen, die zuerst in den Magen laufen)
3. Lackzunge (ebenfalls Zeichen eines Leberschadens)	6. Bluterbrechen (hellrot, als „klassisches“ Anzeichen)

6. Erläutern Sie, inwieweit eine Beratung von Familien, die Kinder mit Behinderungen haben, eine besondere Herausforderung für Notfallsanitäter darstellt.

Eine rettungsdienstliche Beratung steht immer vor besonderen Herausforderungen. Man hat nur wenige Informationen, ist in der Regel im Rahmen eines akuten Geschehens vor Ort und hat nur eingeschränkte Interventionsmöglichkeiten. Umso komplexer die Situation also ist, desto weniger gerecht kann man ihr in einer so kurzen Zeit werden. Ein verletztes Kind mit einer vorhandenen Behinderung ist sicherlich eine eher komplexe Beratungssituation. Gerade wenn die Eltern zudem noch viele Informationen haben und den Einsatzverlauf selbst mitgestalten wollen. Vor einer Beratung sollte man sich also fragen, was das eigentliche Ziel ist. Man ist sicherlich der falsche Ansprechpartner für alle tiefergehenden Fragen zu Diagnostik und Versorgung der Behinderung. Gleichzeitig aber kann man wertvolle Hinweise zur Notfallvorsorge geben, über Notfälle aufklären und bestimmte Verhaltensweisen vorschlagen. Damit wird der Familie sowohl in der Gegenwart als auch bei zukünftigen Ereignissen der Rücken gestärkt.

7. Ergänzen Sie die Tabelle.

Umgang mit Kindern im Rettungsdienst

K	Kontaktaufnahme angenehm gestalten
A	Ablenkung schaffen
S	Selbstkontrolle ermöglichen
P	Personen einbinden
E	Erklärungen geben
R	Reaktionen aushalten
L	Lieblingsspielzeug/-stofftier nutzen
E	Ermutigen, Fragen zu stellen und Ängste zu äußern

8. Erläutern Sie den EPC-Algorithmus zur Behandlung von Kindern.

Auf den ersten Blick sieht der EPC-Algorithmus den bekannten Algorithmen zur Versorgung von Erwachsenen sehr ähnlich. Ein hervorstechendes Merkmal ist allerdings die Berechnung der Mengen und Größen von Medikamenten und Atemwegshilfsmitteln bereits vor dem eigentlichen Patientenkontakt. Auch der Einsatz des pädiatrischen Untersuchungsdreiecks gleich zu Beginn der Patientenversorgung ist eine wichtige Besonderheit. Das Dreieck stellt die strukturierte Ersteinschätzung beim Kind dar und besteht aus den Elementen Atmung/Atemarbeit, Haut (Durchblutung) und Aussehen (TICLS-Akronym, s. unten). Ist einer dieser Bereiche auffällig, wird das Kind als „potentiell kritisch" eingestuft. Bei zwei auffälligen Bereichen, gilt es als „kritisch".
Nun folgt das bekannte ABCDE-Schema und einsatzabhängig die Wahl der weiteren Strategie (Transport, Secondary Survey oder die direkte therapeutische Intervention).
T = Tone (Tonus)
I = Interaction (Interaktion)
C = Consolability (Tröstbarkeit)
L = Look (Blick)
S = Speech (Sprache)

9. Ergänzen Sie den Text.

Beatmung – Blut – Hirndruck – Hirngefäße – Hyperkapnie – Hypokapnie – Hypoventilation – intrathorakalen – Ischämierisiko – oxygenieren – pathophysiologischer – Rückstrom

Die Beatmung bei Schädel-Hirn-Traumata ist eine besondere Herausforderung und sollte auf physiologischer und pathophysiologischer Ebene unbedingt verstanden werden. Die Beatmung verändert die Zusammensetzung der Gasanteile im Blut. Eine Hyperkapnie liegt dann vor, wenn zu wenig Kohlendioxid abgeatmet wird. Eine Hypokapnie liegt vor, wenn zu viel CO_2 abgeatmet wird. Eine Hypoventilation führt also zu einer Hyperkapnie und umgekehrt. Ist zu viel CO_2 im Blut, werden die Hirngefäße weitgestellt. Die Folge ist eine stärkere Durchblutung des Gehirns. Ist zu wenig CO_2 im Blut werden die Blutgefäße eng gestellt, was die Durchblutung senkt. Dies hat zur Folge, dass Blutungen im Gehirn schwächer werden könnten. Gleichzeitig aber steigt das Ischämierisiko, da weniger Durchblutung auch immer weniger Sauerstoffzufuhr bedeutet. Eine Hyperventilation sollte also höchstens als „Ultima ratio" bei anders nicht behandelbaren und sehr ausgeprägten Anzeichen von Hirndruck erfolgen. Daneben muss auch der Beatmungsdruck kritisch hinterfragt werden. Er muss ausreichend hoch sein, um das Blut und damit auch das Gewebe gut zu oxygenieren. Gleichzeitig aber darf er den intrathorakalen Druck nicht so sehr steigern, dass der venöse Rückstrom aus dem Kopf in Richtung Herzen behindert wird.

10. Analysieren Sie die Situation.

Sie werden in eine Wohnung zu einem Patienten gerufen, der von seiner Frau aufgefunden wurde. Sie sei kurz zum Einkaufen außer Haus gewesen und habe ihren Mann unruhig auf dem Bett liegend vorgefunden. Er habe nur noch einzelne Silben von sich geben können und diese „immer und immer wieder" wiederholt. Zudem sei er am ganzen Körper steif gewesen und reagiere bei offenen Augen nicht auf Ansprache. Bei Ihrer Untersuchung stellen Sie eine rechtsseitig dilatierte Pupille fest.

Zunächst weist dieser Fall auf ein neurologisches Problem hin. Der plötzliche Symptomeintritt, die Bewusstseinsstörung und die motorischen Probleme könnten in Zusammenspiel mit der Pupillendifferenz auf eine Hirnblutung hinweisen. Bei der Pupillendifferenz sollte abgefragt werden, ob sie bereits vorher bestanden hat, etwa durch eine Augenoperation. Auch ein unblutiger Schlaganfall ist möglich.
In jedem Falle aber sollte bedacht werden, dass Oxygenierung (A und B) und Kreislaufsituation (C) die Grundbedingungen für funktionierende neurologische Funktionen sind. Atemwegsverlegungen, Hypoxämien und Herz-Kreislaufprobleme müssen also unbedingt abgeklärt werden, um nichts zu übersehen.
Das geschilderte Szenario basiert auf einem realen Fall mit einem sehr überraschenden Ausgang. Der Patient hatte auffälligerweise eine Hypotonie, die man bei einer Hirndrucksymptomatik eher nicht erwarten würde. In der Klinik konnte eine Herzbeuteltamponade mittels Echokardiografie als Ursache identifiziert werden. Durch den niedrigen Auswurf wurde das Gehirn nur unzureichend mit Sauerstoff versorgt. So kam es zur Symptomlage. Möglicherweise hat eine Carotisstenose diesen Effekt noch verstärkt.

11. Erläutern Sie die klinische Weiterversorgung von Herzbeuteltamponaden.

Herzbeuteltamponaden sind das Notfallbild des Perikardergusses. Ist der Erguss noch mild, kann er konservativ behandelt werden (Antibiotikagabe bei Infektionen, onkologische oder immunsuppressive Therapie bei neoplastischen Ursachen oder Autoimmunerkrankungen). Ggf. kann auch schon hier eine Perikardpunktion unter Echokontrolle erfolgen.
Im Falle einer Tamponade ist eine Punktion oder eine operative Entlastung unumgänglich. Sie ist unmittelbar lebensbedrohlich und muss zügig behandelt werden. Die Punktion erfolgt (ggf. leicht links versetzt) im Costoxiphoidalwinkel. Eine sonografische Führung soll Lungenverletzungen verhindern. Bei der operativen Entlastung wird der Thorax (ggf. minimalinvasiv) von außen eröffnet, das Perikard gefenstert und die Tamponade entfernt.

12. Beschreiben Sie das Vorgehen bei einer Notfallthorakotomie.

Die Grundbedingungen sind eine penetrierende Verletzung (meistens Stichverletzung) in die Cardiac Box (Begrenzungen: Oben – Drosselgrube, Links/Rechts - Medioclavicularlinien, Unten - Gedachte Linie zwischen den Rippenbögen auf Höhe des Xiphoids) und das Erfüllen der 4E-Kriterien:

- Expertise: Der Anwender muss das Verfahren beherrschen
- Equipment: Die notenwendige Ausrüstung muss vorhanden sein
- Environment: Die Umgebung muss geeignet sein
- Elapsed time: Im Rettungsdienst sollte der Kreislaufstillstand nicht länger als 10 Minuten angedauert haben

Die sogenannte „Clamshell"-Technik ist das wohl am Häufigsten eingesetzte Verfahren. Der Patient muss sich in Rückenlage befinden. Es müssen in einer solchen Situation keine sterilen Bedingungen hergestellt werden. Eine einfache Desinfektion durch Überschütten der Desinfektionslösung reicht aus. Im Folgenden werden mit einem Skalpell links- und rechtsseitig je eine Thorakostomie im 5. ICR in der mittleren Axillarlinie durchgeführt. War die Ursache für den Kreislaufstillstand ein Spannungspneumothorax und stellt sich nun ein ROSC ein, kann die Prozedur abgebrochen werden. Falls nicht, werden die beide Thorakostomien mit einem tiefen Hautschnitt verbunden. Im Anschluss wird das Gewebe unter dem Hautschnitt mit einer Schere durchtrennt. Beim Sternum kann auch eine Gigli-Säge eingesetzt werden. Der Brustkorb kann nun „muschelartig" angehoben und das Perikard eingesehen werden. Es wird mittig entlang der Körperachse eröffnet und mit den Fingern von Blutkoageln befreit.

13. Erläutern Sie, inwieweit es im deutschen Rettungsdienst zu Problemen bei der flächendeckenden Einführung von Maßnahmen, wie der Notfallthorakotomie kommen könnte.

Bei der Implementierung neuer Techniken müssen immer mehrere Faktoren betrachtet werden. Eine kleine Auswahl wären: Sinnhaftigkeit der Technik, Art der Technik, Ausbildungsstand der Beteiligten, organisationale Voraussetzungen, systemische Einbettung und ökonomische Grundbedingungen.
Notfallthorakotomien sind bei bestimmten Patientengruppen (penetrierende Thoraxverletzungen) lebensrettend und werden auch bereits im geringen Umfang in Deutschland präklinisch durchgeführt. Sie müssen speziell erlernt und beübt werden. Dies führt zu zwei Problemen bei der Implementierung. Penetrierende Thoraxverletzungen sind selten und somit entsteht durch die Anwendung im Einsatz kein nennenswerter Trainingseffekt. Kursformate, in denen man die Technik erlernen kann, sind rar, da das Verfahren optimalerweise an Körperspendern trainiert wird. Es ist also anzunehmen, dass die Notfallthorakotomie verstärkt auf den Einsatzmitteln zur Anwendung kommen wird, die häufiger mit traumatischen Verletzungen konfrontiert sind. So wird diesbezügliches in der Luftrettung derzeit viel Ausbildungsaufwand betrieben. Auch sind Ballungszentren mit einer einheitlichen Koordination des Rettungsdienstes prädestiniert dafür, solcherlei Maßnahmen relativ gut zu implementieren. Ansonsten ist anzunehmen, dass Maßnahmen dieser Art im deutschen Rettungsdienst eher die Ausnahme bleiben werden.

14. Richtig oder falsch?

Notfallnarkose

	Richtig	Falsch
1. Typische Gründe für eine Notfallnarkose im Rettungsdienst sind der kardiogene Schock, das Vorhandensein eines Schädel-Hirn-Traumas oder einer Epiglottitis.		✗
2. Zur Narkosevorbereitung gehört immer ein entsprechendes minimales Monitoring (6-Kanal-EKG, Pulsoxymetrie, Kapnografie und NIBP).	✓	
3. Idealerweise werden vor der Narkose drei Venenzugänge angelegt.		✗
4. Im Rettungsdienst sollte auf die Präoxygenierung verzichtet werden.		✗
5. Bei Patienten im Schock bietet sich Esketamin als Narkotikum an.	✓	

1. Die Epiglottitis wird im Rettungsdienst in der Regel sehr **zurückhaltend** behandelt, da die Komplikationsrate bei Intubationen relativ hoch ist.
3. Die DGAI empfiehlt in ihrer Leitlinie zur prähospitalen Notfallnarkose beim Erwachsenen (S1) **zwei Venenzugänge.** Dies ist natürlich nicht immer möglich, sollte aber angestrebt werden.
4. Die Präoxygenierung ist gerade im Notfall eine Möglichkeit einige **Komplikationen bei der Narkose zu minimieren.**

Lösungen

15. Welche Aspekte müssen bei narkotisierten Patienten in Bezug auf Dokumentation und Übergabe auf jeden Fall mitgeteilt werden? Nennen Sie 8 Beispiele.

1. Grund der Narkoseeinleitung	5. Schwierigkeitsgrad der Intubation
2. Verabreichte Medikamente	6. Komplikationen und Zwischenfälle
3. Tubusauswahl	7. Beatmungsparameter
4. Einführtiefe	8. Kontaktdaten von Angehörigen (da der Patient narkosebedingt nicht für sich selbst sprechen kann)

16. Unterscheiden Sie „objektive" und „subjektive Angaben" im Rahmen der Dokumentation und verdeutlichen Sie dies durch ein Beispiel.

Objektive Angaben:
Objektive Dinge existieren jenseits unserer persönlichen Bewertung. So kann zum Beispiel eine ST-Streckenhebung objektiv existieren, da sie durch Ausmessen analysiert werden kann (obwohl wir sie natürlich zunächst finden müssen). Wir versuchen bei objektiven Angaben in der Dokumentation also beschreibend vorzugehen und nutzen den Indikativ (Wirklichkeitsform).

Subjektive Angaben
Subjektive Angaben enthalten unsere persönliche Bewertung. Würden wir nun schreiben, dass der Patient eine Koronarthrombose hat, wäre dies eine Interpretation der Daten, über die wir verfügen (Brustschmerz und STEMI-Kriterien erfüllt). Möglichweise bestehen die ST-Hebungen aber aufgrund einer Entzündung oder einer Vasospastik. Aus diesem Grund sollten wir uns stets klar darüber sein, dass wir viele Dinge nicht exakt herleiten können. Daher werden bei der Dokumentation (oder in Arztbriefen) oft der Konjunktiv (Möglichkeitsform) oder bestimmte Floskeln benutzt (z. B. „Dies ist hinweisend auf…").
Da wir im Rettungsdienst natürlich Arbeitsdiagnosen brauchen, können wir nicht auf unsere persönliche Interpretation verzichten. Wir müssen sie aber schulen und stets kritisch hinterfragen.

17. Erläutern Sie, wieso die Vermeidung „subjektiver Deutungen" gegenüber Patienten ein hilfreiches Mittel zur Deeskalation angespannter Situationen sein kann.

In eskalationsgefährdeten Situationen macht es Sinn, möglichst wenig Angriffsfläche zu bieten. Subjektive Deutungen beinhalten oftmals versteckte Vorwürfe oder Unterstellungen („Sie sind aggressiv!"). Auch wenn unser Gegenüber vielleicht wirklich aggressiv ist, bietet diese Formulierung eine gute Möglichkeit zum Widerspruch („Ich bin nicht aggressiv! Sie behandeln mich nur falsch!").
Natürlich benötigen wir auch in solchen Lagen weiterhin unsere subjektiven Analysen. Wir können sie allerdings in der Ansprache an den Patienten vermeiden, wenn wir uns ihrer bewusst sind.
Dort wo wir subjektive Deutungen nicht vermeiden können oder möchten, bietet sich das Formulieren als objektive Beschreibung mit angeschlossener „Ich-Botschaft" an („Herr Mayer, Sie stehen gerade vor mir und drohen mit der Faust. Auf mich macht das einen aggressiven Eindruck."). Darauf folgend kann gut eine Forderung platziert werden („Ich bin hier, um Ihnen zu helfen. Das kann ich aber nicht, wenn ich mir Sorgen um meine Sicherheit machen muss.").

18. Nennen Sie 6 weitere Vorgehensweisen, mit den sich Eskalationen vermeiden oder abschwächen lassen.

1. Immer Fluchtwege freihalten und im Zweifel den Rückzug antreten.	4. Nicht auf Provokationen eingehen
2. Deeskalierenden (ruhigen) Tonfall wählen	5. Vorher das Ziel des Gesprächs festlegen (Warum bin ich hier und was will ich erreichen?)
3. Hände zeigen und offene Körperhaltung bewahren	6. Missverständnissen vorbeugen („Verstehe ich Sie richtig, dass ...?“)

19. Analysieren Sie, welche Vorteile eine Nachbereitung mit Einheiten der „Psychosozialen Notfallversorgung“ für die Einsatzkräfte nach einem gewalttätigen Zwischenfall haben kann.

Insbesondere für Einsatzkräfte kann im Einsatz erlebte Gewalt zu nachhaltigen Problemen führen. Grundsätzlich kann man sagen, dass die Gefahr der Traumatisierung immer dann besonders hoch ist, wenn unser Kohärenzsinn beeinträchtigt wird. Als Einsatzkraft hat man zumeist den Anspruch helfen zu wollen und ist in diesem Rahmen auch opferbereit. Wenn dies nun ausgenutzt wird, stellt sich schnell Wut oder Enttäuschung ein. Kommt es sogar zu Gewalt, kann es sein, dass die Belastung nicht gut verarbeitet werden kann, da es uns mitunter schwer fällt diese Reaktion auf unsere Hilfsbereitschaft unterbewusst einzuordnen.
Infolge dessen ist es sinnvoll, dass belastende Ereignisse, die im Einsatz erlebt wurden, nachbesprochen und ggf. therapeutisch weiterbearbeitet werden. Die Einheiten der „Psychosozialen Notfallversorgung“ sind im Idealfall darauf eingestellt und können ein entsprechendes Portfolio an Interventionen anbieten und Betroffene weitervermitteln.

20. Ergänzen Sie den Text.

Interventionen – kollegiale – kontraproduktiv – „Peer-Prinzip“ – persönlichen – Perspektiven – professionellen – PSNV-E – Realitätswahrnehmung – sachbezogenes

Maßnahmen der „Psychosozialen Notfallversorgung für Einsatzkräfte (PSNV-E)“ sind in der Regel nicht dafür geeignet, bei anderen Betroffenen (z. B. Angehörigen) eingesetzt zu werden. Dies liegt vor allem in der unterschiedlichen Realitätswahrnehmung von beteiligten Einsatzkräften und beteiligten nicht-Einsatzkräften begründet. Während Einsatzkräfte ein sehr sachbezogenes Ziel, etwa die Versorgung eines Schwerstverletzten haben und sich damit in einem professionellen Kontext befinden, sind Angehörige in einem persönlichen Kontext betroffen. Hier sind Reaktionen und Bedürfnisse manchmal ähnlich, benötigen aber andere Interventionen. Bei Einsatzkräften wird zum Beispiel oftmals auf ein „Peer-Prinzip“ zurückgegriffen, das heißt, dass fortgebildete Kolleginnen und Kollegen bestimmte Interventionen nach belastenden Ereignissen durchführen. Man verspricht sich davon eine Linderung der Belastung durch gemeinsame Perspektiven und kollegiale Unterstützung. Dies ist nachvollziehbarerweise bei Angehörigen nicht möglich und wäre mitunter sogar kontraproduktiv.

21. Ordnen Sie die Beratungsstellen, den jeweiligen Betroffenengruppen zu.

Hinweise: Mehrfachnennungen sind möglich und die Liste ist natürlich nicht absolut trennscharf. Wenn Sie bei der ein oder anderen Gruppe eine etwas andere Zuordnung haben und diese begründen können, ist ihre Entscheidung sicherlich gerechtfertigt.

Ärztlicher Notdienst – Familien- und Erziehungsberatungsstelle – Frauenhaus – Gesundheitsamt – Ordnungsamt – Hausnotrufdienst – Jugendamt – Jugendheim – Kirchengemeinde – Lebensberatungsstelle – Notfallseelsorge – Obdachlosenheim – Pflegenotdienst – Selbsthilfevereine – Sozialarbeit (Streetworking) – Sozialpsychiatrischer Dienst (Gesundheitsamt) – Sozialstation – Traumaambulanz

Betroffenengruppe	Unterstützungsinstanz/Beratungsstelle
Von Armut betroffene Menschen / Obdachlose Menschen	Jugendheim Obdachlosenheim Sozialarbeit (Streetworking) Sozialpsychiatrischer Dienst (Gesundheitsamt)
Familien in Konfliktsituationen	Familien- und Erziehungsberatungsstelle Jugendamt Frauenhaus
Menschen mit akuter Belastungsreaktion	Traumaambulanz Ärztlicher Notdienst Selbsthilfevereine
Menschen mit pathologischer Trauerreaktion	Notfallseelsorge Kirchengemeinde
Menschen in akuten Überforderungssituationen	Lebensberatungsstelle
Vereinsamte Menschen	Sozialstation Kirchengemeinde Hausnotrufdienst Sozialpsychiatrischer Dienst (Gesundheitsamt)
Verwahrloste Menschen	Pflegenotdienst Gesundheitsamt Ordnungsamt Sozialpsychiatrischer Dienst (Gesundheitsamt)

22. Erläutern Sie, welche Notfallbilder Ihnen im Rahmen „häuslicher Gewalt" begegnen können.

Häusliche Gewalt meint Gewalt innerhalb der Familie oder ggf. des direkten Lebensumfeldes von Patienten. Oftmals sind Frauen und Kinder betroffen, aber auch Männer können Opfer von häuslicher Gewalt sein. Bei Kindern würde man eher von Kindesmisshandlung sprechen. Die typischen Einsätze im Rahmen häuslicher Gewalt sind Lagen, die man als Einsatzkraft nicht gut nachvollziehen oder durchschauen kann. Die Hergangsmechanismen passen nicht zum Verletzungsmuster oder wirken konstruiert. Typisch sind oberflächliche Verletzungen, wie Kratzer, Hämatome, Platzwunden oder Striemen. Manchmal sind die Verletzungen „geformt", das heißt, dass der Gegenstand, mit dem sie verursacht wurden, durch die Form der Verletzung erkennbar ist (etwa bei einem Schuhabdruck). Auch sollte nicht vergessen werden, dass etwa bei Tritten gegen den Kopf oder in den Bauch innere Verletzungen eine große Gefahr darstellen. Ebenfalls nicht zu unterschätzen sind Verletzungen im Genitalbereich.

23. Beschreiben Sie, den Verletzungsmechanismus eines Schütteltraumas und dessen Auswirkungen.

Beim Schütteltrauma wird ein in der Regel sehr kleines Kind hochgehoben und geschüttelt. Durch diese Bewegung pendelt der Kopf hin und her. Die Trägheit der inneren Organe, in diesem Falle die des Gehirns, sorgt dafür, dass es von innen gegen die Schädeldecke gedrückt wird. Es entstehen Rotations- und Scherkräfte, die zu Verletzungen von Hirngefäßen führen können. Meistens reißen die Brückenvenen, was zu einem subduralen Hämatom führt. Häufig sind die Verletzungen äußerlich nicht gut zu erkennen. Manchmal kommt es allerdings zu deutlichen Einblutungen der Netzhaut (Red Flag!). Auch diffuse neurologische Ausfälle können ein Hinweis sein, da nicht nur Blutgefäße, sondern auch neuronale Verbindungen reißen können. Etwa 25 % der Kinder, denen ein Schütteltrauma zugefügt wurde, versterben.

24. Richtig oder falsch?

Sudden Infant Death Syndrome (SIDS)

	Richtig	Falsch
1. Wichtige Risikofaktoren für ein SIDS sind das Rauchen in der Wohnung und das Schlafen in Bauchlage.	✓	
2. Ausschließliches Stillen während der ersten Lebensmonate und der pünktliche Erhalt der empfohlenen Schutzimpfungen haben einen präventiven Effekt.	✓	
3. Das typische Zeichen eines SIDS ist das scheinbar schlafende Kind mit Atemstillstand.	✓	
4. Die Erfolgsquote von Reanimationen ist in diesem Fall allerdings relativ hoch.		✗
5. Der Begriff ALTE („Apparent Life-threatening Event") wurde durch den Begriff BRUE („Brief resolved unexplained event") ersetzt.	✓	

4. Bedauerlicherweise ist die **Erfolgsquote sehr gering**, da Kinder einen Sauerstoffmangel nicht gut kompensieren können und sie zudem oft auch erst nach einer gewissen Zeit mit vorliegendem Atemstillstand aufgefunden werden.

25. Bewerten Sie die Einstellung des Notfallbeatmungsgerätes.

Sie beatmen mit Ihrem Team einen 2 Jahre alten und 13 kg schweren Jungen, der nach einem Ertrinkungsunfall durch Sie reanimiert wurde. Sie führen eine volumenkontrollierte Beatmung (VCV) mit folgenden Parametern durch:
- Atemmodus = CMV
- Atemhubvolumen = 200 ml
- PEEP = 4 mbar
- Frequenz (f) = 24
- I:E = 1:2
- FiO2 = 0,4

Die Beatmung muss optimiert werden. Der Atemmodus ist, dem Patientenzustand folgend, korrekt. Auch Frequenz und I:E-Verhältnis passen zum Alter. Das Atemhubvolumen ist allerdings deutlich zu hoch. Bei vorgesehenen 6-8 ml/kg KG müsste es rund 90 ml liegen. Zu beachten ist, dass der p_{max} (Spitzendruck) nicht über 25 mbar liegen sollte. Dies ist bei den hier genannten Einstellungen nicht möglich. PEEP und FiO2 sind im Kontext des Notfallbildes sicherlich diskussionswürdig, aber nicht grundsätzlich falsch.

26. Korrigieren Sie die Fehler im Text.

Anästhesiepraktika – Beatmung – Beherrschen – Berufsstand – Beutel – Eigenengagement – Einsatzsituation – Herausforderung – Konsequenzen – politischem – wenige

Eine der wesentlichen Grundfertigkeiten im Rettungsdienst ist die Beutel-Masken-Beatmung. Sie hat so eine hohe Bedeutung, weil ihre Nichtbeherrschung fatale Konsequenzen für unsere Patienten haben kann. Gleichzeitig benötigen relativ wenige Patienten im Rettungsdienst eine Beatmung, so dass Notfallsanitäter eigentlich zu wenig Training bekommen, um sie in jeder Einsatzsituation sicher beherrschen zu können. Umso wichtiger ist hier das Eigenengagement des einzelnen im Sinne des „lebenslangen Lernens". Das bedeutet, dass jeder einzelne von uns für das Beherrschen lebensrettender Maßnahmen im Sinne unserer Patienten eine Verantwortung trägt. Zukünftig muss auch unser Berufsstand gute Lösungen, wie etwa regelmäßige Anästhesiepraktika, finden, um jeden einzelnen von uns bei dieser Herausforderung zu unterstützen. Dies muss insbesondere auch auf politischem Wege eingefordert werden.

27. Erläutern Sie, wie berufspolitische Arbeit geleistet werden kann und welche Prozesse dabei beeinflusst werden sollen.

Grundsätzlich ist in unserer sehr komplexen Demokratie nicht leicht erkennbar, welche „Stellschrauben" gedreht werden müssen, um bestimmte Veränderungen umzusetzen.
Ziele berufspolitischer Arbeit sind in der Regel:

- Änderung von Gesetzen
- Verbesserung von Arbeitsbedingungen
- Steigerung der Anerkennung des Berufszweigs
- Professionalisierung des Berufszweigs

Je nachdem, welches dieser Ziele verfolgt wird, muss die Vorgehensweise angepasst werden. Sollen Gesetze geändert werden, bieten sich das Anfertigen von Petitionen, die Entsendung von Delegierten in politische Ausschüsse oder das Anschreiben bestimmter Abgeordneter an. Die Verbesserungen der Arbeitsbedingungen sind ein erklärtes Ziel von Gewerkschaften. Hier sollte darüber nachgedacht werden, sich aktiv an deren Kampagnen zu beteiligen. Grundsätzlich scheint es außerdem sinnvoll zu sein, sich in einem Berufsverband, einer Gewerkschaft und, sofern möglich, auch in einer Kammer zu engagieren. Unser Gesundheitssystem basiert auf einem Selbstverwaltungsprinzip. Dementsprechend ist davon auszugehen, dass sich Veränderungen nur dann herbeiführen lassen, wenn der Einzelne sich im Zusammenschluss mit anderen für sie einsetzt.

Vertiefende Literatur für die Notfallsanitäter-Ausbildung

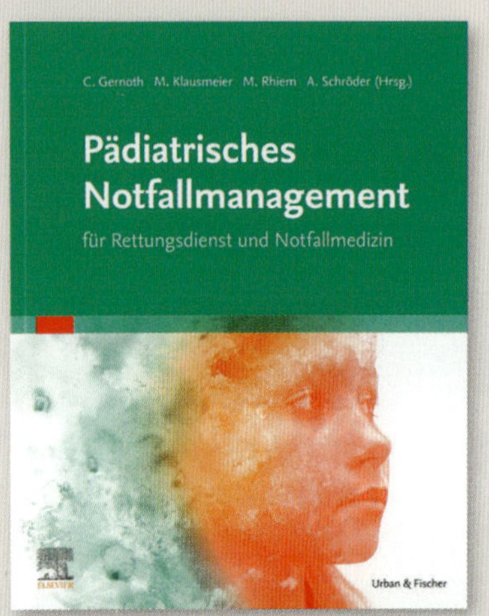

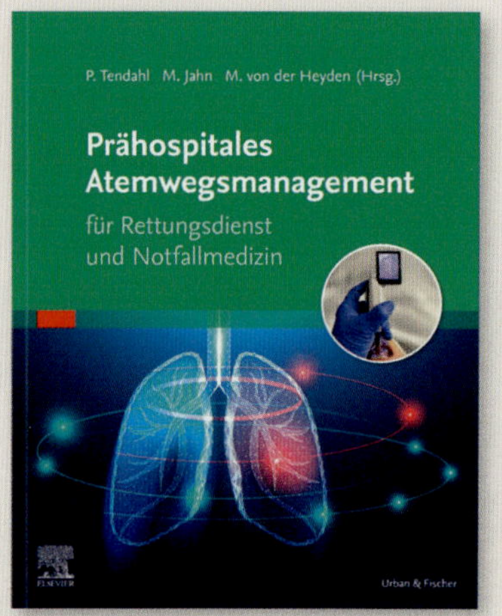

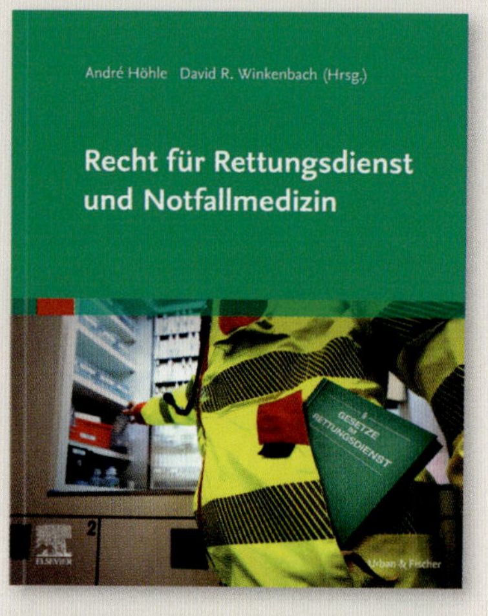

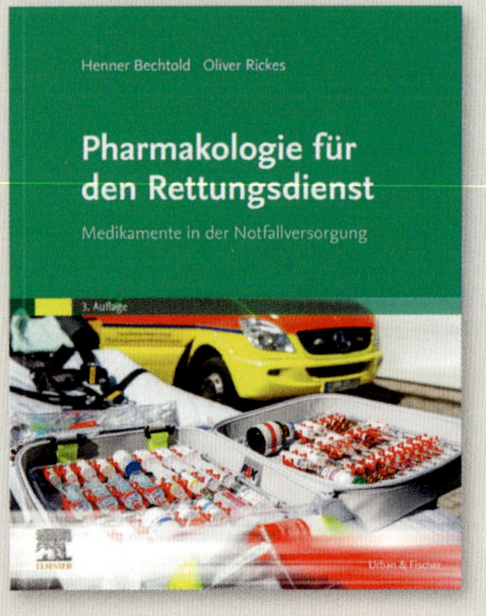

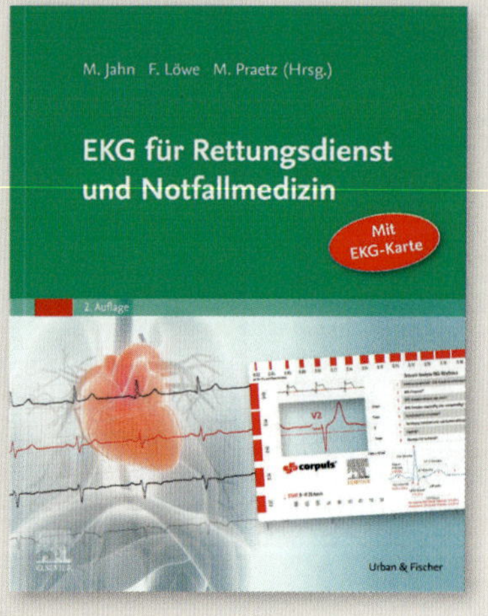

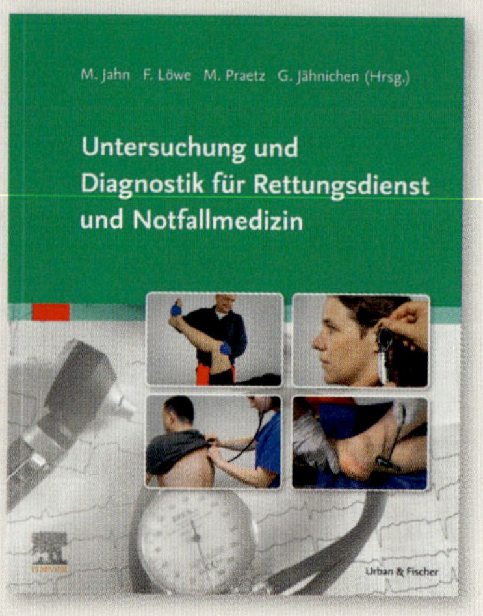

Melden Sie sich für unseren Newsletter an unter www.elsevier.de/newsletter

20240313b3 Irrtümer vorbehalten. Stand 03/2024

ELSEVIER

Diese und viele weitere Titel sowie die aktuellen Preise finden Sie in Ihrer Buchhandlung vor Ort und unter **shop.elsevier.de**

Prüfungsvorbereitung für die Notfallsanitäter-Ausbildung

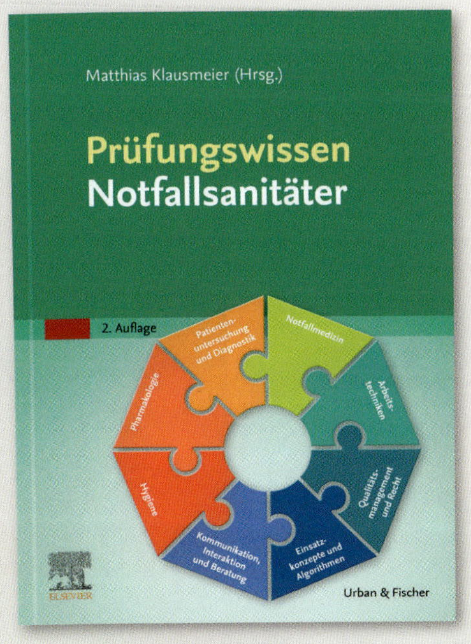

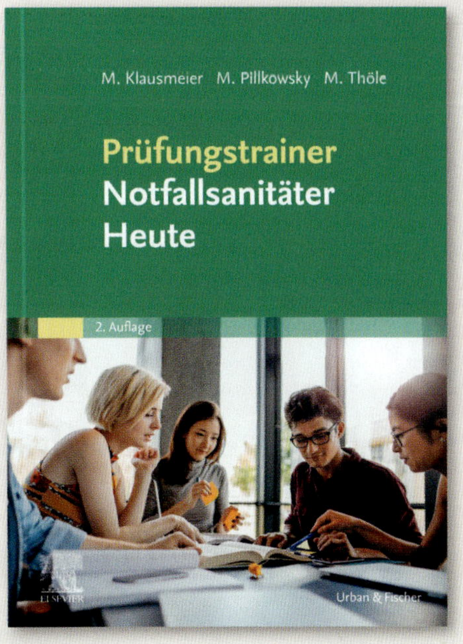

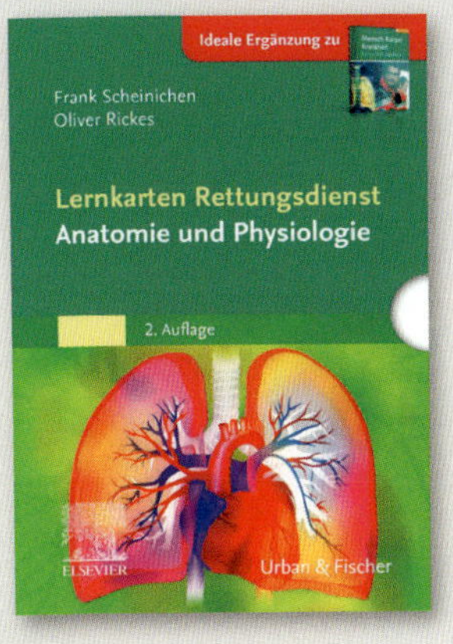

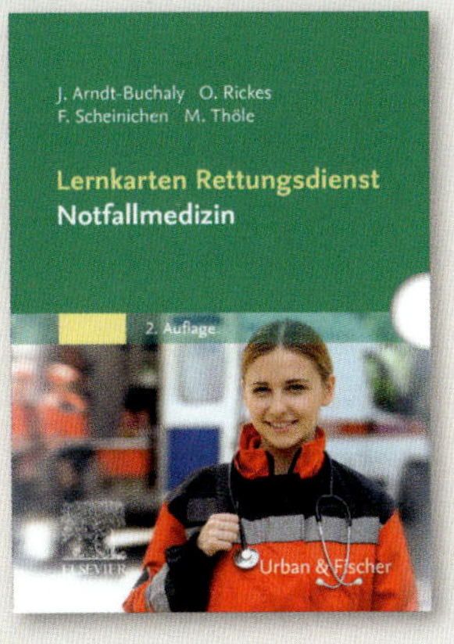

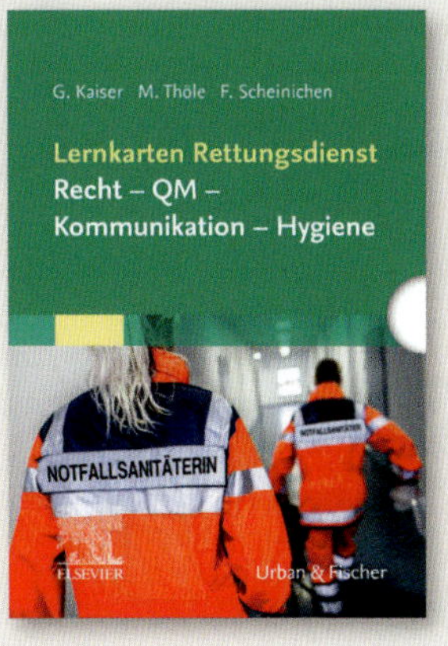

2024031 3b2 Irrtümer vorbehalten. Stand 03/2024

Melden Sie sich für unseren Newsletter an unter www.elsevier.de/newsletter

ELSEVIER

Diese und viele weitere Titel sowie die aktuellen Preise finden Sie in Ihrer Buchhandlung vor Ort und unter **shop.elsevier.de**